「おいしさ」の錯覚

最新科学でわかった、美味の真実

GASTROPHYSICS:
THE NEW SCIENCE OF EATING

角川書店

「おいしさ」の錯覚

最新科学でわかった、美味の真実

チャールズ・スペンス 著
長谷川圭 訳
ヘストン・ブルメンタール 序文

GASTROPHYSICS:
THE NEW SCIENCE
OF EATING

—

CHARLES SPENCE

優れた教育を受ける機会を得られなかったにもかかわらず、
その大切さを知っていたノラ・スペンスと、
愛情あふれる妻の誰よりも多く、
伝説的なＦ・Ｔについて読まなければならなかったバーバラ・スペンスに捧ぐ

GASTROPHYSICS: The New Science of Eating
by Charles Spence

Original English language edition first published by Penguin Books Ltd, London

Japanese translation rights arranged with Penguin Books Ltd., London
through Tuttle-Mori Agency, Inc. Tokyo

目次

目次

序文

かつて食の科学は、研究するに値しない、それどころか科学ですらない、と学者たちからみなされていた。学者として食に興味を示したのは偉大な物理学者として知られる、今は亡きニコラス・クルティくらいだった。私自身が《ザ・ファット・ダック》のキッチンで観察し、慎重にテストした結果を踏まえて考えた理論を披露しても、学者たちはにやにや笑うばかりだった。まるで、「科学は俺たちに任せて、あんたは料理だけしてればいいんだ」と言うかのように。とはいえ、料理人のほうも大差ない。卵をかき混ぜているときも、それが凝固プロセスとは無縁であるかのように振る舞っていた。

しかし、本書の著者であるチャールズ・スペンスは違う。チャールズは分野の枠組みを超える好奇心をもち、狭い視野に捕らわれていない。それでいて科学的な厳密さを失わない。チャールズと出会ったとき、私が自分のキッチンでテストしたアイデアの多くを、彼も自分のラボで調べたことがあるとわかった。そこで、目で見て、耳で聞いて、においを嗅いで、手で触れて、口に入れる食べ物に対して、人はどのように反応するのか、私たちは協力して研究することにした。その成果をまとめたものが、本書である。

食べ物に対する人間の反応について、私の考えを述べたい。人は食べ物に対して、舌や鼻だけで反応するのではない。私たちの脳と感覚のあいだには対話が存在している。その対話を仲介するのが、私たちの心だ。心が私たちに、その食べ物が好きか、好きではないかを教えてくれる。脳が私たちの感情的な反応を支配しているのだ。

食べ物と人間の反応の関係をともに研究するガイド役として、チャールズほどうってつけの人物はほかにいない。私たちの誰もが他人とは完全に異なった味覚の世界に生きているという主張に始まり、「ナイフやフォークは食べ物を皿から口へ運ぶのにもっとも適した方法なのだろうか？」という疑問にいたるまで、ページをめくるたびに、あなたはさまざまな考えに遭遇し、自分なりに考え、視野を広げるに違いない。

私は科学によって、食事が口の中だけで行われているのではないことを学んだ。私たちが食べ物から得られる喜びは、想像以上に私たちの主観に左右される。本書を読むことで、あなたは「ガストロフィジクス（食の最新科学）」のすばらしい世界に足を踏み入れることになる。

ヘストン・ブルメンタール

アミューズ・ブーシュ

「はい、あーんして！」

フランス語風のとても魅力的なアクセントで、その女性は言った。私は口を開いた。すると、それが口の中に入ってきた。その瞬間、その一口で、私はスプーンで食べ物を与えられていた赤ん坊のころのかすかな記憶に引き戻された。またその食べ物は、というよりもその食事の方法は、人生の終わりが近づいてきたときに私がどのような形で食べ物を口にするかを示す予兆でもあった。何年も前にイギリスのブレーのレストラン、《ザ・ファット・ダック》で体験した一口のライムゼリー、それは食事が栄養の摂取以上の存在であることを示す一例だと言えるだろう。信じられないほど強烈でショッキングな経験だったため、私は混乱した。でも、なぜだろう？　おそらくそれまで（少なくとも過去四十五年ほど）誰もそのようにして私に食べ物を与えてくれなかったからだと考えられる[*1]。私が訪れたとき、のちに世界最高のレストランになるその店では、ミシュラン三ツ星のディナーが、スプーンで口に運ばれてきた。少なくとも、コースのうち一品はそうだった。それだけでも、食事というものは、食べ物以上の意味をもつことが実感できた。

食の喜びは心で感じる、口ではない。この考えを突き詰めると、なぜ料理が――たとえどれだけ完璧なものであっても――必ずしも心に残らないのか説明がつく。何が食事を楽しく、刺激的で、そして記憶に残るものにするのかを知るには、〝そのほかの要素《こと》〟の役割を理解しなければならない。たとえば、もぎ取ったばかりの熟した桃にかぶりつくという単純な行為について、少し考えてみてほしい。あなたの脳は、心地よい香りを、味を、舌触りを、色を、みずみずしい果肉を噛むときの音を、そしてもちろん桃の表面のやわらかい毛が手と口をくすぐる感覚を、すべて一つの事象として結びつけるのだ。さらに記憶が加わることで、桃そのものの味以上の何かが感じられるようになる。すべて、脳のなせる業《わざ》である。

最近では、食は基本的に脳の活動だ、ということに気づいた世界トップクラスのシェフが増えてきた。そこで彼らは、客に提供する〝体験〟に注目するようになってきた。例として、スイスにあるデニス・マーティンのモダニスト・レストラン（図0・1を参照）を挙げよう。シェ

*1　欠けていたものといえば、口にものを入れるときに私を膝の上に座らせてくれるウエートレスぐらいだった。ヘストンと彼の仲間が、同じようなことを今の時代にふたたび催せるかどうかは疑わしい。《ザ・ファット・ダック》はモダニスト・キュイジーヌ（最先端料理）の中心地としての地位をすでに確立している。入店に二九五ポンドを支払えるほど裕福な食事客にとって、その食事の仕方は少し挑発的すぎるだろう。彼らは「自分たちにはふさわしくない」と考えるに違いない。しかし、ほかの面々がヘストンと彼の仲間からバトンを受け継いでいる。たとえばモダニスト・キュイジーヌの〝バッドボーイ〟として知られるマドリッドのレストラン《ディヴァーゾ》のダビス・ムニョスなどだ。

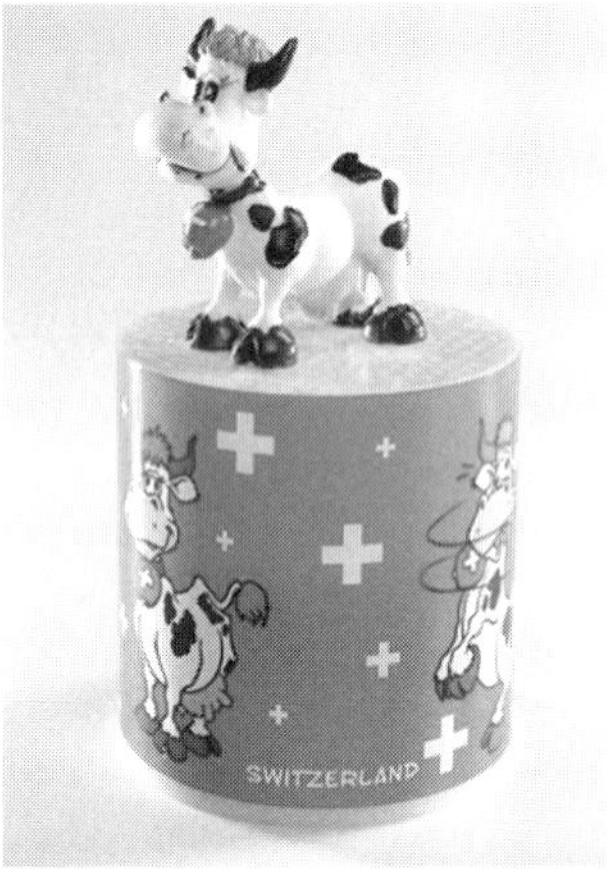

図0.1　スイスのヴヴェイにあるデニス・マーティンのミシュラン二ツ星レストランでは、このアイテムが期待に満ちた食事客を待ち受けている。しかし、これは何なのだろう？ シェフはどうしてこれを各テーブルに置いたのだろうか？

フのマーティンは、どれだけ心を込めて料理しても、客の一部がそれほど食事を楽しんでいないことに気づいた。食事客たちの多くは緊張して、無口だった――マーティンの言葉を借りると「払った金額に見合うだけの楽しみを得ていなかった」のである。そこでマーティンが思いついたのは、牛の置物をすべてのテーブルに置くことだった。

食事客がテーブルについても、すぐには給仕を始めない。すると、テーブルに置かれている置物がスイス流の塩の容器や胡椒挽きなのだろうかと不思議に思った客たちが、牛を手に取る。底面を見ようとして傾けると、その置物は悲しげな「モー」という音を出すのだ。驚いた客の多くは笑いはじめる。あっという間に、ダイニングルームは牛の「モーモー」という合唱で満たされ、笑顔が広がる。人々の気分が明るくなったところで、コース料理の一品目がキッチンから出てくる[*2]。結局のところ、私たちの気分が、食事体験を左右するもっとも重要な要素と言える。だから、人々の気分をよくすることに力を入れるべきなのである。

　モダニスト・キュイジーヌのシェフたちは、〝新しい食の科学〟（これを私はガストロフィジクスと呼んでいる）にとくに強く関心を示す。食材を斬新かつ予想外の方法で組み合わせることに普段から慣れているからだろう。もちろん、彼らには食事客たちの期待に応えたいという欲求もある。食事体験をよりよくするために、彼らが最新の知識をどのような形で用いているのかを明らかにすることが、本書の主題となる。食品や飲料品を生産する企業も、多感覚を通じた《マルチセンソリーな》味の知覚という科学に興味を示しはじめた。ただし、企業の思惑は、料理人たちのそれとは少し異なっているようだ。企業は、味を落とすことなしに彼らのつくる食品に含まれる不健康な材料を減らす手段、つまりいわば〝心理トリック〟のヒントを、ガストロフィジクスによる新発見のなかに見つけようとしている。

*2　食事客のあいだに共感の輪が広がることにも注目（「第七章」も参照）。

ガストロフィジクス——新しい食の科学

甘く熟した桃であろうが、世界有数のレストランの高価な料理だろうが、飲食の経験にはさまざまな要素が関係している。しかし、なぜ食べ物がそのような味がするのか、どうして私たちは特定の料理を食べたいと願い、ほかのものには食欲を感じないのか、そうした疑問に対して、これまでの研究では完全に納得のいく答えを出すことはできなかった。

モダニスト・キュイジーヌは主に食べ物とその調理に関心を向ける。キッチンの科学と呼ばれることも多い。その一方で、知覚科学の発達のおかげで、人々が研究所《ラボ》でものを食べたり飲んだりしたときの知覚の仕組みが明らかになってきた。さらにニューロ・ガストロノミー（神経食科学）——味に関係する知覚情報を脳がどう処理するのかを調べる学問——も登場した。ニューロ・ガストロノミーは、あおむけに横たわって頭に脳スキャナを接続した人々の口に液状にした食べ物を流し込み、味覚に関係する脳領域の働きを明らかにするのである。スペインのサン・セバスティアンにある《ムガリッツ》やイギリスのブレーの《ザ・ファット・ダック》などといった最高級レストランの料理を口にした人々の脳の調査結果が発表されていて、とても興味深い。実際、現在世界中のレストランに広がりを見せつつある食に関する科学のトレンドのもとをたどっていくと、その多くはブレーにたどり着く。《ザ・

ファット・ダック》のヘストン・ブルメンタールと彼の研究チームが二十年以上前から、多くの協力者の力を借りて、食事の限界を押し広げようとしているからだ。

しかしながら、モダニストの料理も、知覚科学も、ニューロ・ガストロノミーも、私たちの食体験——それが特別な機会であろうと、ありふれた日常的な食事であろうと関係ない——について満足のいく説明を示せずにいる。今求められているのは、実在する食品や飲み物に対する普通の人々の反応に関係する要素を、できるだけ普通の環境で測り、理解するための新しいアプローチだ。ガストロフィジクスは、実験心理学、認知神経学、知覚科学、ニューロ・ガストロノミー、マーケティング学、デザイン学、行動経済学など、さまざまな科学分野の長所の上に成り立っている。どの分野もそれぞれ独自の手法を用いて、特定の疑問に対する答えを導き出すことに役立っている。

実験心理学者として、私はつねに人間の感覚に興味があったし、日々の体験をよりよいものにするために認知神経学の最新知見を採り入れてきた。最初は視覚と聴覚の研究から始めたが、そのうちほかの感覚についても調査するようになった。最後にたどり着いたのが、味覚の研究だった。味覚こそが、もっとも数多くの感覚が関連している経験の一つだからだ。

私は学術研究で得られた成果は実際の社会に役立たなければならないという確固たる信条をもっている。そこで私は一九九七年に、「クロスモーダル・リサーチ・ラボラトリー」という研究所《ラボ》を開設した。現在、このラボの運営資金の大部分は、飲食料品業界によりまかなわれている。ラボには心理学者のほかにマーケティングの専門家や副業としてプロダクトデザイナーをしている者、あるいはミュージシャンも所属している。それどころか、お抱えのシェフもいる（オックスフォードでもっとも料理のおいしいラボだ！）。ありがたいことに、多くの有能な料理人とミクソロジスト、そしてバリスタも協力してくれている。私の考えでは、ガストロフィジクスの研究でもっとも興味深いのが、そうした三つの領域が交差する場所だ。食品および飲料の専門家、食体験のデザイナー、そしてガストロフィジクス研究者が出会う場所のことである。今後、人々の飲食体験を理解し、よりよくすることにおいて、ガストロフィジクスが極めて重要な役割を担うことになると信じている。

ガストロフィジクスとは？

ガストロフィジクスは、私たちが食べ物や飲み物を味わうときに生じる複数の感覚に作用する要素を研究する学問と定義できるだろう。「ガストロノミー」と「サイコフィジクス《精神物理学》」を合わせた造語だ。ガストロノミーが優れた食体験に注目して研究する一方で、サイコフィジクスは感覚の学問である。サイコフィジクスの研究者は、人間を機械のように扱う。慎重に調節された一連の感覚刺激に対して人々がどのように反応するかを調べることで、被験者(あるいは観察者)の知覚を計測し、その結果をもとに、人々の行動にどんなことが深く関係しているのかを理解しようとする。

大ざっぱに言えば、ガストロフィジクスの研究者は人々が何を考えているかには興味がない。人々が実際に何をするか、特定の疑問にどう答えるか、といったことに注目し、次のような事柄を評価する。デザートはどのくらい甘かった(1から7の数字で答えよ)? どのくらい料理を楽しんだ? 今食べた食事にどの程度の金額を払おうと思う? 人々が制約のない自由なレポートで主張する内容を、研究者はあまり信用しない。人々はレポートで主張したこととはまったく異なる行動を見せることが多いからだ(第六章を参照)。

重要なのは、ガストロフィジクスの成果は最高級の飲食店にだけ応用が可能なわけではない、ということだ。

ガストロフィジクス研究を通じて得られた斬新なアイデアのいくつかが、まず創造的なモダニスト・レストランで応用され、そこで集められた見識が次第にほかにも広がり、たとえば飛行機の中や病院、あるいは自宅やレストランチェーンにおける私たちの飲食体験の改善につながる――これが理想のシナリオだろう。そのような連携がうまくいけば、人々はこれまでよりもずっと感覚的で、より記憶に残り、おそらく健康でもある食事ができるようにな

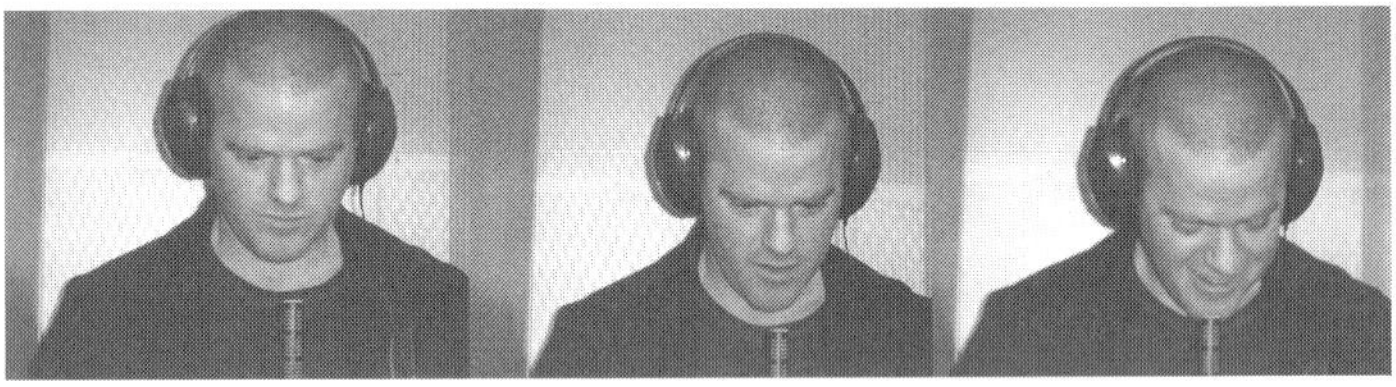

図0.2　オックスフォードのクロスモーダル・リサーチ・ラボラトリーの金色のブースで“ソニックチップ”を体験するヘストン・ブルメンタール、2004年。

るはずなのだ。

その例として、私たちが二〇〇四年にユニリーバと協力して行った研究を挙げよう。私たちは、ポテトチップスを噛み砕いたときの音を増幅させると、人々は自分が食べているポテトチップスが実際よりサクサクで、新鮮であると感じることを実証して見せた。この研究のおかげで、私たちがイグノーベル栄養学賞を獲得できたことに、私は誇りを感じている。イグノーベル賞はノーベル賞とは別物で、人々に笑いの種を提供しながらも、さまざまなことを考えさせるような科学研究に対して冗談半分で与えられる。スイスの香料メーカーであるフィルメニッヒ社のアンソニー・ブレイクの紹介で、料理人ヘストン・ブルメンタールがラボを初めて訪れたのは、そのころだった。ヘッドホンをつけさせて、ブースに閉じ込めるやいなや、彼はすぐにわれわれの意図を理解した（図0・2）！

そして、BBCラジオの『4ショー』でインタビューを受けたヘストン・ブルメンタールは、こう答えた。「これからは、音をシェフが利用できる食材の一つとみなす」と。実際、この認識がきっかけとなって、《ザ・ファット・ダック》に魚料理の「サウンド・オブ・ザ・シー（海の音）」が生まれ、世界最高のレストランの一つに数えられる同店の名物料理になった。ほかのレストランやブランドも、主に機械を利用するなどして、音という要素を料理に採り入れはじめた。

その後、私たちは《ザ・ファット・ダック》のリサーチ・キッチンと共に〝音響調味《ソニック・シーズニング》〟――基本的に、特殊な音や音楽を使って食べ物の味を意図的に変える方法――の研究を続けた。のちにその成果は、料理アーティストであるキャロライン・ホブキンソンの尽力により、ロンドン北部のレストラン《ザ・ハウス・オブ・ウルフ》のメニューにも載ることになった。料理アーティストとは、料理人よりもアーティストに近い存在で、自分の個性やアイデアを表現するために食品や食品でつくったアート作品を創作する。また、ブリティッシュ・エアウェイズが二〇一四年に「サウンド・バイト」メニューを導入して、長距離飛行中の乗客にオプションとして音響調味を提供したのも、この研究があったからこそだ。より最近では、一連の保健機関が、たとえば砂糖の摂取量を抑える必要のある糖尿病患者などのために、〝甘い音〟のプレイリストをつくれないか、検討を始めている。食べ物を実際よりも甘く感じるように、音で脳を〝だます〟ことができないか、というのがそのアイデアの根底にある。つまり、ガストロフィジクスのラボで生まれたアイデアがモダニスト・レストランで実際に使われ、そしてより一般的な食へと広がっていったのである（ただし、音楽や効果音の効果がどれくらいの時間持続するのかを調べるために、追跡調査をしなければならないだろう）。また、逆向きの発展も考えられる。つまり、現在すでに最高級レストランで実践されていることが、ラボでの研究のきっかけになるかもしれない。

〝クロスモーダル〟と〝マルチセンソリー〟

ガストロフィジクスで得られる洞察の多くはクロスモーダル《統合感覚》科学とマルチセンソリー《多感覚》科学における発見にもとづいている。耳慣れない用語だろうが、どちらも、私たちの感覚はこれまで考えられていた以上に相互に作用し合っているという事実を表している。かつて、科学者たちは目で見た情報は脳の視覚野へ、耳で聞いた情報は聴覚野へ送られると考えていた。ところが最近になって、各感覚はもっと密接に互いに結びついていることがわかってきた。たとえば、見たものが聴覚にも大きく影響する。つまり聞こえ方が変わり、それが感情を変化させる。感情が変わると、口にするものの味も変わる。このように、一つの感覚がほかの感覚における感じ方に影響することが「クロスモーダル」と呼ばれている（赤い照明をつけると、黒いグラスに注いだワインがより甘くフルーティーに感じられる、など）。

一方の「マルチセンソリー」と呼ばれる現象は、たとえばポテトチップスを噛んだときのパリッという音を変えると何が起こるか、といったことを説明するものと主にみなされている。この例の場合、一つの食品を口にしたときの体験に関係する二つの感覚を通じて、私たちが聞いたり感じたりした情報が脳内で新鮮さとサクサク感の一つのマルチセンソリー《多感覚の》な知覚として統合される。クロスモーダルとマルチセンソリーの違いをはっきりと理解する必要はない——実際、その違いは非常に微妙なものでしかない。とはいえ、私の学者仲間たちはそのような微妙な違いにこそ、強くこだわるのだが。

ここで、イギリスのＢＢＣで最近放送されたテレビ番組『シェフ対科学——究極のキッチンチャレンジ』にもの言わせていただきたい。その番組では、シェフが学者と対決していた。私に言わせれば、まったくもってばかばかしいことだ。シェフと学者は、対決ではなく協力すべきなのに。ガストロフィジクス研究者とシェフたちの組み合わせこそが最強だということを、私は本書を通じて読者のみなさんに繰り返し証明してみせるつもりだ。それだけではない。そのような協力を通じて得られた果実は、それがどこであろうと、何であろうと関係なく、私たちの普段の食生活に影響を及ぼすだろう。

ガストロノミーの世界における最近の変化を快く思っていない人もいる。たとえば、『マスターシェフ』でジャッジを務めるウィリアム・シットウェルは、四角い皿で料理が出されたらその皿をすべてたたき割る、と豪語している［注1］。彼は四角い皿を使うという最近流行の盛り付けが我慢ならないのだ。私にはシットウェルがなぜそのような考えをもつにいたったかがわかる。確かに、世間には自分が何をやっているのか完全に見失ってしまった専門家がいる。私の言いたいことがおわかりだろうか?——たとえば、注文した料理が、二つのレンガを橋渡しするように掛けられた板の上に置かれた小さなフライパンに入って出てきたときは、料理人が自分を見失っていると考えていいだろう。しかし、ここで忘れてはならないのは、一部の人がやりすぎるからといって、それは盛り付けや容器の形が私たちの食に対する知覚と行動に影響するという主張を否定する理由にはならないということだ。私がとくに関心を抱いているのは、流行の盛り付け方法を実用的な形に変えれば、病院などにおける食事を改善することができるのではないか、といったことである。

皿から口へ——ナイフとフォークがいちばん便利?

すでにたくさんの人の口に入ってきた道具を、自分の口に差し込む——そう想像すると、あなたはどんな気持ちになるだろうか? 一度よく考えてみよう——冷たくて滑らかなステンレスのナイフとフォークあるいはスプーンは、料理を皿から口へ運ぶ手段としてほんとうに最善なのだろうか? そんなものを使わずに、自分の指を使ったらどうだろう? 世界でもっともポピュラーな食べ物の一つであるハンバーガーが、たいていの場合、ナイフやフォークを使わずに手で食べられるのはただの偶然だろうか？　人間の口の仕組みや、マルチセンソリーな味覚につながる各種感覚の統合作用についてこれまでにわかったことを踏まえて、私たちはそろそろ一歩先へ進んで、少し違った方法で食事をすることを考えてもいいのではないだろうか？　スプーンの表面を、もっと舌や唇に心地よいものにしないのはなぜ？　なにしろ、舌や唇は人間の皮膚のなかで（少なくとも食事の際に使われる皮膚のなかで）もっとも敏感な部分なのだから。

食器の柄の部分を、どうして毛皮で覆わないのだろう？　一九三〇年代には、イタリアの未来派がそのような触覚に語りかけるディナーパーティーを開いていたそうだ。私たちもオックスフォードで試してみた（図0・3）。確かに、慣れ親しんだものを変えるのは面倒なことだ。でも、私たち（のほとんど）は近年における盛り付け用食器の急激な変化を受け入れてきた。それなのに、どうして同じことがナイフやフォークなどの〝カトラリー〟にできないのだろう？　西洋式のカトラリーだけでなく、箸にも同じことが言える。興味深いことに、ガストロフィジクス研究者はカトラリーメーカーや工業デザイナー、あるいは料理人と協力を始めている。食事の仕方をよりよいものにするためだ。

私は、食べ物と飲み物の世界における変化は可能であり、モダニスト・キュイジーヌとア

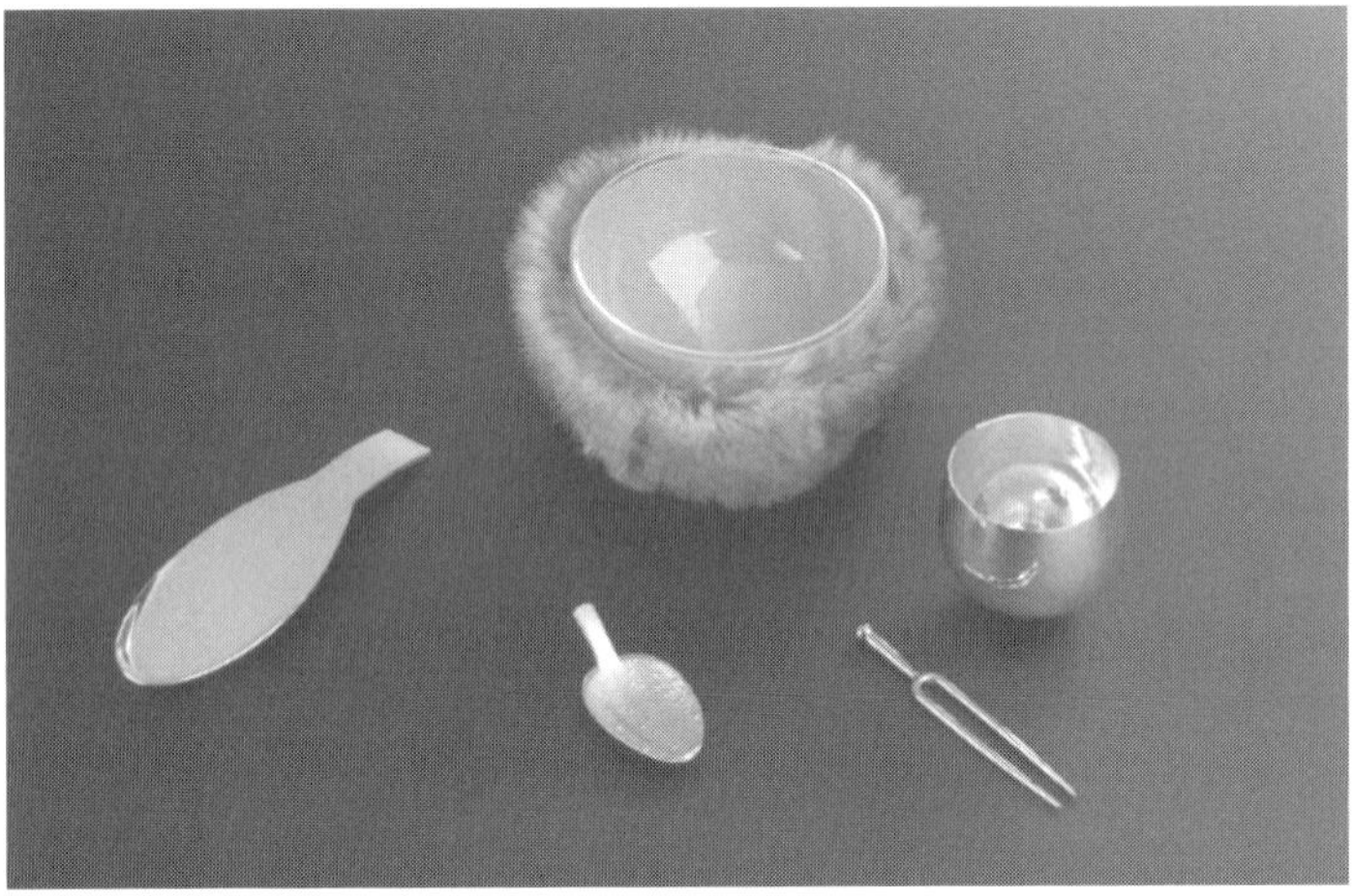

図0.3　これが未来の食器？ 銀細工師アンドレアス・ファビアンがフランス系カナダ人のシェフであるチャールズ・ミシェルとともに創作し、ロンドン科学博物館の「クレイヴィングズ」展に出展した食器。

ートとデザイン、そして技術とガストロフィジクスが交差するとき、進化が生まれると確信している。そして、最高のアイデアが生き残り、食品および飲料産業によって、シェフたちの力で……そして最後はあなたのおかげで、一般に普及するだろう。

直感のテスト

ガストロフィジクスの研究では、人々の直感を評価することが多い。その結果として、食体験に関係しているのではないかと人々が普段から薄々気づいているさまざまな要素が、実際に比較的重要であることが証明されている。しかし時には、調査の結果として意外な発見が得られることもある。たとえば、キッ

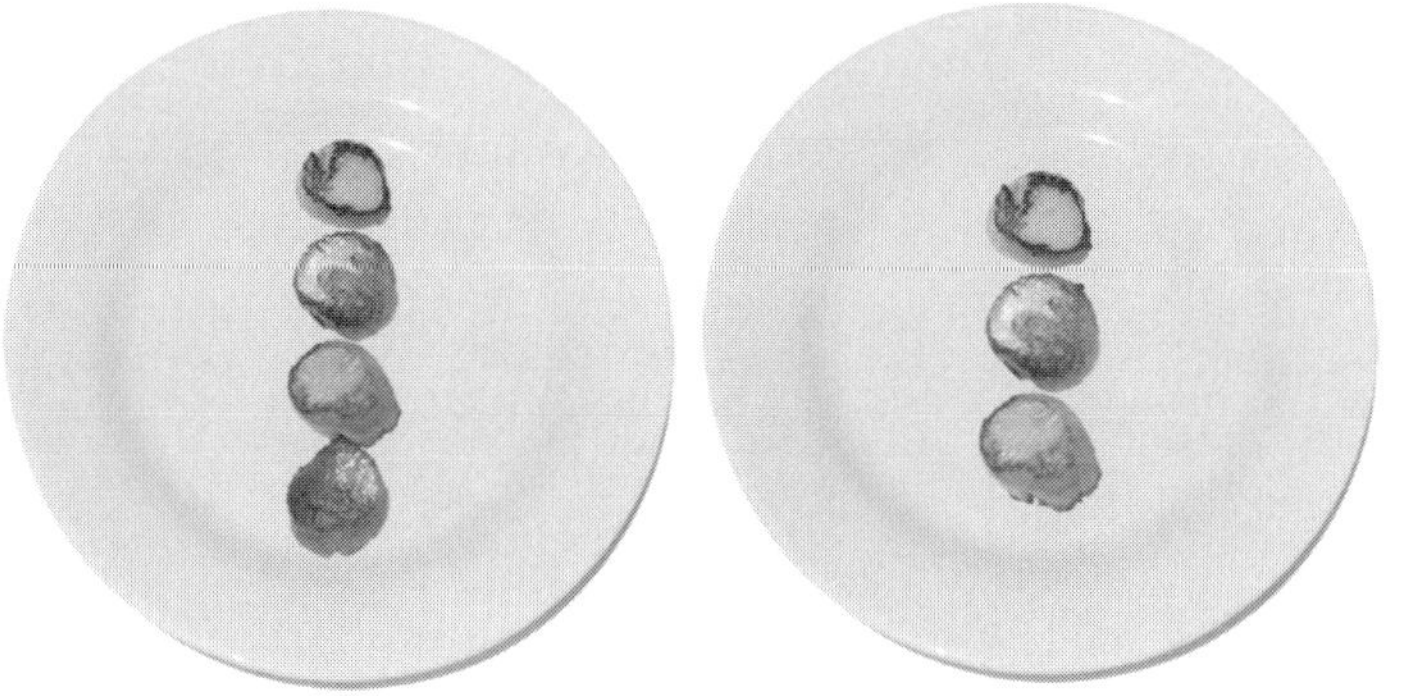

図0.4　どちらの焼きホタテがお好き？　最新の調査によると、私たちは食品が奇数か偶数かよりも、その量に関心を向けることがわかった。

チンにまつわる古い伝承が間違いであることがわかったりする。具体的な例を挙げると、シェフの多くは料理学校で皿に並べるものの数は偶数ではなく奇数のほうがいいと学ぶ（帆立貝を四つではなく、三つか五つ盛り付ける、など）。しかし、私たちが数千人の人々に食べ物を載せた二枚の皿（図0・4）を見せて、どちらのほうが好ましく感じるか尋ねたところ、載っているものの数はその評価とまったく関係がないことがわかった。人々は、皿に載る食べ物の総量が多いほうを選んだ。多ければ多いほどいい、ということだ。このように、ガストロフィジクスの研究はたんに人々の直感を裏付けるものではあるが、それでも何かの金銭的な価値を決めることに役立てることもできる。この余分な努力あるいはコストは、ほんとうに費やすだけの価値があるのか、といった判断をするときに助けになる。

本章のここからは、ガストロフィジクスが現在抱えている、そして人々に知ってもらいたいと願っている疑問にスポットを当てる。それらはどれも、のちの各章で議論される主要なテーマである。

雰囲気はどのくらい影響する？

それが暗闇であろうと、ミシュラン星付きのレストランであろうと関係ない。食事をするたびに例外なく、雰囲気、目に入る光景、におい、それどころか椅子の座り心地やテーブルのサイズや大きさまで、すべてが私たちの知覚や行動にわずかながらも影響する。注文時の決断に始まり、出された料理の味、食べる速さ、そして滞在時間にいたるまで、すべてが雰囲気や環境に左右されるのである。人々を問いただせば、今注文したものとだいたい同じものをいつも注文する、と答えるだろう。しかし、最近のガストロフィジクスにおける調査で、それが正しくないことがわかってきた。

食品および飲料メーカーと協力して、私たちは人々の味覚や好みに雰囲気が実際にどれだけ影響するのか調べ、数値化してみた。その結果、たとえば同じ飲み物に対する人々の評価が、それがどこで出されたかによって変わり、二〇パーセント以上の開きが生じることがわかった。トップクラスのシェフやレストランが——のちに詳しく説明するように——環境がもたらす効果の重要性に気づきはじめているのも不思議ではない。いくつかの例では、彼らは自分たちの料理に、自分がつくりたいと願うイメージに、あるいは客のなかに呼び起こしたいと思う感情に合わせた雰囲気をつくろうと試みる。第八章では、これまで明らかになってきた、味のマルチセンソリーな知覚に対する雰囲気の影響に関する知識を、上空三万五〇〇〇フィート（約一万キロメートル）における機内食を改善するために、先進的な航空会社がどのような形で応用しているかを紹介する。

オフ・ザ・プレート・ダイニングとは？

今、最高級モダニスト料理界では、〝オフ・ザ・プレート・ダイニング《料理を超える食体験》〟に注目が集まっている（第十一章を参照）。この言葉はもともと、現代のオートキュイジーヌ《高級フランス料理》で見られることが増えてきた、芝居がかった、魅惑的な、感動的な、あるいはストーリーを伴った要素を意味していたが、現在では、有意義で記憶に残る、刺激的なマルチセンソリー体験（あるいは旅）を差す言葉として使われるようになった。つまり〝体験〟を――フィリップ・コトラーのマーケティング用語を借りれば、有形製品ではなくトータルプロダクトを――売る、ということだ。そのような体験が（たとえばソーシャルメディアなどで）共有できるものであれば、さらに好ましい。

現在、最高の料理人たちが、マルチセンソリーで実験的な食事の演出を最初に思いついたのは自分だ、と張り合っているが、皮肉なことに、すでに八十年も前にイタリア未来派の人々が、音に合わせた食事をつくっていたし、香りや触り心地といった要素も食事客に提供していた。出す料理の色を不釣り合いなものに変えるという実験を最初に行ったのも彼らである。モダニスト・キュイジーヌの原点がほんとうに一九三〇年代にあったのか、最終章で詳しく検討する。

おいしいものはおいしい？

ミシュラン星付きのシェフの一部も含めて、コメンテーターと呼ばれる人々のなかには、ガストロフィジクスをただの「感覚のトリック」だとして否定する人がいる。「優れた料理はそれ自体がおいしいものだ」と、真顔で主張するのだ。彼らにとって、産地直送、季節の食材、繊細な調理技術、そして見た目の美しさが、優れた料理の基準となる。食べ物を台無しにしてはならない。シンプルにゆっくりと、がモットーだ。そのようなことを、大英勲章第五位のマイケル・ケインズから聞いたことがある。二〇一五年に会ったとき、ミシュラン星付きのシェフであるケインズはデヴォン州にあるレストラン《ギドリーパーク》で働いていた［注2］。彼の考えでは、料理に〝そのほかの要素《こと》〟はまったく必要ないという。

ケインズに同調する人々はこう主張する*3。誠実な料理人は味で勝負するのであり、ナイフやフォークの重さに気を遣わなくても、食べ物自体がおいしい、と。彼らはそう言うが、私には《ギドリーパーク》まで行かなくても、彼らが重いカトラリーを客に使わせていると想像がつく。腕に自信のあるシェフが自分たちの料理をプラスチックやアルミのナイフやフォークで食べさせることなどありえないからだ。そんなことをしたら、食事が台無しになってしまう！　ここで少し視点を変えて、ケインズたちのいる環境を見てみよう。《ギドリーパーク》は図らずも、デヴォン州の緑に包まれた美しい領主屋敷の中にある。そこで口にする料理は、まったく同じものを騒音に満ちた飛行機の中や病院の食堂で食べた場合よりもおいしく感じられるだろうことは、ガストロフィジクスの力を借りなくても、誰もが想像できるだろう。つまり、〝そのほかの要素《こと》〟の影響を避けることは、絶対にできないのだ。

私が言いたいのは、たとえどんなものを食べ、飲み、売り、消費しても、そこではつねに複数の感覚が働き、雰囲気や環境を感じ取っているということだ。そして環境こそが、私た

*3　ケインズは分子ガストロノミーの端くれと言うよりも、むしろスローフードの代弁者だ。そして実際、のどかなデヴォン州はスローフードに適した場所だと言える。しかし、私が考えるスローフード運動の問題は、支持者の大半が緑豊かな田園地帯で贅沢な暮らしを送っているという事実だ。

ちが何を考え、味をどう感じるか、そして何より食事体験をどれぐらい楽しめるかを左右する。結局のところ、中立な環境や背景など存在しない。環境だけでなく皿の形や料理の名前、あるいはカトラリーなどのすべてが食体験に影響することをガストロフィジクスが証明しつつある。この事実を受け入れるときがきたのである。そうすれば、料理そのものだけでなく、〝そのほかの要素《こと》〟を改善することに意味を見いだせるようになるだろう。あなたが何を求めていようとも――より記憶に残る食事？　刺激的な料理？　それとも健康な食べ物？――同じことが言える。または、これらすべてを無視して、〝そのほかの要素《こと》〟なんかに意味はない、と信じているふりを続けるしかない。どちらの道を選ぶのがいいか、答えは明らかだろう。

さあ、そろそろアミューズ・ブーシュ（と否定論者）を平らげて、コースの一品目に進もう！

第一章　味

あなたは基本となる味の種類をいくつ挙げることができるだろうか？　甘味、酸味、塩味、苦味……ここまでは誰もが思いつくだろう。近年では、研究者の大半が〝うま味〟を五つ目の基本味に数えている。一九〇八年に日本人の研究者、池田菊苗が発見したアミノ酸の一種であるグルタミン酸によって引き出される味で、ほとんどの場合、グルタミン酸の誘導体であるグルタミン酸ナトリウムを主成分としている。研究者のなかには、金属酸や脂肪酸、あるいは〝こく味〟をはじめとする十五を超える種類の味を基本味に加える者もいる——私自身聞いたこともないような味がほとんどだ。一方では、そもそも〝基本〟となる味などほんとうに存在するのか、といったことに疑問を感じながら研究を続ける学者もいる。

食べ物や飲み物の味について語るとき、多くの人はフルーティーだ、こってりしている、ハーブがきいている、柑橘系だ、焦げくさい、スモーキーだ、土っぽい、などといった言葉を使うが、これは誤解にもとづいている。それらは味ではないからだ。厳密に分類した場合、それらはフレーバーに数えられる。「知らなかった！」と自分を恥じる必要はない。ほとんどの人が、味とフレーバーを同じものと考えている。では実際のところ、フレーバーと味は何が違うのだろうか？　確かめるのは簡単で、鼻をつまめばいい——鼻をつまんだままでも感じられるのが味である（例外はトウガラシ《チリ》やメントールのような三叉神経を刺激する物質）。このように、味の基本となる要素についてですら、まだよくわかっていないことが多いのだから、複数の感覚による相互作用ともなると、話がさらに複雑になることは容易に想像がつくだろう。〝味〟は、奥が深いのだ！

それは味？　それともフレーバー？　（そんなことどうでもいい？）

人々が味について語るとき、それはフレーバーを指していたり、フレーバーについて説明しているとき、よくよく考えてみると、それは味の話だったりすることは多い。また、そのどちらとも言い難い刺激も存在する。メントールがその一つだ。ガムを噛んだときに覚えるミントが口に広がる感覚は、味なのだろうか、香りなのだろうか、それともフレーバーなのだろうか？　実際のところ、その三つすべてだと言える。そのうえで、口を冷やすような感覚も生じる。私たちが血を舐めたときに感じる鉄のような味わいも厄介な問題で、研究者はあれを基本味に含めるべきか、あるいはアロマやフレーバーとみなせばいいのか、それともそれらの組み合わせなのか、判断できずに頭を抱えている。

舌の「味覚地図」という言葉を聞いたことがある人も多いだろう。七十五年ほど前から、感覚を扱う教科書には必ずと言っていいほど、味覚地図に関する説明がある。甘味は舌の先で、苦味は舌の根元だけで、酸味は両サイドで感じる、などと言われてきた。しかし、これは間違いだ。舌に地図などない！　じつは、エドウィン・ボーリングが一九四二年に執筆し、北アメリカで広く読まれた心理学の教科書に、あるドイツ人の博士論文の内容が間違って翻訳されて掲載されたからなのである［注1］。

味覚の受容体はまんべんなく分布しているのではないが、私たちが信じてきた味覚地図が表すように、ほかときれいに分断された個別の領域をつくっているわけでもない。つまり──多くの事柄がそうであるように──答えはその中間にある。味蕾《みらい》のどれもが、五つの基本味すべてを感じることができる。しかし、味蕾は舌の前部、後方の両側、そして後部にしか存在していない。要するに、舌の中央には味蕾がないということ。それなのに（料理人も含む）人々の多くは、甘さを舌先で、酸っぱさを舌の両サイドで、苦さや渋さを主に舌の根元近くで感じると報告するのは、非常に興味深い。純粋なうま味は──私の意見では──口いっぱいに広がる。ほかの基本味にはできない芸当だ。

ここで問うべきは、どうしてこれだけ多くの人が、こんなに長い年月、間違いに気づかなかったのか、ということだろう。その理由の一部は、味覚という〝低レベル〟な感覚に研究者がほとんど興味を示さなかったことにあると思える。誤解のもう一つの要因は、私たちがフレーバーを感じるときに生じる精神のトリックにあると思われる。本章および次章で何度も指摘するように、口の中で起こっていることについては、知っているようでほんとうは知らないことがじつに多いのである。

期待に応える

料理人は――ミシュラン星付きの最高級レストランで働くモダニスト・シェフであろうと、ディナーパーティーの準備のためにキッチンを走り回っている個人であろうと――食事客の頭の中で起こっていることまで知らなければならないのか、とあなたは思ったかもしれない。料理学校やテレビの料理番組で習った調理技術を信頼するだけでは、じゅうぶんではないのだろうか？　季節の食材や、産地、調理方法、あるいは皿の盛り付けに集中したほうがいいのでは？　それ以外に何が必要だというのだろう？　ガストロフィジクス研究者として、私は食事客の期待に応えるためには、客たちの頭の中に入り込むことがとても大切であると理解している。最高の食材を人々の（頭の中の）期待に見合った形で出すことで、私たちはほんとうにすばらしい食体験を提供できると考えていい。

最近、食事客の口だけでなく頭のことも考えはじめた若いシェフたちが増えてきたのは、喜ばしいことだ。フェラン・アドリアやヘストン・ブルメンタールといったスター料理人の影響が大きいことは確かだろう。

ヘストン・ブルメンタールが食事客たちの頭の中で起こっていることに関心をもつようになったきっかけは、アイスクリームだった。九〇年代後半、ブルメンタールはカニのリゾットに合うカニ風味のアイスクリームを創作した。ヘストンはその味が気に入っていた。しかし問題は、食事客がどう感じるか、だ（ブルメンタールのもとでは、基本的にどの新メニューもレストランの向かいにある研究キッチンでまず試食され、時間のかかる厳格なプロセスをへたのちにブルメンタールが納得したら、選ばれた常連客に出し、反応を見る。これらのハードルをすべて越えた料理だけが、レストランのメニューに載ることになる）。

そして、このアイスクリームの例では、試食した客たちの反応はまったく予想外のものだった。「うっ！　まずい。しょっぱすぎる！」。実際には、これほど酷評されたのではないのかもしれないが、少なくとも、反応は思わしくなかった。

何が間違っていたのだろうか？　その答えは、食体験において私たちの期待が担う役割の重要さと大いに関係している、と私には思える。淡い赤色のアイスクリームを見たとき、食事客は差し出されたものについて、頭の中ですぐに予想を立てた。そのようなものがテーブルに出されたら、あなたならどんな味を予想するだろうか？

西洋人のほとんどは、ピンクがかった赤色の冷たいデザートを見たら、甘いフルーツのアイスクリームを思い浮かべる。たとえば、ストロベリー味だ。ブルメンタールのレストランの常連客たちは、キッチンからもたらされたデザートが〝甘い〟と予想したが、実際には〝塩のきいた〟アイスクリームだった。どの食べ物が栄養満点で、関心を向ける（そしてそれを手に入れるために木に登る）のにふさわしいか、どれに毒があるから避けたほうがいいか、といったことを判断するのは人間の脳の基本的な役割だ。しかし、たまに予想が外れることがある。そうしたときの驚き、あるいは〝期待外れ〟はかなりのショックとなる。ショックどころか、不快感を覚えることも多い。

のちに、ガストロフィジクス分野における一連の優れた実験を通じて、サセックス大学のマーティン・ヨーマンズと彼のチームがブルメンタールとともに、単純に呼び名を違うものにすることで、凍ったピンク色の食べ物に対する人々の味覚と評価を大きく変えられることを発見した。食べる人の期待を変えるため、そのデザートに「塩味のアイスクリーム」、あるいは「フード３８６」などというミステリアスな名前を付けたのだ。その名前や描写を聞いた人たちは、何も聞かなかった人々よりも明らかにそのデザートを楽しんだ。とくに重要なのは、彼らはそれを塩辛すぎると感じなかった事実だろう。

あるフレーバーに初めて触れたときの印象がのちにまで影響することが、研究で示唆されている。たとえ、自分が食べているものが何かをはっきりと自覚していても、初めて食べたときの印象に味覚が左右されてしまうのである。ブルメンタールのピンクのしょっぱいアイスクリームの例ほど極端ではないとしても、誰もが経験したことがあるのではないだろうか。私もよく覚えている。十五年前、初めて日本へ旅行したときのことだった。私は通り沿いの店で淡い緑色のアイスクリームを買った。温かい春の日、たくさんの人がその冷たそうなアイスクリームを買っていた。私はてっきり、それはイギリスにもある、ミント味のアイスクリームだと思い込んでいた。ところが驚いたことに、それは抹茶味のアイスクリームだったのだ。それ自体はおいしかったのだが、その日以降、日本のどこで出されても最初の体験を乗り越えてその味を楽しむことはできなかった。

料理の名前や描写、あるいは見た目がどうであれ、そのような体験はつねに私たちの期待を左右する。そして期待が――たとえわずかでも――私たちの評価や知覚に影響する。自宅で食事する場合でも、あなたの料理を食べる人々にとっては、口に入れるものと同じぐらい、頭の中で起こっていることが重要になる。そして、私たちの期待を呼び起こすのは食べ物の色や見た目だけではない。

どんな名前？

高級なレストランで、何を食べようかとメニューを眺めている自分を想像してみよう。今日は魚が食べたい気分だ、さあ、どの魚にしようかな？　そう思っていたとき、あるメニューが目に入った。「パタゴニアン・トゥースフィッシュ」。あなたはその料理を注文するだろうか？　おそらくしないだろう。実際、ほとんど誰もそれを食べようとしなかった。長年のあいだ、この真の意味での〝深海の怪物〟の売上は低迷していた。シェフがどう料理しようと、食事客たちはそれに目もくれずにほかの料理を選ぼうとした。彼らは、いわばもう少し魅力のある名前の料理が見つかるまで、メニューを読み進めるのである。

そして、「チリアンシーバス」という料理を見つける。パタゴニアン・トゥースフィッシュより少しおいしそうに聞こえる。しかし、実際にはこの二つの名前は同じ魚を表しているのである。近年食用として重宝されるようになったこの魚の売上は、世界各地の市場（北アメリカ、イギリス、オーストラリアなど）で一〇〇〇パーセント――四桁！――を超える上昇を見せている。その変化のきっかけとなったのが、名前を変えるという単純なトリックだった。「改名による販売促進」がもっともうまくいった例の一つだ、と行動経済学者たちなら言うだろう。実際、この魚はあっという間に最高級レストランのメニューに載りはじめた。現在でも、この流行がすたれる気配はない。食事客の頭の中で起こることが大切なのだというこことが、ここでも証明された。

大きな期待

普通、私たちがつくる料理の色は、その味を反映している。つまり、色を見れば味の見当がつく。色と味に開きが出るのは、モダニストのレストランや、あるいは見知らぬものが出されたときぐらいだ。

しかし、料理には適した名前や描写を与えるべきだ。じっくりと考える価値はある。たとえば、サラダパスタを指して「パスタ入りサラダ」と呼ぶだけでも、つまり同じ単語の順番を入れ替えるだけでも、人々はその料理を少し健康的なもの、ととらえるかもしれない。さらに、より説明的な文句――レストランで目にする「ナポリタンパスタ、シャキシャキ新鮮な有機サラダを添えて」のような言葉――を加えれば、その料理はより多くの称賛を集めるはずだ。

人々の期待を操作することは、スーパーマーケットでも重要視されている。たとえば、私たちはまったく同じ食品、たとえばサンドイッチに対して、中のチーズはカンブリア地方のダックスフィールド農場でジョン・ビッグスという人物がつくった、という話を聞いたときのほうが、より多くの対価を払うことが研究で明らかになったからだ。そう言われても、あなたにはその人物がつくるチーズがどんな味なのか、見当もつかないだろう。当然だ。私が今でっちあげた名前なのだから。それでも、この種の言葉が食品に価値を追加する。マーケティングの専門用語を使うなら、「消費者の支払い意欲を高める」のである。結果として、サンドイッチの味の印象まで（おそらくよりよい方向に）変わるかもしれない。ガストロフィジクス研究者はこうした実験に関心をもち、その成果を広めたいと考えている。

　その一方で、人々の注目を集める手段として、料理の名前を利用するシェフもいる。新作料理に「スネイル・ポリッジ《カタツムリのポリッジ》」と名付けたことで、ヘストン・ブルメンタールはマスコミの関心を集めた。もし彼がその料理をフランス語で名付けていたら（たとえば「エスカルゴ・ア・ラ・なになに」）、誰も興味を示さなかったに違いないし、料理そのものも普通のフランス料理のような味と感じられたことだろう。デンマークにあるレストラン《ブロール》では、世界最高峰のレストラン《ノーマ》で修業を積んだ二人のシェフが、自らの料理を単純に「ボールズ《睾丸》」と名付けた。ウシの睾丸をパン粉で包んで茶色くなるまで揚げ、海塩をまぶした料理のことだ。おいしいらしい。

上海にあるマルチセンソリー実験レストラン《ウルトラヴァイオレット》のシェフ、ポール・ペレはレストランのウェブサイトにこう書いている。「『サイコ味』って何？　サイコ味は味だけでなく、味にまつわるすべてのことを表す言葉です。期待や記憶、ビフォーとアフター、味覚を超える精神。私たちの味覚に影響するすべての要素を含みます」。つまり、ここにも出す料理の食体験を左右する〝そのほかの要素《こと》〟の重要性に気づいたトップシェフがいる、ということだ。

もちろん、私たちが予期するのは食べ物や飲み物の味とフレーバー、あるいは好き嫌いだけではない。特別なシェフや特定の場所で給仕される食べ物の質も予想する。同じ料理でもモダニスト・レストランで食べるか、友人の家や飛行機の中で口にするかによって、味が違って感じられるし、食事を予約するなどの準備行動もまた、楽しみの一部となる。シェフのなかには、食事客がレストランにどう到着するかを気に掛ける者もいる。スペインの《ムガリッツ》がその例だろう。シェフのアンドニは、こう語る。「レストランだけではなく、そこに至るまでの道のりも含めて《ムガリッツ》だ。車から見える眺め、カーブを曲がるごとに訪問者の期待が高まっていく。そうした環境もまた《ムガリッツ》だと言える［注2］」。

スウェーデンの田舎の自然に囲まれた《フェヴィケン》も同じだ。遠路はるばるそのレストランにやってきたあなたを、誰もが美食ツーリストとして認めるだろう。世界最高のレストランのランキングで頻繁に一位か二位を獲得する《アル・サリェー・ダ・カン・ロカ》はスペイン・ジローナの工業地帯の奥にあるが、食事客が簡単にたどり着けないようにするために、あえてその場所を選んだそうだ。

「どんなものを食べているか言ってくれたら、君がどんな人物か言い当ててみせよう」ジャン・アンテルム・ブリア＝サヴァランは、一八二〇年代に出版された古典的名著『美味礼賛』のなかでそう言っているが、私なら少し違う言い方をするだろう。「人が何を食べようとしているか言ってくれたら、私はその人物がどんな味を感じるか言い当ててみせよう。そして、その人物がどれぐらいその食事を楽しむか予想しよう」。その際の鍵となるのが、期待だ。結局のところ、私たちが食べ物を口にするとき、それが何なのかといった情報がまったくなく、それを好きになれるかどうか、少しも予想ができない機会などめったにない。食べ物に対する反応は、私たちの期待にほぼつねに影響される。その期待が基準となり、私たちの食体験に多大な影響をもたらすのである。

値段、ブランド、名前、ラベルの影響

食べ物でも飲み物でも、普段私たちはブランドや価格を意識する。多くの場合、食品には何らかの形でラベルや説明がついている。そうした外的な情報はどれも、人々がその食品から感じる味やフレーバーやアロマ、そして当然喜びにも影響する。ところが、何年も前から価格やブランド、あるいはほかの種類の商品描写が食品に対する私たちの印象を左右することが知られていたにもかかわらず、それらが脳における味の知覚にどう作用するのか、これまで何もわかっていなかった。

しかし最近になって、ニューロ・ガストロノミーの研究を通じて、そうした情報に応じて脳の活動が大きく変化することが明らかになった。変化は、活性化される脳領域のネットワークの種類と、そこで生じる活動量の二つの点で確認できる。人間の脳のもっとも原始的な感覚野の神経活動にも影響が及ぶこともある。たとえば、のちにブランディング研究の古典的な方法の一つとして知られるようになった実験では、被験者の口に定期的に二種類の有名なコーラ飲料の一つを流し込み、そのときの脳の活動をスキャンした。すると、自分がどのブランドのコーラを飲んでいるかという被験者の考えに応じて脳活動のパターンに差が現れたのだ［注3］。ブランドがフレーバーの知覚に明らかな影響を与えるのだから、食品の試食試験においてブラインド・テイスティング《目隠し試食》が頻繁に行われるのもうなずける。しかし、少し考えてみよう。あなたは、それが何かも知らないまま、自分の口に食べ物を入れることがあるだろうか？　食品や飲料品の欠陥を見つける手段としてなら意味があるのかもしれないが、味の試験をするなら、普段その商品を消費する場面で遭遇する刺激がある環境のなかで試食をするほうがいいと私は思う。

では、支払う代金が多いほど、食事はおいしく感じられるのだろうか？　必ずしもそうとはかぎらないが、多くの場合でイエスだと答えられる。ほんとうにそうなのかを知るために、カリフォルニアの神経学者のグループが社交的でワイン好きな大学生たちに、値段に関する情報を与えてから赤ワインを飲んでもらい、その際の彼らの脳の活動を調べた。五ドルのワインに対して、一部には正確な値段を、残りには四五ドルと表示した。二本目のワインはほんとうは九〇ドルするのだが、一〇ドルのワイン、または九〇ドルのワインとして提供した。三本目のワインでは、実際の値段である三五ドルを学生たちに伝えた。被験者が少量のワインを口に運ぶとき、その値段をモニターに表示する。そして、被験者がワインの味の強さを評価するテストと満足度を評価するテストの、二種類の試験を行った。

すると、全員が安価なものより、高価なワインのほうを好むという結果が得られた。ここで重要なのは、脳のスキャンを通じて、価格という刺激に応じて脳の報償中枢で血流が増加することがわかったことだ（図1・1）。被験者に伝えられるワインの値段が高ければ高いほど、内側眼窩前頭皮質（mOFC）――眼球のすぐ裏にある小さな領域――の活動が活発になった。

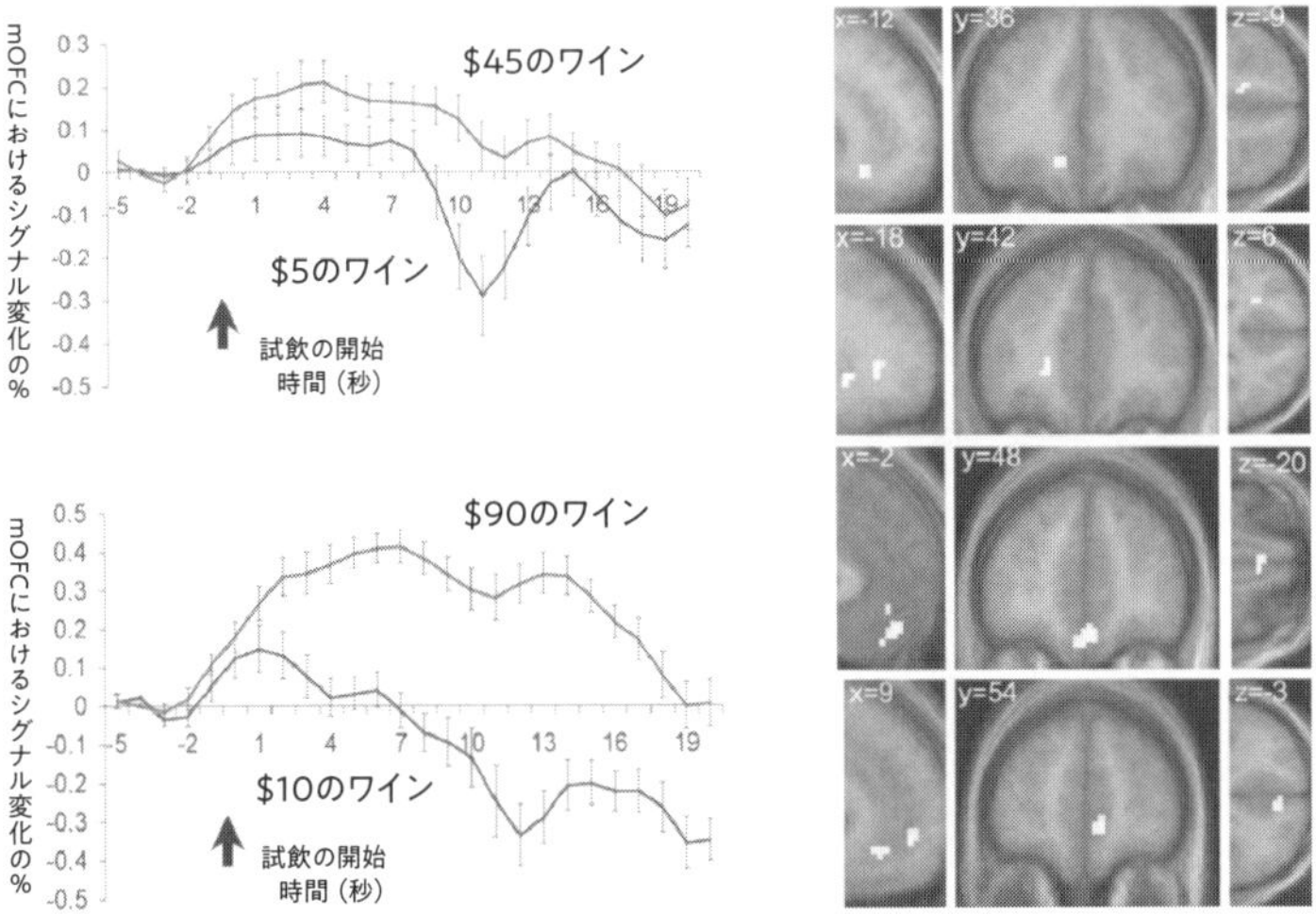

図1.1　この2つのグラフは、被験者がスキャナ内で試飲したときに示した内側眼窩前頭皮質（mOFC）の活動——ワインと値段に対する反応——の時間の経過（秒数を表すX軸）にともなう変化をパーセンテージで表したもの。

それに対して、一次味覚野——味の感覚的分別をつかさどる脳領域（食べ物の甘さや酸っぱさなどがどのくらいかを判断する場所）——では血流の変化は見られなかった。興味深いことに、八週間後に価格を表示せずに（そして脳スキャナもなしで）同じ三種類のワインを飲んでもらったところ、被験者はどのワインに対しても同じ程度の満足度を示した。さらに最近になって、中間の価格帯の商品で、偽りの価格がもたらす効果が大きいこともわかってきた。つまり、あなたが何を言おうと、安価なワインを出しているかぎり、人々にそれをプルミエ・クリュ《フランス産一級ワイン》だと納得させることはまず不可能だ、ということだ。

想像してほしい。あなたの目の前に透明の飲み物が置かれている。そしてそれがとても苦いものだ、またはあまり苦くない、と説明を受けたとする。そのとき、あなたが脳スキャナに横たわっていたとしたら、おそらく味と香りが感覚受容体によってシグナルに変換されたあと、脳のもっとも原始的な領域のいくつかに変化が見られるだろう。研究を通じて、とくに大脳皮質の深い部分にある島皮質の中部と後部が、言葉で予告された味の強さに応じて反応することが明らかになった。脳の報償中枢、つまり眼窩前頭皮質（OFC）の反応も、飲み物の苦さに対する人々の期待に応じて変化する。ほかの調査では、あるにおいに対して研究者が前もって「においの強いチーズ」と説明した場合、「汗まみれの靴下」と言ったときよりも、人々はそのにおいを好ましく感じることがわかった。ここでもまた、外因的な刺激によって脳の反応が変わったのである。

このように神経画像検査の結果は非常に興味深いものであるのは事実だが、そのような試験では被験者が非常に不自然な状況に置かれるということを忘れてはならない。頭は固定され、口には一本のチューブが差し込まれ、そこからワインが数ミリリットルずつ流し込まれる。飲み込まずに味を評価しろ、と言われる。ときには飲むことも許されるが、飲み込んだあとは、口が人工唾液（ほんとうに人工唾液を使う）で洗浄される。そしてまた、同じことの繰り返しだ。

食べ物の出どころに関する考えも、味覚に影響する。たとえば、最近行われた研究では、アメリカ人の学生が工場式畜産場に由来する肉（ビーフジャーキーやハム）と放牧された家畜の肉を食べた。実際にはどちらの肉も同じものだったが、工場式畜産場のものと言われてから食べた学生たちはほかの学生に比べて、その肉をあまりおいしくないと感じ、しょっぱくて脂っぽいと評価した。また、食べた量も少なく、その肉に支払ってもいいとする額も低かった。ここで重要なのは、同じような結果がほかの実験でも確認されているという事実だ。ブラインド・テイスティングではほとんどの人が味に差を感じないのに、有機栽培や放牧されたものだと言われれば、人々はそれをほかよりおいしく感じることがわかっている。したがって、もしあなたが高価な有機野菜や放牧家畜などを調理し、その味の違いを感じてもらいたいなら、食事客にそれらの出どころを知らせるべきだろう。

しかしここで、食料品を生産する企業にとって厄介な問題が生じる。たとえほんとうに自社ブランドの食品に含まれる不健康な成分を減らす絶え間ない努力を続けているとしても、「低脂肪」や「砂糖少なめ」などといった言葉を製品ラベルに記載すべきではないのである。なぜなら、そうした言葉を見た消費者が、その商品はほかと味が違うと感じる可能性が高くなるからだ。そうしたことを書かなければ、消費者は味の違いに気づかないに違いない。「ヘルス・バイ・ステルス《ひそかに健康》」がモットーだ！　飲食料品業界の関心は、モダニストのシェフたちのそれとはまったく違う方向に向いていることを、ここで強調しておく必要があるだろう。モダニストのシェフたちは、ほかにない、驚きに満ちた、ときには壮大な何かをつくろうとする。高級レストランを訪れる食事客の大半は、健康よりも、驚きや斬新さを求める。一方、飲食料品業界は消費者が親しんできた自社の人気ブランド商品の味を変えることなく、少しずつより健康なものにしようとする。

名前やラベルの表示、あるいは価格の影響の大きさを知ったあなたは、それでは実際のところ舌の味蕾はいったい何をしているのだろう、と不思議に思いはじめたのではないだろうか？

味の世界

あなたはパクチーの味をどう感じるだろうか？　好き？　嫌い？　念のために言っておくが、ほとんどの人はパクチーの爽やかな香りや柑橘系に似た特徴を好んでいる。しかしその一方で、パクチーは石鹸のような味がすると思い込んでいる人もいる。そうした人々の多くは、ジョン・ジェラードが一五九七年に「有毒な葉」を茂らせる「とても臭いハーブ」と呼んだパクチーを使った料理を〝絶対に〟食べようとしない［注４］。では、食べる人と食べない人のどちらの主張が正しいのだろう？　パクチーは、ほんとうはどんな味がするのだろうか？

　じつは、どちらの言い分も正しい。ただし、人々の大半はパクチーを好むようだ。正確な数字は民族や文化によって異なるが、八〇パーセントを超える人々がパクチーを好きと答える。ということは、パクチー否定派の人々は、パクチーの特徴的な風味を醸し出す多くの成分のいくつかを感知できないのだろうか？　それとも、擁護派の人々は無嗅覚症（特定の揮発性化学物質などのにおいを感じない症状）でも患っているのかもしれない。じつは、詳しいことはまだわかっていないのだ！　それどころか、パクチーの味わいがほんとうに味なのか、それともアロマなのか、それ以外の何かなのかも明らかではない。

　ちなみに――このあたりのことは次章のテーマなのだが――二人に一人はアンドロステロンのにおいを感じない〝無嗅覚〟だ。アンドロステロンとは、テストステロンに由来するにおいのあるステロイド物質のこと。一方では、人口の三五パーセントが、アンドロステロンのにおいを、むっとする汗のような、あるいは尿のようなとても不快で強烈なにおいと感じる（このにおいが「豚の雄臭」として知られる不快なにおいのもとであり、雄の豚が去勢される理由となっている）。しかも、そうした人々にかぎってアンドロステロンに対して非常に敏感になる傾向も知られ、一兆分の二〇〇以下の薄い濃度でも嗅ぎ取ることができる人もいる。残りの一五パーセントは、アンドロステロンのにおいを甘い花の香り、あるいはムスクのような、または木のようなにおいと説明する。一部には（私も含め）、そのにおいを単純に化学物質のようだと感じる人もいる。同じ分子のにおいなのに、まったく違う感じ方をするのだ！

味とフレーバーの知覚の世界におけるそのような遺伝的な個人差の分布は、地域や文化によって異なっている。去勢されていない豚の肉が漂わせる尿のようなにおいを好む人がもっとも多い地域はどこか、あなたには想像がつくだろうか？　私が聞いたところでは、それは中東地域だそうだ――そう、宗教が豚肉を食用とすることを禁止している場所だ。これは偶然なのだろうか？　とてもそうは思えない。

遺伝的な嗜好の差を考えるとき、パクチーとアンドロステロンは氷山の一角に過ぎない。実際には、私たちの誰もが、主に食べ物と関係する数種類の化合物に対して無嗅覚なのである。たとえば、イソ吉草酸《きっそうさん》（チーズに特徴的な甘いにおい）、βイオノン（スミレの香りに似ていて、飲食料品に添加されることが多い心地よい花の香り）、イソブチルアルデヒド（麦芽のにおい）、青葉アルコール（飲食料品に草のような香りを与える）などのにおいを感じるかどうかは、遺伝的な差が大きい。人口のおよそ一パーセントは、バニラの香りを感じることができない。

ワイン通たちの論争の多くも、このような遺伝的な差を原因としているのかもしれない。例として、アメリカの有名ワイン評論家ロバート・Ｍ・パーカー・ジュニアとイギリスを代表するワインマスターであるジャンシス・ロビンソンが繰り広げた、二〇〇三年物のシャトーパヴィに対する意見の食い違いを見てみよう［注5］。パーカーはそのアン・プリムール《先物買い》のワインをたいそう気に入ったが、ロビンソンは二十点満点の十二点と評価して、こう説明した。「まったく食欲をそそらない熟しすぎたアロマ。なぜだろう？　ポートワインのように甘い。ポートワインの本場はドウロ川だ、サン・テミリオンではない。不快な緑臭さをもち、ボルドーの赤というより、ジンファンデルの貴腐ワインを思い起こさせるこっけいなワインだ」。一方のパーカーは、「(自分にとっては)ジャンシスが描写したような味ではない」と応じた。この二人の国際的に活躍する専門家は、同じワインを違う味として感じたのかもしれない。

私はトリクロロアニソール（ＴＣＡ）に対して無嗅覚なので、ワインのコルク臭さを高めるこの化学物質のにおいがわからない。そのせいで、ワイン仲間からからかわれることも多い。ＴＣＡもまた、人によってその感度に大きな開きがある物質の一つなのだ。

私が言いたいのは、人はそれぞれ違う味の世界に生きているということだ（図1・2）。ほかの人が気づかない苦味を食べ物や飲み物に感じる人もいて、そうした人々は「超味覚者《スーパーテイスター》」と呼ばれている。超味覚者の舌先には、普通の人の十六倍もの数の乳頭があるとされている。

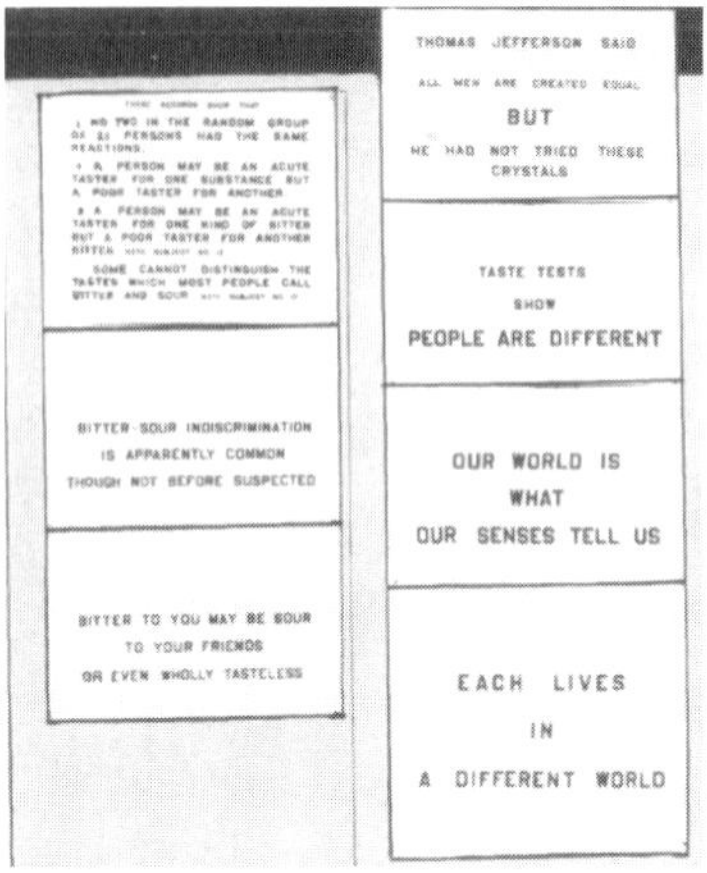

図1.2　私たちはそれぞれ違う味の世界に生きているということを、人々に訴えかけるオリジナルポスターの一例――1931年にニューオーリンズで開かれたアメリカ科学振興協会の会議より。

苦味だけでなく、塩味、甘味、酸味、そして食感の感受性も人によってばらつきがある（ただし、苦味ほど大きな開きがあるわけではない）。においに対する感度と同じで、味に対する感度も主に遺伝によって決まっている。一九三〇年代には、学者たちが味覚検査を親子鑑定に利用することを検討していたほど、基本味に対する感度だけでなく、嗜好反応の点でも人それぞれ大きく異なっている。したがって、甘いものが好きな人もいれば、（私も含めて）甘いものを好きになれない人もいる。

　では、どうして苦味でもっとも大きな個人差が見られるのだろうか？　塩味や甘味や酸味では、苦味ほどの個人差が出ないのはなぜだろう？　その理由は、苦味に対する感度の個人差が、私たちの祖先にとって非常に重要だったからだ、と考えられる。食べ物が豊かにある時代には、超味覚者が有利だった。彼らは苦い食べ物、つまり有毒である可能性があるものを食べるのを避けることができたからだ。一方、食べ物の少ない時代では、普通の人々のほうが少し有利だっただろう。少しばかり苦いものでも、食べることができ、それに毒がなければ、生き残ることができたのである。甘味などのほかの味に対して、同じような説明をするのは難しい。

しかし同時に、（超味覚者として）苦い食べ物が好きな人は精神病質の傾向が強いとされている！ 最近、研究結果を発表した学者はこう説明する。「一般的に苦味の好みの強さは、マキャベリズム《権謀術数》、精神病質、ナルシシズム《自己陶酔》、日常的サディズムの信頼できる予測因子となる［注6］」。ただし、この相関は因果関係ではない――つまり、もし、あなたが苦い食べ物や飲み物が好きだとしても、必ずしも精神病質であるとはかぎらない。

興味深いことに、最新の研究を通じて、苦いものを食べると敵意が増すことがわかってきた。逆に甘いものを食べると、人はロマンティックになり、デートの誘いを受け入れやすくなる。それどころか、愛について考えているとき、人は水を甘く感じることもわかっている。自分が応援しているホッケーチームが勝った人々は、負けたチームのファンよりもレモンライムのシャーベットを甘く評価する。カリフォルニアのババ・シヴ教授を中心としたマーケティングの研究チームはもう一歩先に進み、大金を手にした人々は味覚が変化することを報告している。ここでもまた、味の印象は純粋な味覚以上の存在であることがわかる。

すでにグローバルな食品企業のなかには、超味覚者とそれ以外の人々のために、それぞれに合わせた二つのバージョンの製品を発売しているメーカーもある。しかし、それをラベルに記したりはしない。人々が自ら違いに気づくのを待つ。もう一度指摘しておくが、味覚は遺伝する。たとえば、私の家族のうち、母、兄弟姉妹、姪たちは全員が超味覚者で、ブロッコリーに含まれる苦味を感じるが、父親だけそれができない。この違いをもってすれば、父が私たち子どもにブロッコリーを残すことを禁じた理由が説明できるだろう。父には、この緑の野菜が私たちにとってどれほどひどい味に感じられたか、理解できなかったのだ。

「味以上の味がある[*4]」

味覚は生存に欠かせない。ある意味、私たちにとってもっとも重要な感覚と考えることもできるだろう――味覚があるからこそ、私たちは栄養があるものと、有毒なものを区別できるのだから。しかし、詳しく調べてみると、少なくとも知覚という点で、味覚はそれほど重要ではないことがわかる。そう主張する理由は、各感覚に割り当てられた大脳皮質の領域の大きさにある。視覚の処理に脳の半分以上が関連している一方で、味覚に直接関係する大脳皮質の領域は一パーセントほどでしかない。なぜなら、私たち人間の脳は身の周りの環境から統計的な規則性を導きだすからだ。要するに、私たちは学習を通じて、色やにおいなど、味覚とは別の感覚を用いて潜在的な食べ物の味や栄養価を予想できるようになる。そのおかげで、多種多様な食べ物を一つひとつ口に入れて味を確かめることなく、それらを食べた場合何が起こるか、前もって予測できるようになる。

私たちが感じる味の印象や食体験の楽しみの大きさにおいて、味覚以外の感覚が想像以上に大きな役割を果たしているのは確かなのだ。

最後に、オンライン健康食品会社であるグレイズのスナック開発担当、エレノア・フリーマンを紹介したい。彼女の味蕾には、何と三〇〇万ポンドの保険がかけられているのである。イギリスのカフェチェーン店《コスタコーヒー》でカフェマスターを務めるイタリア人、ジエンナーロ・ペリッチャの味蕾にかけられた保険は一〇〇〇万ポンド、キャドバリー・チョコレートで働くヘイリー・カーティスの味蕾の場合は一〇〇万ポンドだそうだ。しかし私に言わせれば、これらは人々の関心を引くことの役にしか立たない。なぜなら、次章で見るように、最高のテイスター《味見係》が気に掛けるべきなのは、鼻だからである。

*4 ラバッツァ・コーヒーの最近の宣伝文句。

第二章　香り

風邪を引いて鼻が詰まっているときに食べ物や飲み物を味気なく感じた経験は、誰にでもあるだろう。なぜだろうか？　舌の味蕾はきちんと仕事をしているというのに。もし、あなたが今風邪を引いていないのなら、鼻をしっかりとつまんで、誰かに——それが何かをあなたに教えずに——食べ物を口に入れてもらおう。それがかなり刺激の強い食べ物でないかぎり、それが何か、言い当てるのはとても難しいだろう。においを感じることなしに、たとえばタマネギとリンゴ、赤ワインと冷めたコーヒーを見分けるのは驚くほど難しい[*5]。

私たちは異なった二つの経路を通じて、においを感じる。一つ目は、周りの空気に含まれるにおいを鼻先で感じる「オルソネーザル《たち香》」と呼ばれる経路。もう一つは、飲食物を飲み込むときに、口の奥から鼻に流れ込む揮発性の芳香分子を嗅ぎ取る経路で、これは「レトロネーザル《あと香》」と呼ばれている。食べ物のたち香を嗅ぐことで、脳はその食べ物がどんな味がするか、好みに合っているかなどの予想を立てることができる。その一方で、味や好き嫌いといった実際の食体験に影響するのは、食べ物を飲み込むときに感じるあと香のほうだ。しかしほとんどの場合、自分の舌で感じていると考える味覚のうちどの程度の情報量が、実際にはレトロネーザル経路を伝わってもたらされているのか、まったくわからない。なぜなら、食べ物の香りの大部分は、鼻ではなく口で、つまり舌そのもので知覚されているかのように感じられるからだ。この奇妙な現象が「オーラル・リファラル」と呼ばれている。

親指と人差し指で自分の鼻をつまんで、ジェリービーンズを食べてみよう。どんな味がするだろうか？　おそらく、甘さを感じるだろう。ちょっとした酸っぱさや、場合によってはスパイシーな味もわずかに感じるかもしれない。二、三回噛んだあと、指を離す。すると、オレンジやチェリーといったフルーツのフレーバーがどっと広がるはずだ。そのとき、あなたはそのフレーバーを鼻ではなく、口で感じているような気になるに違いない。このように、香りを口で感じているように錯覚することをオーラル・リファラルと呼ぶ。

バニラの香りは甘い？

バニラは甘い香りがするかと尋ねたら、ほとんどの人が「イエス」と答えるだろう。カラメ

*5　あるいは少し意地悪をして（奇抜なゼリーづくりのスペシャリストとして有名なボンパス＆パーの一人、サム・ボンパスにならって）刻んだキャベツをゆでて、ゆで汁をティーポットに注いで友人に飲ませてみよう。鼻から指を放した友人は、お茶のように見えるその液体が発する不快なにおいに驚くはずだ！

ルやイチゴの香りでも同じ答えが返ってくる。何かおかしいと思わないだろうか？　前章で私は、〝甘さ〟を味を表す言葉として扱ってきた。では、どうしてにおいに対し〝甘い〟などと言うことができるのだろう？　興味深いことに、食品会社はアイスクリームの甘さを引き立てるためにバニラのフレーバーを添加する。なぜなら、人の味蕾は低温下では活動が低下し、甘さを感じなくなるが、においは感じつづけるからだ。あなたにも、誤って生ぬるいコーラを飲んだ経験があるだろう。そのとき、不快なほど甘く感じなかっただろうか？　飲み物自体の成分は同じでも、温度が変わると味蕾が脳に送るシグナルが変わる。普通コーラは冷やして飲むので、メーカーは鼻で感じる甘さを添加するのだ。混乱してきた？　無理もない。

　だが逆の方向、つまり、どんなときに味がアロマやフレーバーに影響するかといった問題になると、話はより複雑になる。この分野における古典的な研究において、被験者はある液体を味見した。味覚では感じられないほどのわずかな甘味を慎重に添加した液体なので、通常はただの水のような味がする。ところが、被験者はその液体を少量口に含んでいるとき、ほかの飲み物に含まれるチェリー・アーモンドのアロマを嗅ぎ取る能力が格段に向上したのが確認されたのだ。しかし、そのような効果は、味とにおいの性質が一致していなければ生じないことが、さらなる調査を通じて明らかになった。人の脳には誰にも分け隔てなく感覚を組み合わせる仕組みが備わっているが、どの味とどのにおいの組み合わせがフレーバーの知覚を向上したり抑圧したりするのかは、人それぞれの慣れ親しんだ食文化に左右されるらしいのだ。

驚くべきことに、そうした学習は非常に短い期間で行われ、しかも生涯を通じて終わることがない。例として、数年前にオーストラリア人の成人を対象に行った研究を見てみよう。その実験では、被験者が嗅いだことのないクログワイのにおいを、甘い味の物質や苦い味の物質と組み合わせて、彼らの口に入れた。信じられないことに、三度それを繰り返しただけで、そのにおいは味として認識されはじめた。それどころか、その味物質が知覚可能な最低限度を下回る量で与えられた例でも、同じような変化が確認できたのである。

挽き立てのコーヒー豆のすばらしい香りに魅了されたのに、実際に飲んでみると少しがっかりしたという経験はないだろうか？　逆に、スポーツ選手の履き古した運動靴（下品な例で申し訳ない）のようなにおいを発する熟したフランスチーズを我慢して口に入れてみたらこの上なく美味だった、という経験をした人もいるだろう。どうしてだろうか？　このような嗜好評価の変化――要するに、私たちが何かをどれだけ好きか、ということ――には二つの嗅覚経路が関連している。先に紹介した（鼻で吸い込む）オルソネーザルと（鼻の奥で感じる）レトロネーザルの二経路のことである。通常、私たちはオルソネーザルによる嗅覚にもとづいてレトロネーザルで感じられるはずのフレーバーを正確に予測する。二つの経路を通じてにおいを嗅いでいることに気づかないほど、その仕組みは洗練されているのだ。

背景としての香り

最高峰のモダニスト・キュイジーヌと分子ミクソロジーの世界を見渡してみると、シーン《情景》を彩る香りや、ムードを醸し出すアロマが利用される機会が増えてきているのがわかる。そうした香りは料理やドリンクに添加されるのはもちろんのこと、テーブルや、ときにはダイニングルームそのものにも加えられる。その主な目的は特定の雰囲気やムードをつくりだすことにあるが、食事客に特別な記憶を思い出させることを狙っている場合もある。たとえば、ヘストン・ブルメンタールの旗艦店《ザ・ファット・ダック》には、苔の香りのする「ウズラのゼリー、アカザエビクリームとオークモスを添えて」という料理がある。テーブルの中央に置いた苔の香りのカーペットから、いいにおいの蒸気が立ちこめる（図2・1）。この香りの演出は、食事客の思考を違う場所にもたらし、食体験をよりよいものにする役に立っている。シカゴの《アリニア》では、「天然ターボットと貝とクログワイとヒヤシンス蒸気」と一緒に花の入ったボウルにお湯を注いだものが出てくる。シェフのグラント・アチャツは、エシャロットとサイダージェルを添えたキジ料理を、燃やしたオークの葉とともに出すこと

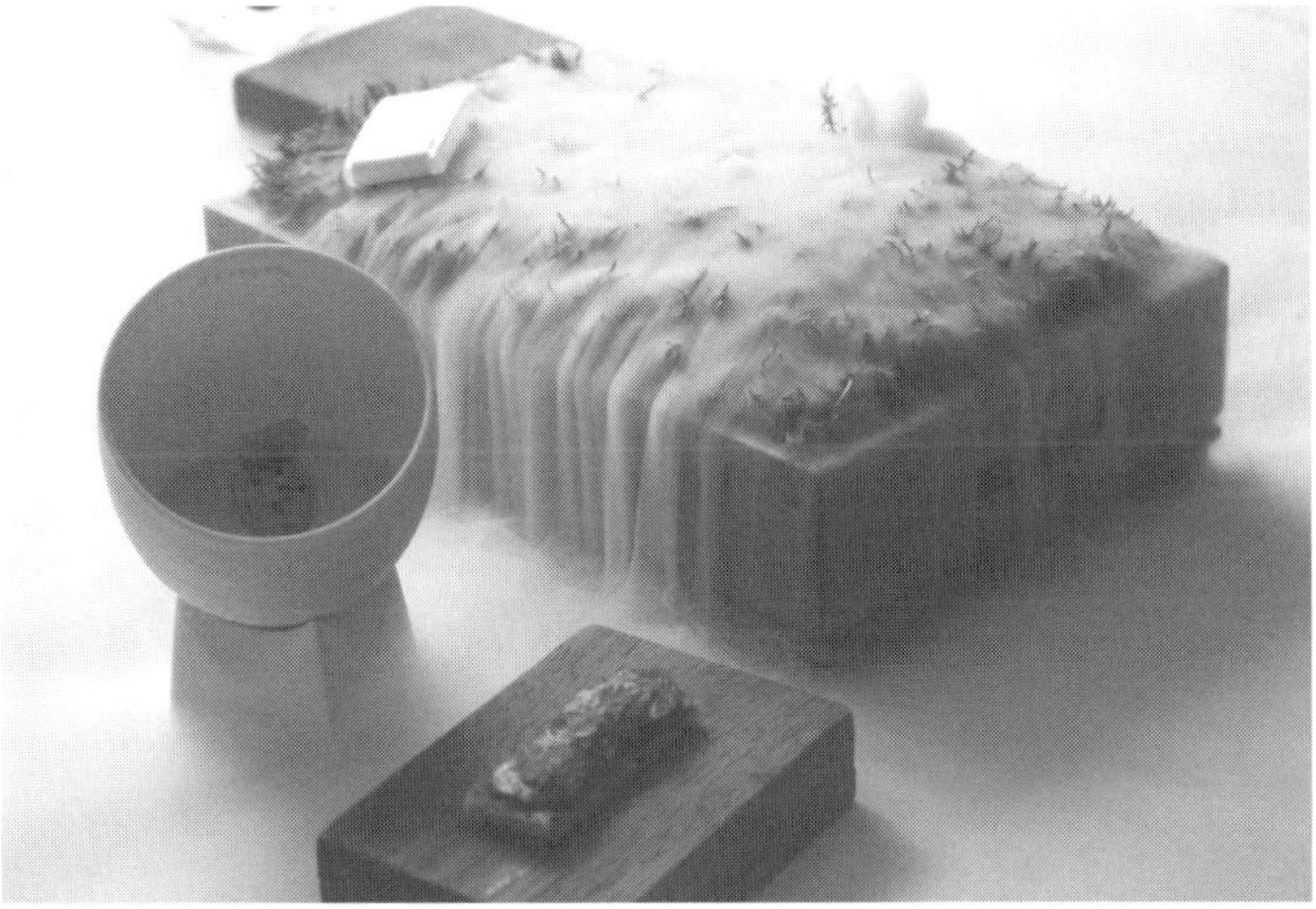

図2.1 《ザ・ファット・ダック》で出された芳香料理の一つ。苔の香りがテーブルを覆い、食事客の鼻を満たす。

でも知られている。このアイデアの狙いは、香りを使って子どものころの秋の日の幸せな記憶を呼び起こさせることにある。

もちろん、そのような香りの演出は、やりすぎにならないように注意する必要がある。ある食事客が、《ザ・ファット・ダック》について旅行口コミサイトのトリップアドバイザーにこう書いている。「最後の料理は『ゴーイング・トゥー・ベッド《おやすみ》』『カウンティング・シープ《ヒツジ数え》』」だった。おそらく赤ん坊だったころの記憶をよみがえらせようとしていたのだろうが、ベビーパウダーのにおいが強すぎ。食事中に嗅ぎたいにおいではない」。この評価は、私のその料理の記憶とは一致しないが、それでも背景を演出する香りは、料理そのものの香りとけんかする可能性があることを示している。さらに厄介なことに、背景香といえども口の中で感じるかのように錯覚され、味やフレーバーとして知覚されてしまう恐れもある。

幸いなことに、ガストロフィジクス研究者はモダニスト料理人や分子ミクソロジストに、どうすれば食事客たちの脳を、背景となる演出用の香りと食べ物や飲み物のアロマを混同させないようにできるか、いくつかヒントを提供することができる。さまざまなにおいに時間差で遭遇させることで、客たちの脳は背景の香りを食べ物や飲み物の香りから区別できるようになる。また、アチャツがオークの葉とヒヤシンスを客たちの見える場所に置くのも、同じ目的からだろう。香りの出どころを人々に理解させればいい。そうすれば、香りは食べ物以外から生じていると、正しく認識されるようになる。

想像してほしい。数滴のローズオイルを浸した角砂糖がある。それをグラスに注がれたシャンパンに入れると、優雅に泡が立ち上がり、グラスからバラ園の香りが広がって、あなたを包む。無意識のうちに、あなたは心地よい香りの広がる夏の午後の記憶を思い出しているに違いない。この例は最高のミクソロジストとして知られる《69コルブルーク・ロウ》のトニー・コニグリアロが実際に行っているものだ。

コニグリアロはポジティブな記憶や連想を呼び起こすために香りを用いる。においは、ほかのどの感覚よりも密接に感情や記憶の脳回路と結びついているため、このアプローチにはとくに効果がある。鼻の奥の嗅上皮の細胞と脳の縁辺系――感情をつかさどる脳領域――のあいだには、シナプスが二つしか存在していない。その一方で、ほかの感覚からの情報ははるかに長い道のりをへて脳の感情中枢にもたらされるため、途中で濾過されて失われやすい。だが、香りを強調したコース料理では、次の料理を出す前に、前の料理のにおいをどう除去するかが課題となる。この問題を解決できなかったから、かつて実際に行われた〝映画ににおいを付ける〟という試みは廃れてしまったのだ。

次節では、これからの数年で私たちが遭遇することになる新しい〝拡張フレーバー〟の世界を紹介したい。モダニストのシェフ、分子ミクソロジスト、あるいは料理デザイナーが進んだ道は、必ずと言っていいほど飲食料品メーカーが追従している。

嗅覚をつくる

飲食体験においてにおいが極めて大切だという前提から見た場合、私たちの毎日の食品、とくに飲料品のほとんどがオルソネーザルを介した嗅覚（たち香）に最適化されていないことに驚かざるをえない。その際たる例は、ホットコーヒーの紙コップにかぶせられるプラスチックのふただろう。ふたのおかげでコーヒーをこぼす心配をしなくていいが、カップの中身のたち香を楽しむことができない。とくに挽き立てのコーヒーの場合、たち香を楽しめないのはまったくもって残念としか言いようがない。挽き立てのコーヒーの香りは、人間が一般的にもっとも好む香りの一つなのだから。ボトルや缶に入ったコーヒーを直接飲む場合も、同じ問題を抱えている。ここでも、オルソネーザルの香気の大部分が損なわれる。中身のにおいを嗅ぐことと、飲むことを同時にできないからだ。

さあ、問題はわかった。では、解決するにはどうしたらいい？　デザインの点で、単純な解決法がいくつか考えられる。たとえば、ふたの形を変える。二つ目の穴を開け、カップの中のコーヒーを口に含むと同時に、そのアロマも楽しめるようにしたらどうだろう。実際にヴィオラ社が、人間工学の観点から新しく開発したふたにそのような工夫を施している。その斬新なデザインのおかげで、飲む者はふたを外さずにコーヒーの香りを嗅ぐことができる。誰もが思いつくほど単純な発想なのに、どうしてそのような解決策が登場するまでにこれほど長い時間がかかったのだろう？　ここでも、その原因はオーラル・リファラルにある、と私は疑っている。香気が味の評価に関係しているのかどうかが明らかでないため、誰もそれをデザインに採り入れようとはしなかったのだろう。

クラウン・パッケージング社も、興味深い解決法を提案している。同社がデザインした缶（図2・2）はふたの部分が完全に外れるため、通常の缶と違って、喉が渇いた消費者は中身を

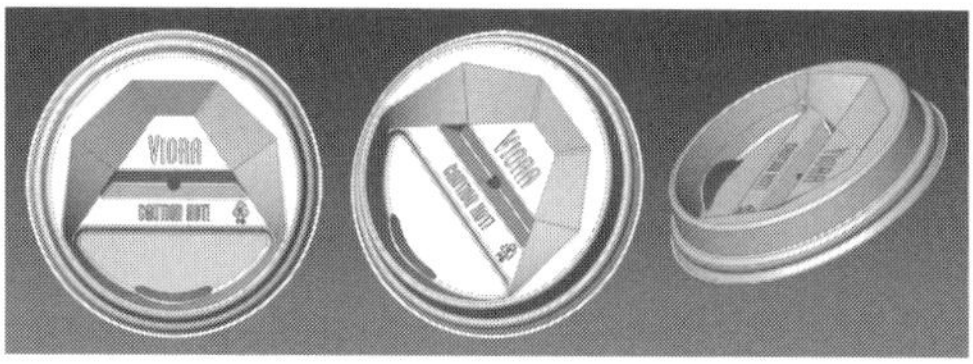

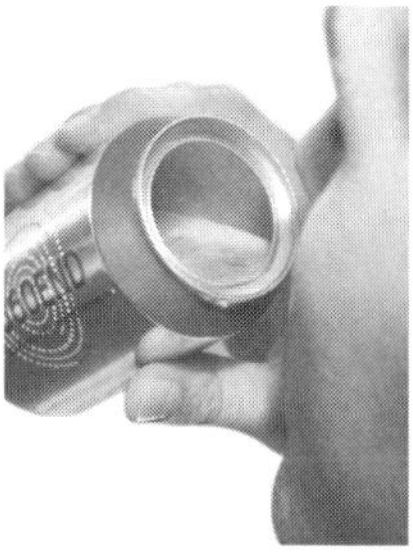

図2.2　嗅覚をより強く刺激することを意図したデザインの例：ヴィオラ社のふたとクラウン社の360End™缶。

見ることも、そしてより重要なことに、香りを嗅ぐこともできるようになっている。

従来のふたやボトルや缶の対極にある存在として、ビール用のパイントグラスがある。かつて、どのラガービールも同じ味がしていたころなら、注がれたビールを覆う手段がグラスの上にないことは、とくに問題とはならなかったかもしれない。しかし、クラフトビールが革命的な発展を見せたこの数十年、私たちが高額を支払ってでも飲みたいと思うビールが増えてきた。伝統的なパイントグラスの問題は、縁ギリギリまでビールが注がれるのに、グラスの上部を守るものがないことにある。その結果として、私たちはビールのアロマに集中することができないのだ。

ここでいったん、ワインの世界に目を向けてみよう。なにしろ、ほかのあらゆる飲み物に比べて十倍もの量の研究がワインをテーマとしているのだ（おそらく、研究者はワインを飲むのが好きなのだろう）。まず目につくのは、ワインはグラスいっぱいに注がれることがない、という事実だ。グラスの上部を空にすることで、グラスに注がれたワインのアロマと香りが保たれ、飲む者の鼻を喜ばせると言われている。実際、高級なワインほど、グラスの空の部分が大きくなる、あるいは少なくともそう見える。

パイントグラスにギリギリまでビールを注いでも、一口、二口と飲めばグラスの上部に空間ができるので結果は同じではないか、と思う人がいるかもしれない。だが、ここで忘れてはならないのは、最初に嗅ぐ香りがのちにくるものに対する期待を形づくるということだ。この期待が基準となって、のちの味覚体験を大きく左右する。飲みはじめてから数口目よりも、最初の一口が肝心だ（喜びも大きい）、と感じたことはないだろうか？　つまり、フレーバーやアロマを重要だとみなすなら、ビールを注ぐときグラスの上のほうに少し空間を空けるほうがいいということになる。

ただし、平均的なビール好きはグラスいっぱいにビールが注がれることに慣れているため、そうでないグラスを見たら量をごまかされているような気になるかもしれない。そこで、もう一つの解決策として考えられるのが、昔よく使われていたふた付きのジョッキだ（図2・3）。ふたを付ける目的は——少なくとも一八八六年に書かれた解説によると——ビールの表面から出るガスを守ることにあった［注1］。百三十年前にすでに巧妙な嗅覚デザインが行われていた証拠ではないだろうか。

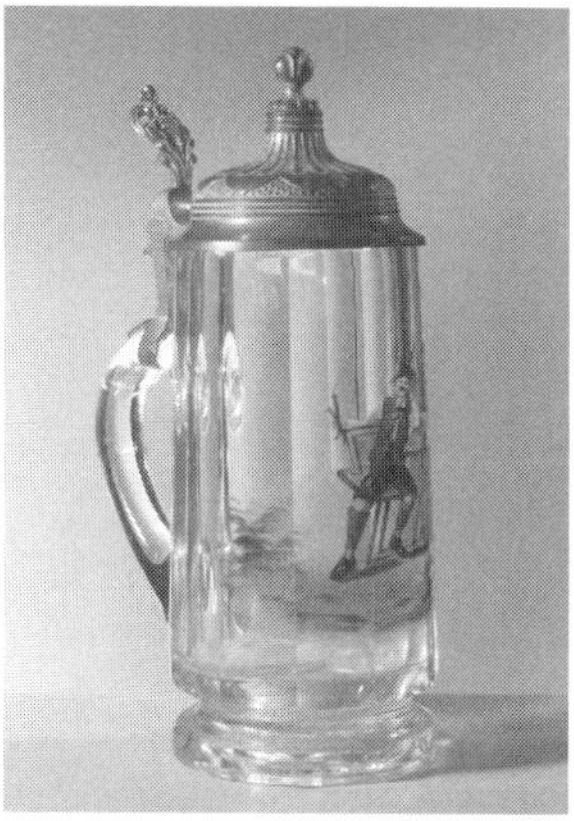

図2.3　ふた付きのジョッキ。優れた嗅覚デザインの初期の例？

どうすればフレーバーの効果を拡大できる？

空港内の公共エリアに、ほとんどにおいがないことに気づいたことがあるだろうか？　駅や書店に入ると、たいていの場合、私たちの鼻はコーヒーのにおいの攻撃を受けるのに、一方の空港はほとんど無臭に感じられる。ところで、ロンドン・ヒースロー空港の第二ターミナルに行く機会があったら、《ザ・パーフェクショニスツ・カフェ》に立ち寄ってみてはどうだろう。お勧めはフィッシュ・アンド・チップス。料理に酢のアロマをもたせるために霧吹きを使っていることに、あなたは驚くに違いない。これは、創造力にあふれた人々が自分たちの出す料理により多くのアロマ要素を授けるために考え出した方法の一例に過ぎない。

ここ数年、ロンドンに拠点を置く料理人ジョゼフ・ユーセフが自分の料理の多くにアロマを吹きかけるという実験を繰り返している。たとえば、「エレメンツ」ディナーでは、リーキアッシュ《こがしリーキ》とゴートチーズクリームを添えたリーキコンソメのスープ皿に、苔で覆われた大地のような香りがするゲオスミンを吹きつけた。一方、完売した「シネステジア《共感覚》」ダイニングイベントでは、バターポシェ・ロブスターの白ミソブルーテソースにサフランの香りをかけた。

　食事に霧吹きを最初に用いたのは、二十世紀の前半に活動したF・T・マリネッティとイタリア未来派の人々だった。そうは言っても、彼らがやっていたのは、食事中に皿から目を離して顔を上げるという愚を犯した人々の顔に香水（カーネーションの香り）を吹きかけることだったという。そのようなマルチセンソリーな食体験がどのような効果をもたらしたのか、後世に伝えられていないのが残念でならない！　ただし、未来派が目指していたのは、最高のマルチセンソリーな食体験ではなく、むしろ人々を挑発することだった。

　現在では、発想豊かなシェフやミクソロジストは、料理やドリンクに欠かせないアロマを授けるためにスモーキングガンを用いることが多い（図2・4）。ドライアイスを利用したこの発煙器具をテーブルやバーのカウンターに置いて使えば、フレーバー愛好家は霧のような蒸気の形をした濃密なアロマを料理やドリンクにかけることができる。客たちは口だけでなく、目も丸くする。あなたも試してみてはどうだろう。

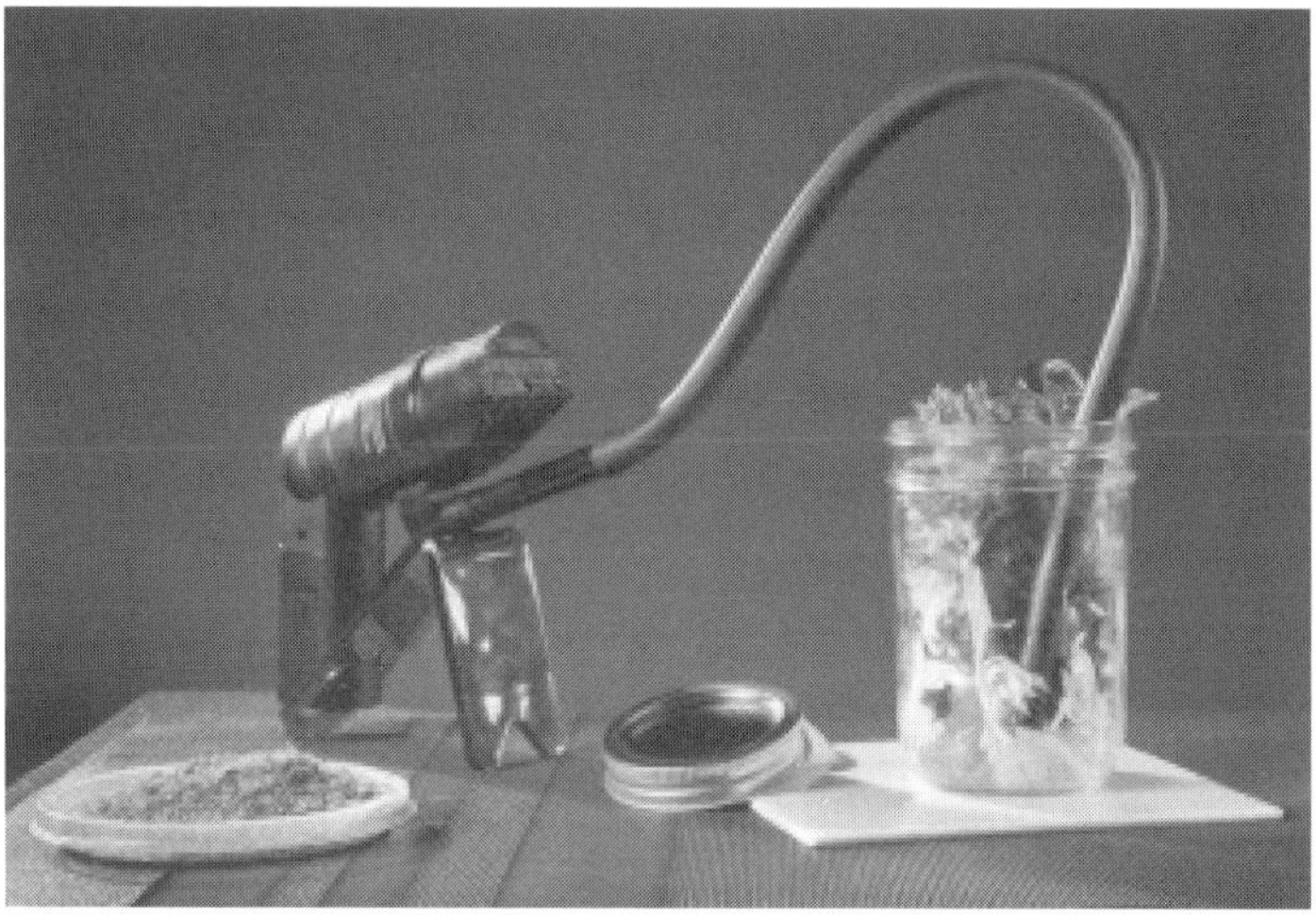

図2.4　スモーキングガンはシェフの親友？

おそらく、ここ数年アロマパッケージが市場に出回っていることに、あなたは気がついていないだろう。たとえば、ごく普通のチョコレート味のアイスクリームバー。チョコレートの香りが嫌いな人などいないと思うが、本物のチョコレートは凍らせると香りがしなくなる。そこである企業は、合成したチョコレートの香りをパッケージを閉じる接着剤に添加した。パッケージを開けるとチョコレートの香りが広がるので、消費者はそれがアイスクリームから出ているものだと勘違いする。

チョコレートだけではない。コーヒー豆のパッケージの上部空間にさまざまなアロマ物質を注入する企業もあると報告されている。コーヒーのパッケージを最初に開けたときにすばらしい香りが広がるのは、おそらくそれが理由だと考えられる。鋭くて強いにおいを感じると、あなたはそれが挽き立てのコーヒーから立ちのぼる香りだと考える。それなのに、その後パッケージを二回目に開けたとき、一回目ほどの香りが感じられないのはどうしてだろう、とがっかりしながら不思議に思ったことがあるのではないだろうか。

二〇一六年に発売されたライトカップという商品は、食品のフレーバーをデザインする方法のもう一つの興味深い例と呼べるだろう。ライトカップとは飲み物用の容器で、フルーツのアロマを発散する。リンゴのフレーバーのコップは明るい緑色、レモンは黄色、オレンジは――そう、もちろんオレンジ色だ。このコップを使えば、水を飲んでもフルーツジュースを飲んでいるかのような感覚がする。この商品の場合、アロマだけではなく、コップの色も飲んだときの味覚に影響していると考えられる。これに似た発想から、二〇一三年にはペプシ社もドリンクのパッケージに封入したアロマの使用に関して特許を申請した[注2]。ペプシの例では、消費者がふたを開けたときに芳香カプセルがはじけ、アロマが解放される。つまり、製品そのものよりもパッケージに香りを付けたほうが、アロマ体験が向上すると考えた、ということだ。

カナダのモレキュールR社はアロマフォークのセットをおよそ五〇米ドルで販売している。セットには金属製のフォーク四本に加え、フォークの先に仕込む円い紙のシートが一袋、そして小瓶に入った二十種類のアロマが含まれている。このアロマが、フォークを口へ運ぶたびに、食べ物の風味を増大させる。私は、ライトカップはまだ試したことはないが、アロマフォークは使ったことがある。そのとき、アロマを非常に慎重に扱わないかぎり、人工的で不自然な味がするという印象を受けた。私がBBCのラジオ番組『キッチン・キャビネット』でアロマフォークを使ったときに、ゲストがそのような反応を見せたのである。アロマフォークの問題は、セットに含まれるアロマの多くが非常に安っぽい人工的なにおいを発することと、私たちのほとんどが人工的な味がする食べ物を好まないことにある。

私の見るかぎり、アロマフォークがいちばん役に立つのは、特定の高級素材の代用としてだろう。たとえば、質の高いトリュフオイルをフォークに数滴垂らせば、料理そのものに同じ量のオイルを振りかけたときよりも、より素晴らしい味になると考えられる。サフランから抽出したサフラナールも同じように使えるだろう――サフランは一グラムあたりの値段が金《きん》よりも高いそうだ。どうだろう、あなたも自宅で試してみる気になっただろうか？　客に料理を出す前に、木のスプーンやフォークの真ん中に何かいいにおいのする液体を数滴垂らすだけでいい。食事はいつもと違ったものになるはずだ！

こうした試みは、スローフードとはまったくの別物だ。しかし、もし消費者が、食体験がより素晴らしいものになることに、あるいは（トリュフやサフランなどといった高価な食材の場合）実際の価格よりもはるかに安く同等の味が楽しめることに気づけば、アロマフォークが、数年後には、私たちの食生活に革命をもたらすかもしれない[*6]。

極論を言うと、これまで紹介してきたような香りを足すタイプのアプローチが長期的に成功する見込みは、質のよい香りを手ごろな価格で提供できるかどうかにかかっている。先ほど、アロマフォークの香りが不自然で人工的に感じられたという話をしたが、人というものは、自分の嗅ぐ香りが食べ物や飲み物から生じているのではなく、食器やグラスやパッケージから出ていることに一度気づくと、そのにおいを人工的なものだと思い込んでしまうのだ。アロマキャンドルから加工食品にいたるまで、あらゆる場面で合成フレーバーや人工的な香りにさらされていることに不安を感じる人も多い。においが人工的で〝化学的〟だという思い込みや不安が——念のために言っておくが、アロマは〝すべて〟化学物質だ——前記のような製品の評価を下げる原因になっていると、私は推測している。

モダニストのシェフたちが頻繁に、彼らの料理のアロマは天然のものだと、言葉であるいはほかの方法で強調することに、あなたは気づいていただろうか？　たとえば、《アリニア》ではヒヤシンスに湯をかけて香りを出す。シカゴの《モト》では最近他界したホーマロ・カントゥが螺旋状に巻いたカトラリーの柄に新鮮なハーブの小枝を仕込んだ。このような、嗅覚を刺激することを使命とした新しい飲食料品パッケージやガラス食器やカトラリーに、次世代の消費者がどのような反応を見せるか、今から楽しみである。

嗅覚ディナーパーティー

ここまで、よりよいマルチセンソリーなフレーバー体験を得るために、あるいは特定の気分や記憶、あるいは感情を呼び起こすために、食品や食品ではないもののアロマを効果的に活用する方法を見てきた。ここからは、豊かな香りが食生活をより健康なものにすることにも役に立つか、見てみよう。一九三〇年代に目を向けると、イタリア未来派に関して、次のような記録がある。「理想の未来派の食事では、食事客の鼻の下を料理が通り過ぎるだろう。彼らの好奇心を刺激したり、適度に抑えたりするためだ。そして、そのような補足的なコースが食べられることは決してない［注3］」。イーヴリン・ウォーが一九三〇年に書いた小説『卑しい肉体』にも、同じような情景が描かれている。「彼はしばらくベッドに横たわり、食べ物のにおいを、脂ぎった揚げ魚を、そこから立ちこめる心に深く染み入るようなにおいを思い浮かべた。パン屋のうっとりするような空気を、ありふれたパンを……。彼はディナーを思い描いた。鼻の下に運ばれてくる魅惑的な香りの食べ物。においを嗅ぐと、それはすぐ

*6　ただし、他人に自分の富を見せつけるため（ヴェブレン効果）ではなく、ほんとうにその味を求めているからこそ、私たちはそのような高価な食材を望んでいることがその前提となる。

に犬に与えられる……終わりのないディナー。そこでは古いブランデーのすばらしい香りをたしなみながら、満腹になることなしに、朝から晩までフレーバーをフレーバーで置き換えることができる……［注４］。

におい（嗅覚）は、私たちが考えている以上に味覚体験において重要な役割を担っている。もしそれがほんとうなら、おいしい食べ物のアロマだけを楽しめばいいじゃないか、そうすれば実際に食べた場合のカロリーを心配せずに済む、とあなたは思ったかもしれない。この考えをもとに考案されたのが、嗅覚ディナーパーティーだ。だが、においだけで食欲がほんとうに満たされることはない。

それでも、フードアロマを、それ自体を楽しむものとして売りに出す企業が増えてきた。たとえばコーヒーパイプがあれば、どこにいようとカフェインを得ることができる。チョコレートのアロマを吸うこともできる。料理アーティストのサム・ボンパスとハリー・パーも、

「アルコーリック・アーキテクチャ」というアート作品をもって、この分野に参戦してきた。

ゼリーの教祖として知られるこの二人のイギリス人料理アーティストは、「クラウド・バー」という一連の実験空間をつくった。ジントニックの霧で満たされたその空間の中で、客たちは十五分ほどの時間を過ごす。ヴァポーティニという道具を使ってドリンクにゆっくりと熱を加えると、アロマが強く香り、それを吸い込むだけで満足できるそうだ。

どれも興味深い話だが、嗅覚ディナーパーティーというアイデアが近い将来に市民権を得られるとは、私には思えない。何も食べなくても脳を満足させることが実際に可能だとは思えないのだ。『Eater.com』の考案者兼オーナーであるロックハート・スティールは、こう説明する。「料理界の一画では、それがいかに短命であろうとも、斬新さだけが追求される……。暗闇での食事、無言の食事――残っているのは、食べることのない食事だけだ［注5］。しかし第五章で見るように、においではなく、口腔体性感覚（舌触り）と味覚（味）の刺激が、脳に飽満感（満足）を感じさせる鍵となっていると考えられる。

もちろん、実際に飲んだり食べたりしているときに、食べ物に強いアロマを付けることが悪いアイデアだ、というわけではない。最近行われたある実験では、女性被験者のトマトスープにアロマを足したところ、短時間で満腹感が得られたことがわかった。この実験では、料理の嗅覚要素を単純に増やすだけで、被験者が実際に食べた量が一〇パーセントほど少なくなったのである［注6］。もっと効果的に感覚を刺激する方法がわかれば、さらに少ない量で満腹感が得られるようになると考えられる。つまり、食べ物や飲み物のオルソネーザルアロマ（たち香）を強めれば、食事はより楽しいものになると同時に、ウエストが細くなる可能性がある、ということだ。

香りと感性

あなたは、ヒルトン・ダブルツリーホテルに宿泊したことがあるだろうか？　もしあるなら、チェックインロビーを満たすクッキーの甘い香りを嗅いだはずだ。カウンターの向こうにいるスタッフに笑いかければ、焼きたてのクッキーを出してくれるだろう。好ましい食べ物のアロマと予期せぬプレゼント（少なくとも最初の訪問時）の組み合わせ。感覚に訴えかけるマーケティング方法として、優れたアイデアだと言える。告白すると、私はこのホテルのリピーターだ。甘い香りを吸い込むたびに、私はついついこの高カロリーの食品を食べてしまう。

イングランド北部で食料品店を営んでいた私の祖父は、カウンターの後ろにコーヒー豆をばらまいていた（図2・5）。客が店に入ってくると、祖父は豆を踏みつぶす。広がるアロマが、客のコーヒーに対する購買意欲をかき立てることを期待してのことだった。このような例があるぐらいだから、近ごろ商品の香りを利用して顧客を店に誘い込もうとする食品店が増えていることは驚くに値しない。しかし、そのような香りを使ったマーケティングは、それまで食べようとは思っていなかったものに対する食欲を、ほんとうに増大させるのだろうか？

食品のアロマを吸い込んだとき、そのアロマのもとになる食品に対する食欲だけでなく、

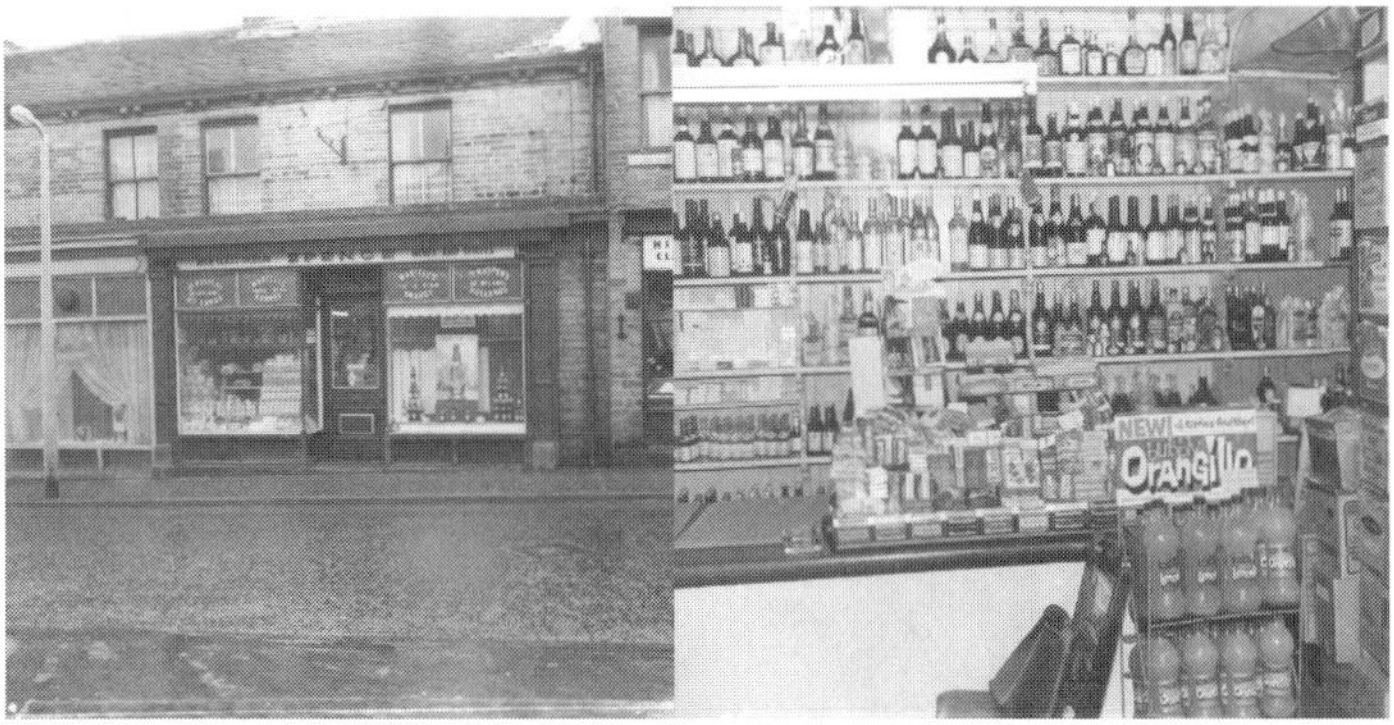

図2.5　ブラッドフォードのアイドルにある私の祖父の店では、すでに半世紀も前から嗅覚を利用したマーケティングを無意識のうちに行っていた。

主要栄養素の点でよく似た食品や飲料品に対する食欲も向上する。要するに、甘く高カロリーな特定の食品のにおいを嗅いだ者は、同じようなにおいのするほかの食品に対する食欲も増すのである。ショッピングモールに出店する食品のチェーン店は、その店に特徴的なにおいをもっとも効果的に拡散できる場所に店を構えようとする。しかも、あえて性能の低い換気扇を使ったりもする。できるだけ大量のにおいを顧客の鼻に届けるためだ[注7]。

もっと恐ろしい話を紹介しよう。今後、地球の温暖化や魚類の乱獲、あるいは食物の病害などによって食料が枯渇したらどうなるのだろうかと想像したことがあるだろうか？　アーティストのミリアム・シムンとミリアム・ソングスターは、現時点で存在が脅かされている三つの食品――チョコレート、タラ、ピーナッツバター――が、将来どのように私たちの食卓にのぼっているかを想像し、自分たちの未来予想を示すために、二〇一三年にフィラデルフィアからニューヨークまで「ゴースト・フード・トラック」を走らせた。この極めて珍妙な作品を訪問した者は、マスクを着用してから出されたものを口にする。すると、食べ物のにおいがマスクを通じて流れてくるのだ。ある記事では、こう解説されている。「サンプル食と一緒に、顔に付けるための医療用の呼吸チューブのようなものが与えられる。その鼻の部分には、合成したチョコレート、タラ、またはピーナッツバターの香りを染み込ませた小さな球が仕込まれていて、一人が［野菜プロテインと海藻を］食べ終わると、係の者がその球を外し、フレームをきれいにしてから次のゲストに渡す［注8］」。もし、このような暗い未来がいつの日か現実となるのなら、F・T・マリネッティが百年以上前に想像した「においを嗅ぐだけで食べてはならない料理」という考えは、私たちが思っている以上に現実に近いのかもしれない（未来派の詳細については最終章を参照）。要するに、私たちと食事の関係を考える上で、鼻を理解することの大切さを忘れてはならない、と結論づけられる。

次の章では視覚について見ていくことにする。とくに、大流行の兆しを見せるガストロポルノと東アジアで生まれた〝マクバン〟に注目する。何だそれ、とあなたは思ったことだろう。その答えは……もう少しお待ちを……。

第三章　見た目

脳は人間の臓器のなかでもっとも多くの血液を必要とする器官で、重さは体重の二パーセントにしか相当しないのに、全血流量（つまりはエネルギー）の二五パーセントが使われる。食べ物を見つけるために人間は脳を発達させてきたという説を正しいとするなら、ほかのどんなときよりも、空腹時においしそうな食べ物の絵や写真を見たときの脳内の血流が増えることが明らかになったと聞かされても、さほど驚くに値しないだろう。そこにおいしそうな食べ物のアロマを加えれば、流れる血液の量はさらに増える。また、まばたきほどの短い時間で、脳は目にした食べ物を私たちがどのくらい好むか、どのくらい栄養があるかを判断する。以上のことを前提として、ガストロポルノとは何なのか、その言葉の裏にどんなアイデアが隠れているのか、見ていこう。

おいしい料理のことを考えただけで、おなかがぐうぐう鳴りはじめた経験は誰にでもあるだろう。多くの場合、ガストロポルノあるいはフードポルノを眺めると唾液が出てくるだけでなく、食べ物が入ってきたときの準備として内臓の中で消化液の分泌も始まる。おいしい食べ物について書かれた文章を読むだけで、同じような変化が生じることもあるそうだ。とてもおいしそうな食べ物や食べたくてたまらない料理などの映像に対する脳の反応を調べたところ、味覚や報酬に関係する領域（島皮質・弁蓋部と眼窩前頭皮質）も含め、脳領域のネットワークが全体的に活性化することがわかった。神経活動が増加する量、そして異なる脳領域間の接続が拡大する規模は、基本的に観る者の空腹度、その人物がダイエットをしているかどうか（食事制限をしているかいないか）、肥満であるかどうかで決まる（たとえば肥満者の場合、満腹時でも食べ物の映像に対して脳は顕著に反応する）。

「最初の味は目で感じる」。一世紀ごろに生存していたローマの食通にして著作家のアピシウスが語ったとされる言葉だ。現代では、料理は見た目が味やフレーバーと同じぐらい重要だとされている。広告、ソーシャルメディア、テレビの料理番組など、どこに目を向けても食べ物のイメージであふれかえっている。そうしたものを完全に避けるのは不可能だ。しかし残念なことに、私たちの脳が魅力を感じる食べ物が健康的であることはほとんどない。それどころか、その逆であることのほうが多い。

二〇一四年と二〇一五年、食べ物はインターネットで検索されたカテゴリーの第二位を占めていた（一位はポルノ）。したがって、食べ物のイメージの氾濫はマーケティングや食品メーカーや料理人だけの責任ではない。私たちの多くが自ら食べ物のイメージを探しているのであり、そうする人の数は増える一方なのだ――「デジタル食料探し」と呼べるだろう。食べ物が検索カテゴリーの一位になるまでに、あとどれくらいの時間がかかるだろうか?

色を味わう?

私たちの味覚は視覚に大きく影響される。同様に、アロマやフレーバーの知覚も、口にする食べ物や飲み物の色調(赤、黄、緑など)と発色の強さ(彩度)の両方に影響を受ける。たとえば、ワインの色を変えると、人々がそのワインに抱く期待も、結果として味の印象も、大きく変わる。専門家でさえも、濃い赤色に人工的に着色した白ワインを見せられたら、そのグラスから赤ワインの香りがすると感じることがあるほどだ。

これまでの歴史において、さまざまな時代のさまざまな科学者が、色と味覚のあいだにはまったく関連がないと主張してきた。対照的に、現在では人々を「色を味わう」イベントに招待するアーティストもいる[注1]。私にはそのどちらも正しいとは思えない。色が味覚と関連していることは間違いないが、それでも適した色を見せるだけで味をつくりだせるとは思わない。

私のクロスモーダル・リサーチ・ラボラトリーにおける最新の研究成果をもとに、ロンドンで活動するジョゼフ・ユーセフが《キッチン・セオリー》の食事イベント「シネステジア《共感覚》」で創作したアミューズ・ブーシュを見てみよう。私たちは過去数年をかけて、世界中の人々がさまざまな色でどのような味覚を連想するか調査し、人々が自然に、つまり自発的に四つの中心的な基本味を連想する色を見つけることに努めた。ジョゼフ・ユーセフの料理は、その結果が反映されたものだった。カラフルな丸い食べ物を載せた四本のスプーンがテーブルに適当に置かれた――赤、白、緑、そして茶色がかった黒のスプーンだ。全員に四本のスプーンが行き渡ったら、シェフがまずはしょっぱいスプーン、次に苦いスプーン、その次は酸っぱいスプーン、最後は甘いスプーンの順に並べ替えるようにゲストに求める。ただし、どの順番でどの色のスプーンを並べるのか、詳しい説明はしない。すると、食事客は自分のスプーンを「しょっぱい」「苦い」「酸っぱい」「甘い」の順番に右から左へと並べる。スプーンを並べ終わった人々の大半は、ほかの人のスプーンを見て自分の結果と比較する。《キッチン・セオリー》およびインターネットを通じて調べたところ、およそ七五パーセントの人が、シェフのユーセフ（そしてガストロフィジクス研究者である私）が意図した順番にスプーンを並べた。この結果を見ても、味覚は特定の色と関連していると言えるだろう。

色を使えば、すでに口の中にあるものの味覚を変えることもできる。たとえば、ピンクがかった赤色を足すことで食べ物や飲み物の味を甘くする、などだ。とはいえ、これまで私は水を飲む人の味覚を変える方法はまだ思いついていない。最先端を行くガストロフィジクス研究者といえども、水をワインに変えることができるようになるまでには、まだまだ努力が必要だ、ということだろう（前章で紹介したライトカップの発案者はそれを実現すると約束しているのだが）。それでも、食品や飲料品のメーカーは製品あるいはパッケージの色を調節することで、消費者が甘さを一〇パーセントほど強く感じる飲食料品をつくろうとしている。

　では、色を付け足すことで得られる効果は、砂糖を足すことで生じる効果と同じなのだろうか？　心理的に感じられる甘さは、化学的につくられる甘さとは違う性質のものなのか？　いくつかの対照実験を通じて、正しく色づけされたドリンク（ピンクがかった赤）を飲んだ人々は、適さない色で着色されたドリンク（たとえば緑色）を飲んだ人々よりも、同じものをより甘く評価することがあると確認されている。しかも、適さない着色をしたドリンクの糖分を一〇パーセント増やしても、同じ結果が得られることもある。言い換えれば、少なくとも場合によっては、心理的に感じられる甘さは実際の甘さと区別がつかない、ということになる。甘いのにゼロカロリー……興味のない人がいるだろうか［注2］。

　食べ物と飲み物に対する私たちの反応は一定のものではなく、時代とともに変化する。たとえば数十年前、マーケティングの専門家や文化コメンテーターはことあるごとに「青い色の食品は売れない」と主張していた［注３］。だが、現代にはクール・ブルー・ゲータレードもあれば、スラッシュ・パピーもある。ロンドン・ジン・カンパニーも青い飲み物を製造して成功している。あるスペインの企業などは二〇一六年に青いワインを発売した[*7]。青という色は自然界にはあまり存在しない色で、商品棚で目立つため、マーケティング戦略として利用されることがある。しかし、その目立つ色のドリンクを実際に口にするとなると、話は別だ。透明感のある青い色は、消費者の頭の中に味のイメージを想起させるのだが、その期待が実際の味覚と一致しなかった場合、メーカーは問題に直面するのである。

実際、製品やパッケージの色を変えただけなのに、ターゲットとする消費者グループから味が変わったと苦情を受け、私たちに助けを求めにくる企業の数は、あなたが想像しているよりもはるかに多いと言える。たとえば、マウスウォッシュのメーカーによれば、同社のオレンジ色の洗口液は、有効成分の配合が同じであるにもかかわらず、通常の青い製品ほど〝渋く〟感じないそうだ。

色の影響は食べ物の種類によってさまざまだ。肉や野菜では、青は明らかに嫌悪感を引き起こす。これは私のお気に入りの〝邪悪な〟実験の一つなのだが、ウィートリーという名のマーケティング専門家が友人グループにディナーとしてステーキとポテトフライ、そしてグリーンピースを出した［注４］。食事を始めるとき、普段と違うことと言えば、照明がとても薄暗いことぐらいだった。料理の色を隠すために、わざと暗くしていたのだ。食事の途中で照明が明るくなった。そのときウィートリーの客たちが目にしたのは青いステーキ、緑のポテト、そして真っ赤なグリーンピースだった。客たちの多くは気分が悪くなり、なかにはトイレへ駆け込んでいった者もいたのである！

形を味わう？

形に味はあるのか？　これもまた、直感的には「いや、そんなはずはない」と答えたくなる質問の一つだろう。これまで十年にわたり、私は世界中のフードフェスティバルや科学イベントで人々にさまざまな食べ物を味見してもらい、その味覚体験の何らかの側面が「ボウバ」か「キキ」だったか尋ねつづけてきた。私が何を言っているのかわからなくても、心配いらない。まず、図3・1の両端の形を見ていただきたい。あなたならこの二つの形のどちらに架空の名前「ボウバ」あるいは「キキ」と名付けるだろうか？　ほとんどの人はとがっているほうを「キキ」と、丸みを帯びているほうを「ボウバ」と名付ける。

*7　これは悪いアイデアだ、と私は確信している。本書を呼んでいる時点で、あなたは青いワインのことを聞いたこともなかったはずだ。おそらく、かつてのマーケティングの専門家たちも完全に間違っていたわけではないだろう。このワインは、色鮮やかなアルコポップ（アルコールを含む甘い炭酸飲料）を好むとされるミレニアル世代（二〇〇〇年以降に成人した人々）をターゲットにしているということだが、そうした人々が青ワインを飲む姿を人に見られたいと望むとは、私には思えない。皮肉なことに、イタリア未来派はゲストを驚かすために青いワインを出すことがあった。それが売れると信じている人がいるということだ！

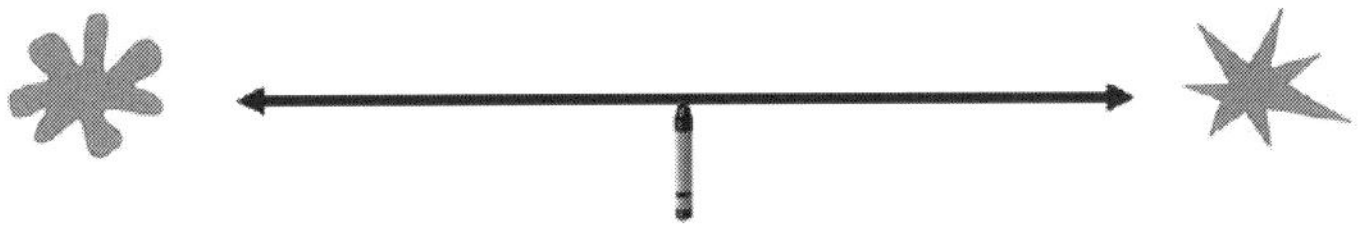

図3.1　味、アロマ、フレーバーには形があるのだろうか？ 図は、私たちが研究でよく利用する図形を使った尺度。クレヨンが指している場所が中心。

次に、ダークチョコレート、チェダーチーズ、炭酸水の味を思い浮かべてみよう。そして図３・１を物差しとみなして、それらの味が「ボウバ」と「キキ」のあいだのどのあたりに位置するか、印をつけてみる。ばかばかしいと思うかもしれないが、とにかくやってみていただきたい。同じことをミルクチョコレートやブリーチーズ、炭酸の入っていない普通の水でもやってみる。あなたは最後に挙げた三つの食品を左端近く（ボウバ寄り）に、最初に挙げた三食品を右端近く（キキ寄り）に位置づけたのではないだろうか。

興味深いことに、このような調査をすると人々の回答がとても一貫していることがわかる。人々のほとんどは、炭酸を含むもの、苦い、塩辛い、あるいは酸っぱい食品を尖ったキキ側に、甘い食べ物やクリーミーなものは丸いボウバ側に位置づける。つまりは、私たちには特定の形（または輪郭）を特定の味、アロマ、フレーバー、あるいは食感と結びつける傾向があり、その結びつけ方はだいたい一致しているということになる。

では、なぜ私たちは形と味を結びつけるのだろう？ 一つの理由として、人類の進化を挙げることができる。尖った形、苦さ、炭酸化したものは進化の過程で危険や脅威と結びつけて考えられてきた。尖っているものは武器かもしれないし、苦いものには毒がある可能性がある。酸っぱさや炭酸化は、その食べ物が食べごろを過ぎた、あるいは腐っていることのシグナルとして理解されていた。その一方で、甘いものや丸い形はポジティブな連想を呼び起こす。つまり、私たちは自らそれらを同時に体験したことはないにもかかわらず、同じような印象を受ける刺激を同類のものとみなしている可能性がある。あるいはもう一つの理由として、環境──形と味の何らかの関連──のなかに何かがあり、それを私たちの脳が認識しているとも考えられる。

私は、食べ物そのものの形を変えると味覚にどのような変化が表れるのかという問いに、これまでずっと関心をもちつづけてきた。二〇一三年、キャドバリーは同社を代表するチョコレートバー「デイリーミルク」の形を刷新し、角に丸みを帯びさせたのだが、その結果、チョコレートの重量も数グラム目減りした［注5］。すると、大勢の消費者が抗議の手紙を書き、電話で不満をぶちまけた。量が減ったからではない。彼らは、メーカーがチョコレートの製造方法を変えたため、お気に入りだったチョコレートが以前より甘く、クリーミーになったと思い込んだのである。しかし、モンデリーズ・インターナショナル（キャドバリーのアメリカのオーナー）のスポークスマンはこう語った。「大人気商品キャドバリー・デイリーミルクの形を以前の四角形から丸みを帯びたものに変えたことは確かですが、そのレシピには一切の変更を加えておりません」。この件から容易に想像できるように、ほかの企業も製品の形を丸くすることで、（たとえば砂糖が今より値上がりしたら）砂糖の含有量を減らすことができるだろう。製品そのものは少しばかりより健康的なものになるうえ、消費者はおそらく味の変化に気づかないはずだ。

チョコレートでできたことは、ほかの食品でもできる。ビーツのゼリーにしろ、チョコレート菓子にしろ、丸い形につくれば、人々の多くはそれをまったく同じものを四角い形で出したときよりも甘いと感じるだろう。実際に、北アメリカの研究を通じて、食事前に一枚の紙の上に置かれた（丸ではなく）四角い形を分類することで、チェダーチーズの味のシャープさの評価に変化が見られることがわかっている［注6］。同じように、カフェラテの上にちりばめるチョコレートの形を変えるだけで、飲む人の味に対する〝期待〟を変えることもできる。オーストラリアのバリスタたちの協力を得て行った私たちの研究では、振りかけるチョコレートを星の形にすれば、丸みを帯びた形にしたときよりも、人々はカフェラテの味をより苦いものと予想することがわかった［注7］。ただし、期待の変化が実際に口にしたときの味覚の変化につながるかどうかは、その消費者が予想した味とドリンクの味がどれだけ近いかに左右される。

味が予想に近いときは、人々の味の評価に形が影響するだろう。しかし、予想と実際の味の差が大きいときは、脳は形という要素を完全に無視する。少なくとも、現在のところ私たちはそう仮定している。もちろん、形が味覚に影響した場合でも、その味を好むか好まないかは、その食品自体の味とそれを口にする人次第だ。甘さは一般に好まれる傾向にあるが、私たちがスコットランドのホテルのレストランで行ったある研究では、とても甘いデザートを〝甘く見える〟皿に載せて出したときは、そのデザートの好感度が下がってしまった［注8］。

皿を味わう？

皿の色を変えたら食べ物の味も変わるかと尋ねたら、ほとんどの人は首を横に振るだろう。しかし、スペインのアリシア基金と共同して行った研究において、白い皿と黒い皿に置かれたまったく同じフローズン・ストロベリームースを食べ比べてもらったところ、人々は白い皿のムースを一〇パーセントより甘く、一五パーセントよりフレーバーが強いと感じ、黒い皿のムースよりも明らかに高く評価した（図3・2）。驚いたことに、グリーンランドで活動する科学者が行った追跡調査では、皿の色と形の影響がもっとはっきりと確認された。一見奇妙ではあるが、四角い皿よりも丸い皿のほうが〝甘い〟のだ！

また、ほかの調査では、カップの色を変えることで、カフェラテから自動販売機のホットチョコレートまで、あらゆるものの味覚を変えることに、私たちは成功している。オレンジ

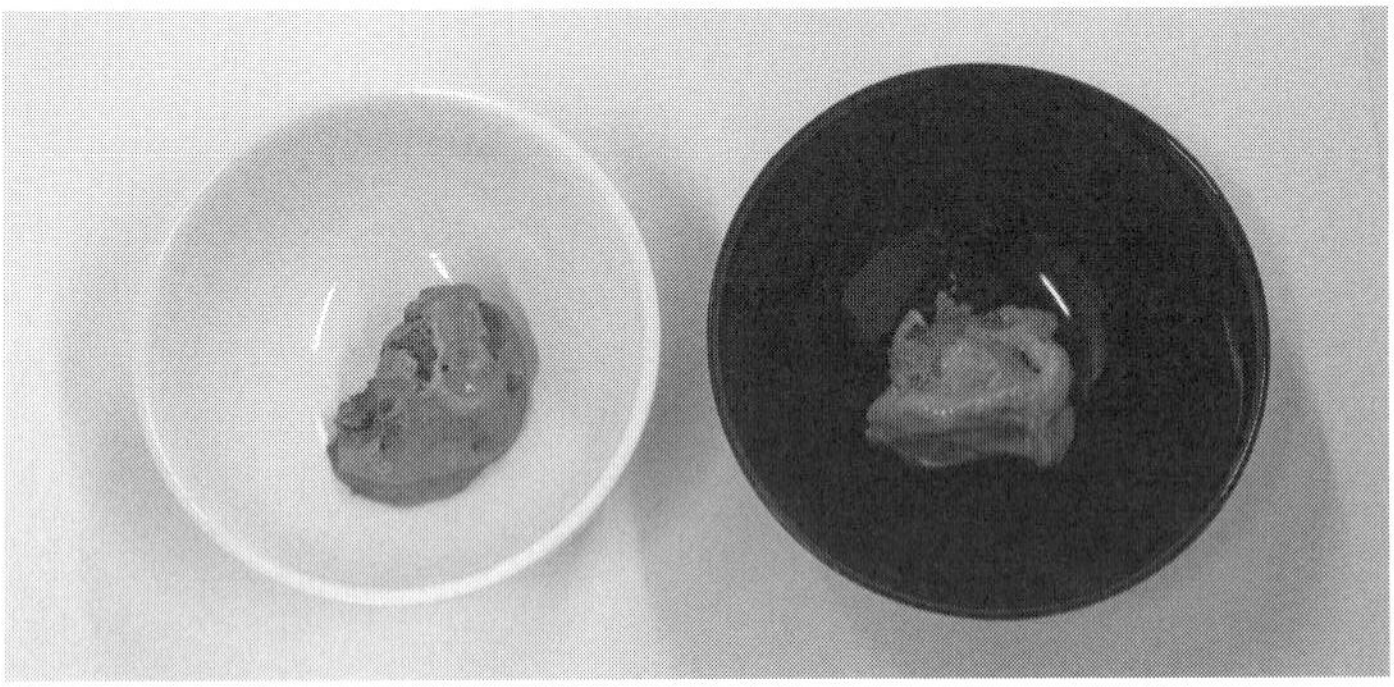

図3.2　白と黒の皿。なかは赤いフローズン・ストロベリームース。興味深いことに、同じデザートなのに黒い皿よりも白い皿から食べたほうがはるかに甘く感じられると、人々は評価した。そのような結果を聞くと、スイスのヴヴェイにあるレストラン《デニス・マーティン》(例の"牛の置物"のレストラン) のようにさまざまな色の皿を使うことにどんな意味があるのだろうと、考えてしまう。

色のカップに注いだ場合、(白いカップと比較して) ホットチョコレートは、いわばよりチョコレートっぽく感じられ、好まれやすくなる。一方、カフェラテは、透明なグラスの代わりに白い磁器に注ぐと、甘さがいくらか抑えられると同時に味がより強く感じられる。

興味深いことに、ガストロフィジクスの研究を通じて、皿の上の視覚的なコントラストを高めることで、進行したアルツハイマー病の患者における食べ物や飲み物の摂取量が大きく増えることもわかっている。たとえば、アメリカの長期療養施設で行われたある研究では、コントラストの強い皿とグラスを用いた場合、食べ物の消費量が二五パーセント、飲み物の摂取量にいたっては八四パーセントも増加した！　ほかの病院で行った調査の結果も同じように明らかで、認知症患者を含む高齢で衰弱した患者の食事量が、皿の色を変えただけで平均して三〇パーセントも増えたのである！　この結果に感銘を受けたその病院は、それまで使っていた一般的な白い皿を、青い食器に交換した。

でも、ちょっと待てよ——あなたは思ったかもしれない。つじつまが合わないぞ。安い定食のことを「ブルー・プレート・スペシャル」って呼ぶけど、あれはどうなんだ？　と。バニー・クラムパッカーは『The Sex Life of Food（食品の性生活）』のなかでこう書いている。「ブルー・プレート・スペシャルという言葉が一般に使われるようになったのは、大恐慌時代のことだ。レストランのオーナーが、青い皿《ブルー・プレート》に載せて料理を出せば、少ない量でも客たちが満足することに気づいたことがきっかけだった［注9］」。そう、現在では青い皿を使えば患者たちの食事量が増えるのに、一九二〇年代では減っていたのである。どうしてだろうか？一つの理由として、病院食の大半は味も色も淡泊であることが挙げられるだろう。そのため、白い皿に載せると目立たなくなるのだ。逆に、青い皿に載せると、自分が食べているものがはっきりと見える。同じ理由から、私は自慢のチキン入りタイ風グリーンカレー（淡い緑色）と白いライスを盛り付けるときには、黒い皿を使うようにしている。見た目のコントラストが鮮やかになるからだ。

ガストロフィジクスの専門家でない人でも、病院食を赤い皿やトレーに載せるのはよくないと直感的に思うに違いない。しかし、実際に使っている医療機関はある。赤い皿を使うことで、医療関係者にとって栄養面で特別な配慮が必要な患者を見極めることが容易になると考えられているのである。しかし、私はそれがいいアイデアだとは思わない。赤い色はいわゆる〝回避の動機〟を生じさせる傾向があるからだ。

ラボで行われたある調査では、白い皿に載せたプレッツェルのほうが赤い皿に載せたものよりも二倍近く多く消費された。皿ではなくトレーを赤にしても同じ結果だろう。したがって、減量したい人には赤い皿やトレーを推薦できるかもしれないが、ほとんどの入院患者にとって赤い皿やトレーは適していない。

つまり、食べ物を載せている皿そのものを文字どおり味わうことはできないが、皿の色は（もちろんサイズも）あなたの行動を変える可能性がある。おそらく、あなたは普段よりも多く（あるいは少なく）食べることになるだろう。さらに、食べ物の印象そのものが変わり、よりおいしく、甘く、あるいは香り高く感じると考えられる。

背景色が味やフレーバーの知覚に影響することは、飲食料品業界にとってさまざまな悩みの種となるだけでなく、多くの企業がすでに痛い目にもあっている。少し色を変える――たとえばセブンアップ《7UP》の側面の黄色を増やす（一九五〇年代）ことや、クリスマス用に白い缶のコカ・コーラをリリースする（二〇一一年）こと――だけで消費者の味に対する印象が変わってしまいかねないのだ。もちろん、メーカーにとってはパッケージの色を変えただけで

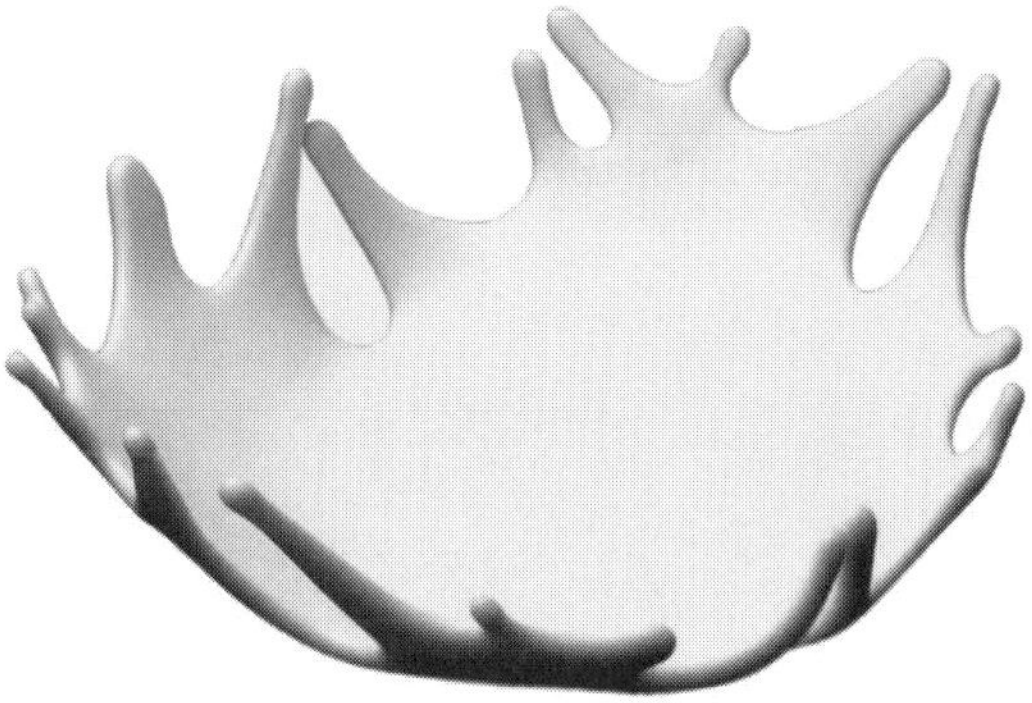

図3.3　バルセロナの《モントバール》と《ティケッツ》で使われている独特な皿。この皿で出されたら、料理に対する食事客の評価は変わるだろう。黒い角皿よりも、この皿で出されたアイスクリームのほうをより甘く感じるに違いない。

味の印象まで変わってもらっては困る。そのブランドが多くの人々に慣れ親しまれているなら、なおさらだ。しかし研究の結果は、パッケージの色を変えると味の印象も変わってしまうことを示唆しているのである！　この現象は（パッケージカラーの）〝視覚優位性〟の例だと言えるだろう――視覚は、消費者が実際に缶から中身を飲む前に、その製品から得る唯一の感覚刺激となる。

ここで、図3・3の皿を見ていただきたい。この奇妙な形をした皿にはどんな料理が盛り付けられると、あなたは想像するだろうか？　ガストロフィジクスという学問が生まれているくらいなのだから、大きくて白い丸皿ばかり使うのをやめて、食事をもっと楽しいものにしようという動きが広まっている。

かつては、それぞれの料理に専用の皿を使うのはコース料理を出す最高級レストランぐらいだったが、最近では、同じことをするチェーンレストランや新しもの好きのホームシェフも少しずつ増えてきた。では、料理の見た目の美しさ（あるいは写真写りのよさ）のほうが、味よりも重要視される時代が来たということなのだろうか？　高まりつつあるガストロポルノ人気を、「ジャック・ラ・メルデ」という通称で知られるカナダ人シェフのキャロリン・フリンがパロディー化している。十万人のフォロワーを抱えるラ・メルデのインスタグラムのサイトには、コンビニエンスストアやファストフード・レストランの食品の写真——オレオやドリトスといったジャンクフードを砕いたものなど——が掲載されているのだが、それらがまるでミシュラン星付きの高級レストランの料理であるかのようにきれいに盛り付けられているのだ［注10］。

もちろん、味と見た目の両方が優れているのが理想だ。食べ物の見た目が美しく、しかも味もすばらしいことに文句がある人がいるだろうか？　そこで、ガストロフィジクス研究者には二つの重要な課題が突きつけられる。一つは、人々の知覚に対する盛り付けの影響（そして人々がその料理にどれだけの対価を支払うことに前向きになるか）を知るために、研究に適した実験的な味をつくること。もう一つは、盛り付けの美学に対する理論的な洞察を提供すること（料理人たちが人々の好みを知るためにどんなことをやったかを分析するだけでなく、脳の研究成果を踏まえたうえで、人々が好むであろうことを予測し、伝えることも含む)。この両方がそろえば、ほんとうにおいしい料理をつくる人々が、さらに最大の視覚効果をもつ盛り付けもできるようになるだろう——私はそう望んでいる。もしシェフたちが自らの料理スキルに、ガストロフィジクスにおける最新の洞察や実験技術を反映させてくれれば、実現は容易になるに違いない。

〝フードポルノ〟の歴史と今後

何世紀も前から、人々は祭りや祝い事のために見た目の美しい料理をつくってきた（そしてご存じのように、芸術家たちはそれらの美しい料理を静物画として描きつづけてきた）。しかしながら、そのような豪華な祝宴でもないかぎり、以前は料理の見た目が重要視されることはなかった。味がいいか、もっと言えば、生命を維持できるかどうかが大切だった。フランス料理の有名シェフたちでさえ、ヌーベルキュイジーヌが台頭してくるまでは料理の見た目にさほど気を遣わなかった。《ラトリエ・ドゥ・ジョエル・ロブション》の総料理長セバスチャン・レピノイはこう語っている。「実質上、フランス料理に見た目の美しさは皆無だった。レストランでコック・オ・バン《鶏肉の赤ワイン煮込み》を注文したら、自分の家でつくったのと同じような料理が出てきただろう。肝心なのは味であり、見た目はとても質素だった［注11］」。

しかし、一九六〇年代にフランス料理学校のキッチンで東洋が西洋と出会ったとき、すべてが変わった。料理に対する異なる考え方の出会いが、のちにヌーベルキュイジーヌ、そしてさらにガストロポルノへと発展していった。「ガストロポルノ」という言葉が最初に使われたのは一九七七年に書かれた機知に富んだレビュー記事で、その記事はポール・ボキューズのフランス料理の料理本のことを「ガストロポルノの高価（二〇ドル）な教本」と描写した［注12］。この言葉が広まり、のちに『コリンズ英語辞典』にも「極めて官能的な表現の料理」を意味する単語として収録されたのである。「フードポルノ」という言葉を好んで使う人も多い。ただし、二つは同じ意味で使われている。

現在では、自分たちの料理の写真映えのよさを気にかけるシェフが増えてきた。次に出版する自分の料理本を飾る、美しいフルカラーページ用の写真のためだけではない。あるレストラン・コンサルタントはこう説明する。「最近では、インスタグラムで見栄えするように料理をつくるレストランが存在することは間違いない［注13］。確かに、見た目に優れた美しい盛り付けの料理を出す、あるいはレンガやこてやハンチング帽などのような普段決して盛り付けに使わないような道具を用いれば、シェフたちは自分のつくった料理にさらに多くの注目を集め、デジタル世界における存在感を増すことができるかもしれない。

料理を撮影してソーシャルメディアで拡散する客が増えてきていることに、どう対応するかで頭を悩ませている料理人も多い。料理の撮影機会を制限することから、店内での撮影を完全に禁止することまで、その対応策は千差万別である。ただし、完全に禁止するのは誤った対応策のように思える。時代の波に逆らうのは無駄なことだ。自らの日常を人々と共有したいと願っているミレニアル世代は増える一方なのだから、時代の波に乗り、自分の料理をその流れにどう適応させるかを考えるほうが賢明だろう。実際、ほとんどのシェフはレストランでの食事を〝経験〟と認め、このトレンドを受け入れているように見える。ミシュラン三ツ星に輝くロンドンのザ・ドーチェスター・ホテルのシェフであるアラン・デュカスは、こう語る。「料理は目の祝宴であり、私はその瞬間の感情を、ソーシャルメディアを通じてほかの人々と共有したいと願う食事客たちの気持ちがよく理解できる［注14］」。

では、最高級レストランはどう対処しているのだろうか？　例をいくつか紹介しよう。たとえば、食事客が写真を撮るときに完璧な背景をなすような特別な形をした皿をサービスに取り入れはじめたレストランがある。イスラエルのテルアビブにある《カティート》などは「フードグラフィー」と称して、食事客のためにテーブルにカメラスタンドを用意しているし、ほかのレストランでは料理を三百六十度回転させたりしている。どれも食事客に完璧な写真を撮ってもらうための工夫である（図3・4）。

皿を回転させるのは少しやりすぎだ、とあなたは思うかもしれない。しかし考えてみてほ

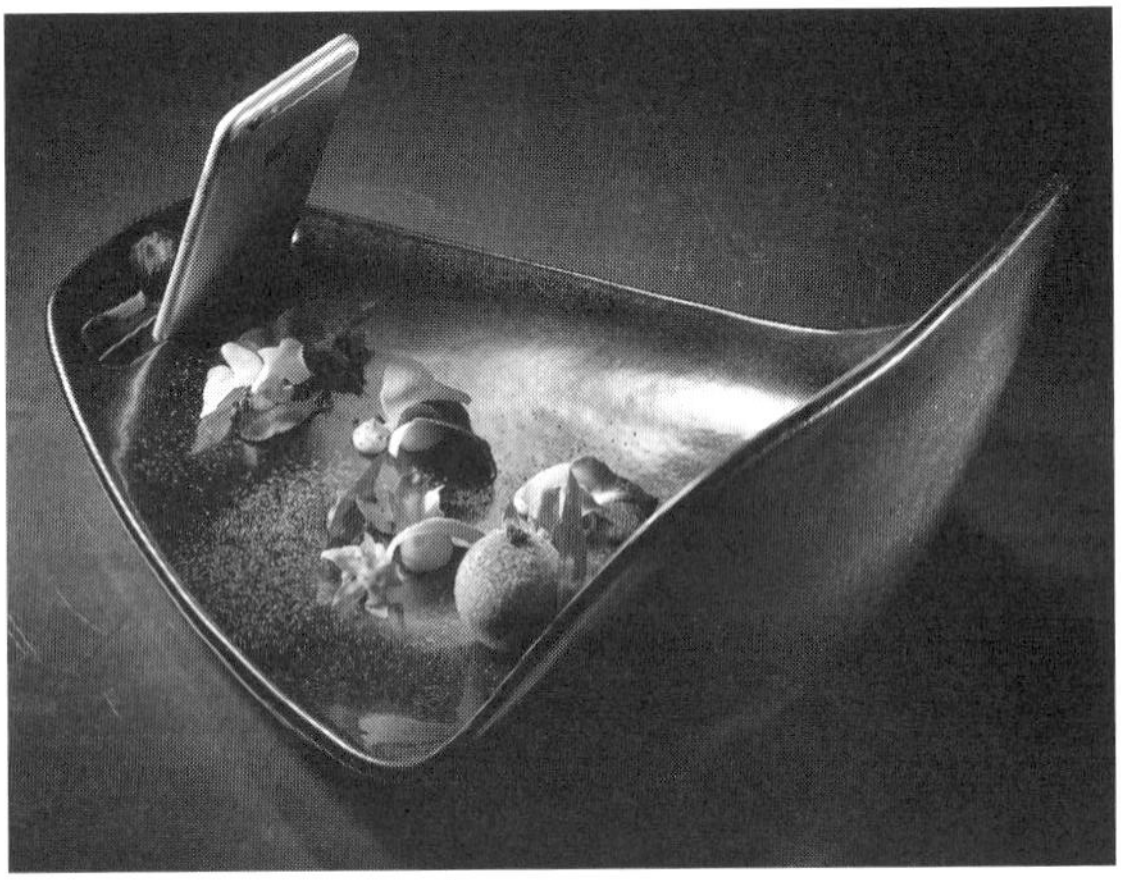

図3.4　フードグラフィーで大切なのは完璧な写真を撮ること。曲がった皿とスマートフォンスタンドがあれば、誰でも簡単にきれいな写真が撮れる。

しい。レストランにいるとき、ホールスタッフが置いた料理をほぼ無意識のうちに一回や二回ぐらい、回してみた経験があなたにはないだろうか？　図3・5の二つの皿を見たとき、あなたはどちらをおいしそうだと思うだろう。左ではないだろうか？　料理の向きが違うだけなのに！　私たちの最近の調査を通じて、皿に載せて出された料理の見た目を人々が好むか好まないかは、驚くほど単純に料理の向きで決まることがわかってきた。オンライン実験を通じて、料理の中身はまったく同じでも、人々はある向きで見せられた場合、ほかの向きに比べて多くの対価を支払いたくなることもわかっている。それでもあなたは、自分が人々に出す料理の向きなどどうでもいいと思うだろうか？

さらに、現在では食べ物を魅力的に撮影する

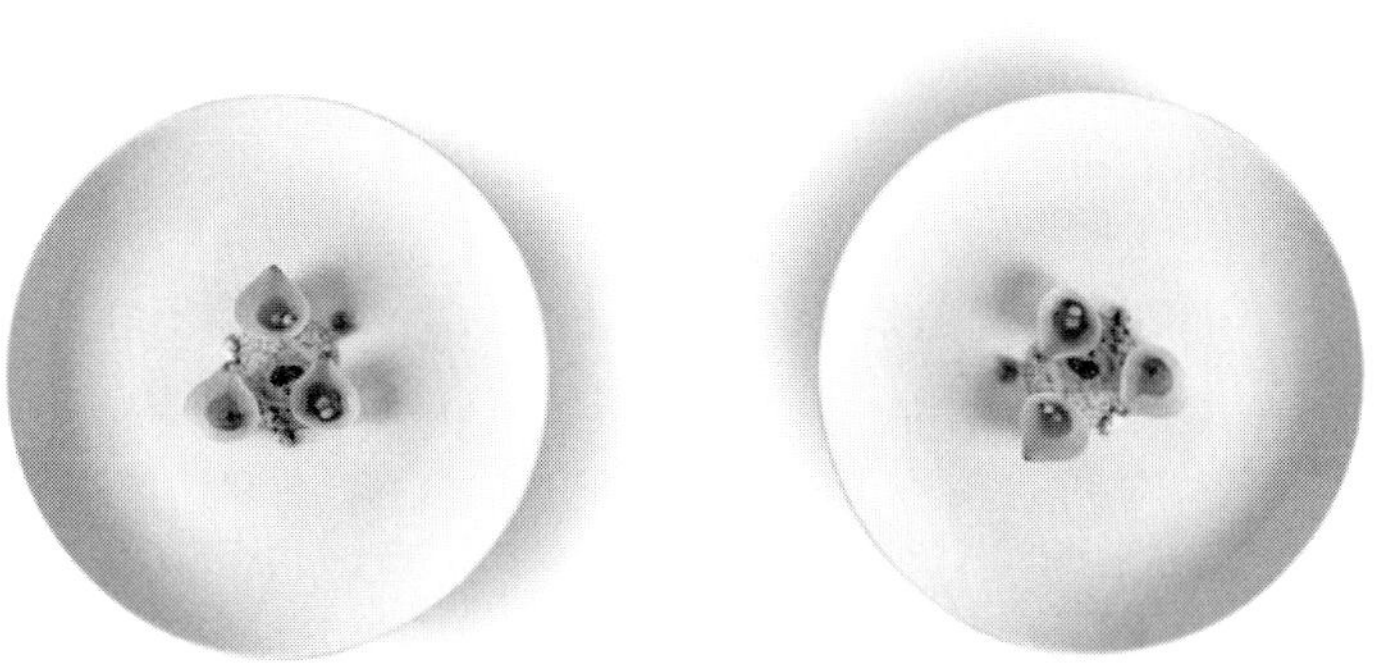

図3.5　同じ料理を違う角度で。ブラジル人シェフ、アルバート・ランドグラーフがつくるこの料理はどの方角を向いているのが好ましいか、数千人が皿を回して（大規模実験の一環としてインターネット上で）試してみた。その結果によると、人々の大多数は左の写真の向きを好むことがわかった。タマネギの尖った先端が12時の方向から3・4度傾いているのが理想的。ちなみにランドグラーフはそれ以前から、タマネギの先が12時を差すように盛りつけていた。彼は直感的にどの向きが好ましいかわかっていたのだ。要するに、ガストロフィジクス研究者の手助けなど、必要なかったということだ！

ヒントなどがいたるところで紹介されている。ある新聞などは、最近になって「食べ物の退屈な写真をインスタグラムのフードポルノに変える十二の簡単なステップ」と題した記事を発表したほどだ［注15］。近年、研究者と食料品メーカーは、食品の見た目の印象をよくするためのトリックや技術を確立しようとしている。たとえば、食品――とくにタンパク質――に動きをつけて、見る人の注意を引き、新鮮さをアピールする、などだ。それがいかに重要なことか、ガストロフィジクス研究者である私はもちろんよく理解している。見た目の美しい料理は、同じものが適当に皿に置かれた場合よりも、おいしく感じられるのである。同時に、私も、私に協力してくれているシェフたちも、見た目のよさを重視するあまりに、料理の実際の味がないがしろになる恐れがあることを危惧している［注16］。

〝卵黄《ヨーク》ポルノ〟とは？

動きのあるタンパク質（たとえばあふれ出る卵黄）は、「卵黄《ヨーク》ポルノ」と呼ばれている。信じられないかもしれないが真剣な話だ。卵黄《ヨーク》ポルノは、食品画像の最新トレンドであるだけでなく、中毒性すらある（図3・6）。私も最近、ロンドンの地下鉄駅でその一つに遭遇した。エスカレーターに乗って上に向かっているとき、駅構内の壁には広告を表示するたくさんの映像スクリーンがあった。私の目に飛び込んできたのは、溶けたチーズをしたたらせながらゆっくりと皿から持ち上げられる、あつあつのラザニアのひとすくい。どのスクリーンでも、同じ映像が流れていた。マーケティングの専門家がよく理解しているように、そのような〝動きのあるタンパク質《プロテイン・イン・モーション》〟は人の関心を引く。私たちの目（いや、むしろ脳）はそうした映像に魅了されるのである。食べ物（とくにエネルギー価の高い食品）のイメージは、動きのあるものと同じぐらい私たちの視覚を刺激する。したがって、その組み合わせであるプロテイン・イン・モーションは、まさに私たちの脳が視覚的に発見し、追跡し、集中するタイプの強力な刺激だとみなせる。

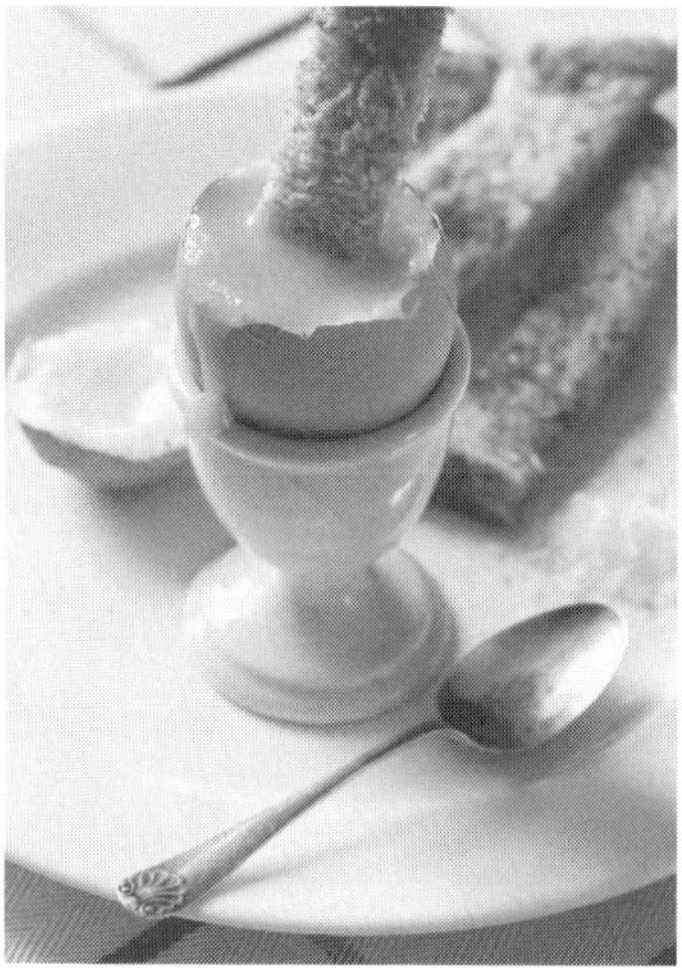

図3.6　この写真を見て、あなたは卵の黄身にトーストの切片を突っ込んでいるだけの無害な写真、と思うだろうか？ それとも、もっと何か悪質なものを感じるだろうか？

イギリスの小売業者であるマークス&スペンサー（M&S）は過去十年以上、とてもスタイリッシュで華麗なイメージを用いたフードポルノを広告戦略に採り入れてきたことで評判となった。同社の広告を調べてみると、じつに多くのプロテイン・イン・モーションの例を見つけることができる。なかでももっとも有名なのは二〇〇五年につくられた広告で、そこでは中心が少し大げさなほど溶け出したチョコレートプディングが映し出されていた。そこに象徴的な――のちにさまざまな場面でパロディー化されることとなった――言葉のナレーションが加わる。「これはただのチョコレートプディングではない。マークス&スペンサーのチョコレートプディングだ」。このたった一つの広告が売上にどれだけ貢献したか、あなたには想像ができるだろうか？　じつに三五〇〇パーセントの売上増だった！

　M&Sの二〇一四年のキャンペーンでは、映し出されるすべての食べ物が動いていた。実際にもっとも多くのコメントを集めたのは、スコッチエッグの映像で、半分にスライスされた卵から黄身がゆっくりと流れ出す、というものだった。ある会社幹部の話によると、その広告は「食べ物の官能的な、そして驚きの滑らかさと動きを現代的かつスタイリッシュで精密な形にして」表現したものだったらしい。もちろん、そのような広告方法を採用しているのは、M&Sだけではない。食品コマーシャルの非公式な調査によると、二〇一二年から二〇一四年までの、放映権が非常に高価なことで知られるアメリカ・スーパーボウルの放送で流されたコマーシャルの三分の二が、動きのある食べ物を映し出していた。最近インターネット上で、とろけるチョコレートデザートを映した一本のビデオが注目を浴び、爆発的に拡散したうえに、多くのジャーナリストから「催眠効果がある」と紹介されるという現象が起こったが、これも、私たち人間が動く食べ物の映像に興味をそそられるからだろう。

　食べ物に動きをつけて見せる理由は、もう一つある。動きがあるほうが新鮮に感じられて、おいしそうに見えるからだ。たとえば、コーネル大学で食品心理学《フードサイコロジー》とマーケティングを研究するブライアン・ワンシンクたちによると、人は一杯のオレンジジュースの写真を見るとき、グラスにジュースが注がれているときの画像のほうを、すでにジュースで満たされたグラスの写真よりもはるかに魅力的に感じるそうだ。どちらも静止画だが、動きのあるほうに興味を引かれるのである。それだけで、商品の魅力を上げるにはじゅうぶんなのだ。

マクバン

ここで、近年私が遭遇したフードポルノのなかでもっとも奇妙なトレンドを紹介しよう。「マクバン」と呼ばれるものだ[注17]。たくさんの韓国人が、オンラインで話をしながら何かを食べる他人の姿をスマートフォンやノートパソコンを通して観察しているのである。マクバンが始まったのは二〇一一年だが、視聴者の数は増える一方で、今では日々数百万人が覗き趣味に興じている。おもしろいことに、〝ポルノスター〟たち――彼らは自分のことを「ブロードキャスト・ジョッキー（BJ）」と呼んでいる――は、有名シェフでもテレビタレントでもレストランの経営者でもない。ごく普通の（とはいってもみなビデオ映りはよいのだが）〝オンライン・イーター〟たちだ（図3・7）。これもまた〝動きのある食べ物《フード・イン・モーション》〟の例とみなせるだろう。ただし、M&Sのケースのように食べ物だけが動く食品広告とは異なり、こちらは食べ物と人が相互に作用するので視覚効果がより高い。また、一人で食事をしなければ

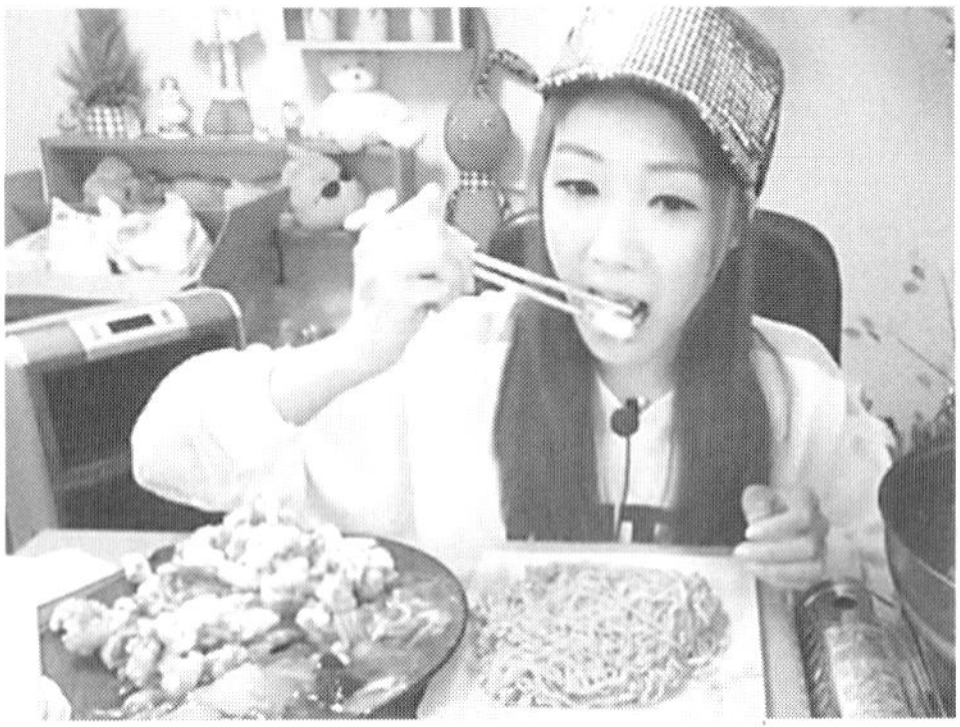

図3.7　マクバン——大ざっぱに翻訳すれば「フードポルノ」を意味している。食事する様子をライブ配信するこの流行は、2011年に韓国で始まり、今では数百万人の視聴者を魅了している。

ならない者が、視覚的にともに食事をする人を求めて、マクバンのビデオを眺めるのではないかと考えることもできる（第七章を参照）。

人気を集めるBJたちのビデオを見ながら食事をする人は、ほんとうに一人で食事をするとき（つまり、視覚的な食事仲間がいない状況）よりも多くの量を消費するのか調べてみるのもおもしろいだろう。食事中にテレビを見ると気が散り、結果として摂取量が大幅に増えることが知られているが、マクバンにも同じ効果があるのだろうか？　もしそうなら、視聴者の食べ物の摂取量が増えるだけでなく、彼らがふたたび空腹を感じるまでの時間も短くなると予想できる。

マクバンでは、視聴者はスクリーンに映る人物と一緒に食事をしているような気になるのだが、食べ物のイメージがもっとも魅力的に感じられるのは、見る者の脳がそれを食べている自分の姿を容易に想像できるとき、つまり、主観的な視点（一人称視点）から食べ物を眺めている映像であることが、研究を通じてわかっている。主観視点で眺める食べ物のほうが、他人の視点（典型的なマクバンのような三人称視点）で見る食品より、高い評価を得るのである。マーケティングの専門家たちは、その食べ物を自分で食べている姿を想像しやすい広告が、消費者の気に入りやすいことをよく知っている。例として、即席スープの入った小袋を想像してみよう。パッケージの表には深皿に入ったスープがプリントされている。そこに、右側から皿に近づいていくスプーンを加えると、スプーンを左から近づけた場合よりも、消費者の購買意欲は一五パーセント上昇する。なぜだろうか？　私たちの大多数が右利きだからだ。左利きの人々は「私はどうなる？」と思っているに違いない。あなたのスマートフォンが食品広告を左利きの人物の視点に反転させるようになるまで、さほど時間はかからないだろう。じつは、このアイデアは広告のアピール力を最大限に高める方法として、すでに提案されているのである（ただし前提として、機器があなたの利き手を理解できなければならない）。

フードポルノの欠点は？

フードポルノの流行を、私たちは心配しなければならないのだろうか？　フードポルノのおいしそうなイメージを眺める快楽にふけるのはよくないと、どうして言えるのだろう。害などないではないか、食品のイメージにはカロリーが含まれていないのだからと、思うかもしれない。だが、実のところ、ガストロフィジクスの研究者たちは、フードポルノに多くの問題点があることを証明している。

以下、気をつけたほうがいい点を列挙する。

1　**フードポルノで食欲が増す**　おいしそうな食べ物のイメージを眺めると食欲が刺激される。たとえば、レストランのレビュー記事を七分間眺めるだけで、しばらく何も食べていない人々だけでなく、食事を終えたばかりの人でも空腹感が増すことが、ある研究を通じてわかっている［注18］。イタリア人研究者はこう説明する。「空腹だけでなく、食べ物を目で見ることによっても食欲が刺激される。おいしそうな食べ物を見ているだけで、食べ物に対する飢えと食欲が引き起こされる［注19］」。

2　**フードポルノは不健康な食生活を促進する**　料理研究家のナイジェラ・ローソンがテレビでつくるおいしそうなケーキのなかには、七〇〇〇カロリーを超えるものも含まれている。実際、最高級シェフたちがテレビでつくってみせる料理は、信じられないほど高カロリーで不健康なものが多い。テレビ料理人のレシピを体系的に分析した研究者たちによると、そうした料理の多くには、世界保健機関（WHO）の栄養ガイドラインが推奨する量をはるかに超える脂肪、飽和脂肪酸、ナトリウムが含まれている［注20］。これは、お気に入りの料理人がつくる料理を、自分でもつくってみようとする視聴者だけの問題ではない（実際には、自分で同じものをつくろうとする人は驚くほど少ない。二千人の料理好きを対象にした最近の調査によると、テレビの料理番組でつくられた料理を一品でも自分でつくったことのある人は半分にも満たなかった）。より大きな問題は、私たちがテレビに映される料理の内容と量を基準とみなして、自宅やレストランでも同じような料理と量を食べるのが適切だと考えてしまうことにある。

3　**フードポルノを見れば見るほど、ボディマス指数（BMI値）が高くなる**　関係があるだけで、その理由はわかっていないが、食べ物に関するテレビ番組を観ることの多い人はBMI値が高い。もちろんそうした人々は、食べ物の番組だけでなく、そもそもテレビを観ている時間が長い――いわゆるカウチポテト族であり、フードポルノが流行しはじめるずっと以前から問題となっている。ガストロフィジクスの観点から見た最大の関心は、食べ物に関する番組をたくさん観る人は、同じ時間テレビを観るが食べ物番組は観ない人と比べてもBMI値が高いのか、という点である。食品広告が――とくに子どもたちにおいて――消費活動をゆがめるということがさまざまな調査で確認されていることから察するに、おそらくこの仮説は正しいと思われる。

4　**フードポルノは精神を疲弊させる**　食べ物のイメージを眺めると、私たちの脳は必ず精神的なシミュレーションを開始する。つまり、その食べ物を口にする自分を想像するのである。そのため、私たちは――ばかばかしく聞こえるかもしれないが――そのような空想の誘惑に抵抗することに、精神力の一部を使わざるをえないのだ。では、そのあとで実際に食べ物を選択する場面に直面したらどうなるのだろう？　ラボで行った研究では、おいしそうな食べ物のイメージを見たあとの人は、食品のイメージをあまり見なかった人よりも悪い（軽率な）選択をする傾向が強くなることが知られている。（これまで増えつづけてきた、そしてこれからも増えつづけるであろう）おいしそうな食品のイメージとの遭遇により、知らず知らずのうちに精神的なシミュレーションをする機会が増え、そのたびに脳は、今見ている食べ物を口に入れたらどんな感じだろうと想像する。それがテレビだろうとスマートフォンだろうと、同じことだ。そのつど私たちの脳は、〝食べたい〟という誘惑に抵抗しなければならない。駅の構内にある三つのキオスクで行われた最近の研究で、普段は菓子をレジの近くに、フルーツをレジから遠くに並べているが、位置を逆にすることで、より健康なフルーツを選ぶように人々を誘導できるか調べてみた。実際に、フルーツやミューズリーバーなどといった健康的なものを買う人が増えた。しかし残念なことに、そうした人々は続けてポテトチップスやクッキー、チョコレートなども買ってしまった。言い換えると、人々のカロリー摂取量を減らすことを目的とした実験は、(買ったものをすべて消費したと想定した場合)彼らの摂取するカロリー量を増やす結果に終わってしまったのだ［注21］！

自宅でガストロポルノ？

ここでいい知らせをお伝えしよう。私が運営しているようなラボのいくつかは、食べ物の見た目に引きつけられるという人間の習性を応用して、自宅での食生活をより健康なものに変える方法を研究している。そうした研究の一つは、オックスフォード大学で行われている。一例を挙げると、大学のレストランに百六十人の食事客を集めて、ごく普通のミックスサラダと、まるでカンディンスキーの絵画のように盛り付けたサラダを出してみたことがある。その結果、人々は見た目に優れた料理に倍以上の対価を支払ってもいいと考えることがわかった(図3・8)。完璧な〝カンディンスキー・サラダ〟を自宅でつくるのは無理だ、と思うかもしれない(なにしろ三十種類の材料が使われているのだから)。しかし、ステーキとポテトフライに単純なサラダ(三種の野菜)でさえ、盛り付けに少し気を配るだけで、はるかに

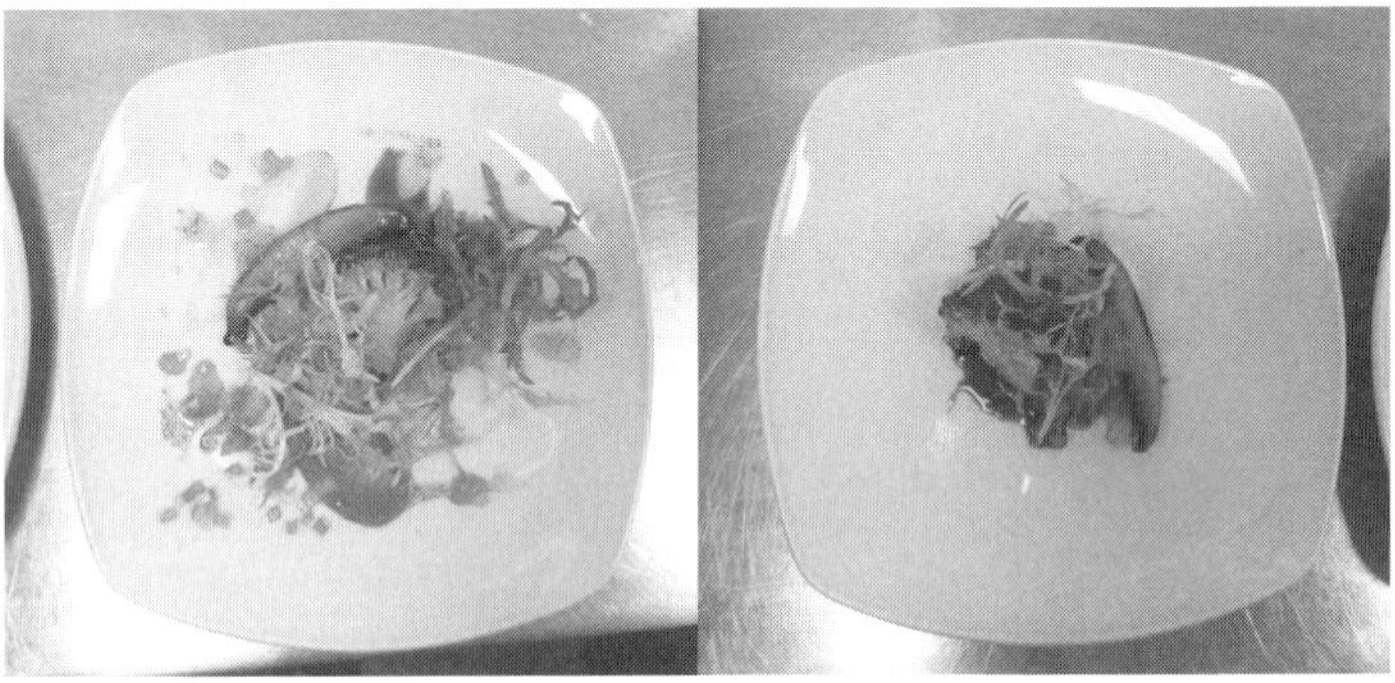

図3.8　同じ食べ物、違う盛り付け。左右の皿ともまったく同じ材料を使った同じサラダなのに、人々はより凝った盛り付けをした左の皿に右の皿の２倍ほどの価値をつけた。見た目のほんのちょっとの変化で大きな差が生じるのだ。あなたもガストロフィジクスの成果を応用してはどうだろうか？　失うものは何もないのだから。

おいしそうに見せることが可能だ［注22］。

一方で、料理の見た目を工夫することで、食事する量を減らすこともできる。たとえば、盛り付けに小さめの皿を用いる（すると料理の量が多く見える）。一方、縁《ふち》の部分が広い皿は使うのを避けたほうがいい。朝食用のシリアル食品のパッケージにプリントされているボウルの写真を見るだけでも、私たちが「これぐらい食べるべきだ」と考える量が変化する。シリアルを縁の大きいボウルに入れると、縁のほとんどないボウルに入れたときよりも、量が少なく見える。私たちが最近行った調査でも、一定量のシリアルを縁なしのボウルに入れた場合と、縁の広いボウルに入れた場合では認識に違いが生じることがわかった。オックスフォードとケンブリッジの研究者たちによると、皿やボウルのサイズを小さくすると、私たちが実際に口にする量はカロリーにして平均およそ一〇パーセント（一六〇カロリー）低下する［注23］。

消費のイメージ

色とりどりのM&M'sを大量に食べている自分の姿を想像してみよう。さて、もし今M&M'sで満たされたボウルが目の前に置かれたら、あなたが実際に食べる量は、事前に想像したイメージの影響を受けるのだろうか？ 研究を通じて、食べ物を消費する姿をイメージしたあとに本物を口にする機会が設けられた場合、食べる量が大幅に減ることがわかっている［注24］。しかし、この効果は、イメージしたその食品にかぎられる。たとえばチーズを食べる姿をイメージした人では、残念ながらチョコレートを食べる欲求は収まらない。

同様に、前回の食事を思い出すことで、間食への欲求を抑えることもできる。理論的には、想像などしなくても食べ物を見るだけで、その人の頭にはそれを食べるイメージができあがり、それが繰り返されると習慣になり、結果として消費量も減ると考えることもできるだろう。だが、実際にはそうはいかない。おそらく、まともな人間なら同じものを食べる自分の姿を六十回（あるいは別の実験で行われた三十回）も連続してイメージすることに時間を費やしたりしないからだ！ それどころか、おいしそうな食べ物のイメージに（目にした食品を食べている姿を繰り返しイメージするよう指示されることがないまま）さらされた場合、そのあとに同じものが出されたときの消費量は増えてしまう傾向が強いのだ。

醜いフルーツ

形のよくないフルーツを箱に入れて売りはじめたスーパーマーケットチェーンが増えてきているという話を聞いたことがないだろうか？　すばらしいアイデアだ。形が悪いという理由で果物を廃棄しなくてよいし、一般的に形が整った果物ほど香りが弱い傾向があるからだ。ジェイミー・オリヴァーのような有名シェフの多くも、この運動に加わっている。そうは言っても、ほとんどの消費者は傷んでいるように見えるフルーツやおかしな形をした野菜を買おうとしないという事実が、見た目の大切さを証明している。

私はというと、青果店の息子として育った者として、黒くなったとても醜いバナナを使えば最高においしいバナナケーキがつくれることを知っている。父は誰も買おうとしなかった売れ残りの黒ずんだバナナしか家にもって帰ってこなかったので、私たち子どもは黒以外の色のバナナがあることを知らなかった――というのが、我が家で定番のジョークになっているほどだ。皮肉なことに、黒ずんだバナナがもっともフレーバーが強いのである。

食という名のポルノ

人間の脳は、食べ物に乏しい環境でも栄養の源を見つけることができるように発展してきた。しかし不幸なことに、現代に生きる私たちは、かつてないほど多くの高エネルギー、高脂肪食品のイメージに囲まれている。食品イメージを見たい、撮影したい、という欲求は高まるばかりであるが、そうした食品イメージの氾濫にさらされつづけた場合、私たちにどのような影響があるのか、そろそろ真剣に考えるべきではないだろうか？　私個人としては、不健康なほど高カロリーな食べ物のイメージのいわば「デジタルな摂取」により、私たちは自分で思っている以上にたくさんのものを食べるようになり、長期的に不健康な食生活の方向へ誘導されるのではないかと、心配している。

最後に、一九七二年に出版されたマックス・エールリッヒの作品『The Edict（布告）』の一節を紹介したい。厳格なカロリー制限を受ける人々が『食通』を観に映画館（ビスタラマ・シアター）へ行くことが許された未来を扱った作品だ。「観ている人々にとって、彼らが目にしているものは痛みとエクスタシーの両方の意味において耐えがたいものであった。口は半開きになり、その両端からよだれが流れ落ちる。まるで深い性体験を楽しむかのよう

*8　この点に関してヒントがほしい場合はタンブラー（Tumblr）の「Someone Ate This」というサイトを見てみよう。ひどい見た目の食べ物を集めたサイトだ。このサイトに掲載されたおぞましい料理を眺めたあとでも、あなたは空腹を感じるだろうか？

に、人々は唇を舐め、恍惚とした表情でスクリーンを見つめながら、目を輝かせていた。映画の中の男は、切り終えた分厚い牛肉の一片をフォークで口に運ぶ。男の口が肉を包み込むとき、観衆たちの全員がスクリーンの男に合わせて、口を開け、口を閉じた……。『食通』は観衆を性的に刺激することを目的とし、そしてその目的を果たした。観衆が観たものはただの欲ではなかった。それはポルノグラフィーだった。口のクローズアップ、動く歯、顎からしたたり落ちる肉汁［注26］。

今後もガストロフィジクス研究者は、私たちが視覚的食品にさらされることが、食品の知覚や食生活に対してどれだけ強く影響するか研究を続けるだろう。私たちの大半がかなりの時間をモバイル機器やコンピューター画面を眺めることに費やしているという事実からも、視覚の影響がそのうち小さくなるとはとても思えない。だからこそ、食べ物と飲み物に関する知覚と行動における視覚の重要さをよりよく理解することで、将来的には食体験を改善することができるようになるものと、私は願っている。

第四章　音

飲食体験の良しあしを判断するとき、いちばん重要なのは？　そう尋ねられたら、ほとんどの人は味をいちばんに挙げるだろう。香りも上位に食い込むに違いない。料理は見た目が大切だと言う人も、口当たりや食感に一票を投じる人もいるだろう。しかし、知覚学者や料理人、一般人も含め〝音〟をいちばんに挙げる人はほとんどいない。ところが、食べたり飲んだりするときに聞く音──調理の音、食品のパッケージがたてるガサガサという音、背景に流れる音楽なども含む──は、私たちが思っている以上に重要な役割を果たしているのである。飲食体験において、これまでないがしろにされてきた感覚。それが聴覚だ。

調理の音

高級なレストランにいるとき、「チン」という聞き間違えようのない電子レンジの音が聞こえてきたら、あなたはどう感じるだろうか？　戸惑いを覚えるに違いない！　人に聞かれたら印象が悪くなるので、（とくにレストランで）例の独特な音が出ないように電子レンジを設定しようとする人が多いのも、不思議なことではない。近年では、ゼネラル・エレクトリック（ＧＥ）のような大手家電メーカーも、電子レンジの設計を見直しはじめている（ただし、少なくとも一般の家庭では状況が変わってきているようで、最近のアンケート調査によると、回答者の三分の一が、ディナーパーティーで電子レンジから料理が出てきても気にならないと答えた［注１］）。もちろん、電子レンジの音だけでなく、調理の音も人々の関心を呼ぶ。おいしそうに聞こえる調理音を想像してみよう。

たとえば、コーヒーメーカーで豆をひく音、水が流れたり沸騰したりするゴボゴボという音、蒸気のシューという音が聞こえてきたとしよう。そうした音は特徴的で、すぐあとに体験することになる味を予想する大きなヒントになる。コーヒー用のミルク泡立て器《フローサー》の高熱の気泡が立てる甲高い音も、少なくともその音を聞き慣れた人にとっては情報源になる。バリスタは音の高さの変化を聞いて、容器の中のミルクがちょうどいい温度になったことを知るのである。これで驚いてはいけない。百種類のビールを、グラスに注ぐときの泡の音だけで区別できる男もいるのだ！

かつてオックスフォードの私のラボにいたクレメンス・クネファーレ博士研究員は、ネスプレッソのコーヒーメーカーがカラフルなカプセルからカップへとコーヒーを抽出するときに出る音をフィルタリング《濾過・選別》することによって、人々のそのコーヒーに対する印象を意図的に変える実験を行った。耳障りで高い音のほうを強調すると、参加者はコーヒーをあまりおいしくないと感じた。だが、そのような音を除去すると、味の印象は一転してよくなった。最近、多くのメーカーが〝正しい〟騒音を立てるコーヒーメーカーをつくろうとしているのもうなずける。自動車メーカーはもう何十年も前から、ドアを閉めるときの音からエンジン音まで、ドライバーが車内で耳にするあらゆる音を改善しようとしてきたが、コーヒーメーカーの製造業者もようやく同じ道を歩みはじめたと言えるだろう。

革新的なシェフたちのなかには、調理するときの音に創造力豊かに取り組む者も出てきた。二〇一五年にサン・セバスティアンの《ムガリッツ》で食事をする幸運を得た人は体験したはずだ。食事のある時点でキッチンから乳鉢と乳棒がテーブルに運ばれてくると、食事客は自分のスパイスをその中で砕くように求められ、砕き終わると乳鉢にスープが注がれるという趣向だった。客がいっせいにスパイスを砕きはじめると、ミシュラン二ツ星のレストランは共鳴音で満たされる。別々のテーブルにつく人々が、少なくともその時間だけは、一体となって調理の楽しいサウンドを奏でるのである。

スウェーデン人作曲家ペル・サミュエルソンは、調理音を取り入れた音楽作品をつくることを職業としている。まだ若いサミュエルソンは、調理師たちが忙しく立ち回るキッチンで、皮むき、カット、スライス、みじん切り、粉砕、シェイク、かくはんなどの音を録音して一曲の作品に仕立て上げ、シェフが盛り付けたフルーツを客たちが食べているときに流すのである［注２］。そうした作品は、普段何気なく消費する食べ物ができあがるまでにたくさんの努力が費やされていることを私たちに気づかせてくれると同時に、マルチセンソリーな環境に浸る機会も与えてくれる。それが食体験の向上につながるのだ。その一方で、二〇一六年に世界最高のシェフに選ばれたマッシモ・ボットゥーラは無響室の中で料理した。その目的は？　ボットゥーラがラザニア――彼が子どものころから親しんだ懐かしの料理――をつくるときに生じる音をすべて録音するためである［注３］。

すべてはポテトチップスから始まった

二〇〇八年、マッシミリアーノ・ザンピーニと私は、共同して行った「ソニックチップ」という画期的な仕事に対してイグノーベル賞の栄養学賞を受賞した（図４・１）。一見したところ正気ではない、またはばからしい、あるいはその両方を兼ね備えた研究を行った世界中の研究者たちに、毎年十種類のイグノーベル賞が授けられている。しかし重要なのは、この研

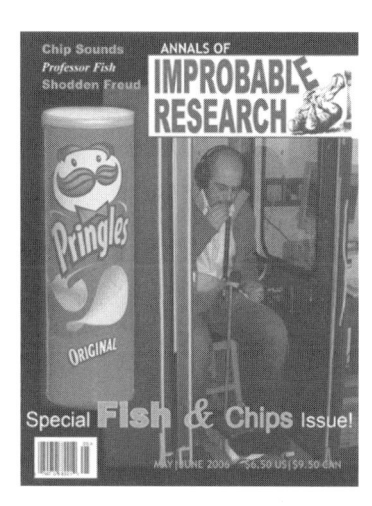

図4.1　かつて私のもとで学んでいたザンピーニ（今は教授として尊敬を集めている）が“ソニックチップ”の実験をしている様子が『ジ・アナルズ・オブ・インプロバブル・リサーチ』誌の表紙を飾った。

究は――最初は笑ってもらって大いに結構なのだが――真剣に行われているということだ。そして、賞を獲得することで、受賞者には世間の注目が集まる。信じるか信じないかはあなた次第だが、イグノーベル賞を受賞してからおよそ十年が過ぎた今も、私のもとには毎月のようにさまざまな問い合わせが舞い込んでくる。ポテトチップスが砕ける音を変えるだけで、その新鮮さや歯ごたえに対する人々の印象が変わるという事実を証明する魔法の瞬間を映像に収めるために、世界中から撮影隊がラボにやってきたりもした。イグノーベル賞を受賞してから、私の生活は一変した。

　学術界で活動する者の常として、私たちは研究の成果を専門家向けに発表した。当時、もちろん私たちはその研究は重要だと考えていたが、大きな反響を呼ぶものだとは思っていなかった。研究資金を提供していたユニリーバこそ、その成果に関心を示していたが、ほかに私たちの研究に興味を抱く者がいるとはとても思えなかったのだ。では、ユニリーバが資金を出す研究に、どうして私たちはライバル会社の製品であるプリングルズ（当時、P&Gがプリングルズを販売していた）を使ったのだろう？　プリングルズはすべて、サイズと形が同じだからだ。そのため、人々の反応が変わった場合、その原因は個々のチップスの形などの違いではなく、私たちが行った音の操作であると特定できる。加えて、プリングルズにはもう一つの利点があった。無理をしないかぎり、一口では食べられない大きさなのだ。そのため、ポテトチップスを食べるというマルチセンソリー食体験の全体に占める骨伝導音に対する空気伝導音の比率が高くなる。

大ざっぱに言うと、人々がプリングルズをかじるときに聞く音に含まれる高周波音を増やすだけで、高周波音を除去したときに比べて一五パーセントほどサクサク感が増し、新鮮に感じられることがわかった。シェフなどはそのような表面的な音の操作の影響をあまり受けないだろうと、あなたは考えたかもしれない。しかし、ロンドンのリース料理学校の見習い調理師たちに実験に参加してもらったところ、その予想が間違いであることがわかった。数年前にBBCのテレビ番組のために行った実験で、見習い調理師たちはポテトチップスの食感に集中するあまりに、簡単に音の変化に影響されてしまったのだった。その結果は、オックスフォード大学の学生が参加した最初の研究の結果と大差はなかった。

同じような音を使ったトリックはほかの食べ物にも応用できる。リンゴ、セロリ、ニンジンなど、音を立てる食べ物なら何でもいい。ポテトチップスやクラッカーのように乾いていようが、フルーツや野菜のように水分を含んでいようが、関係ない。最近イタリアの北部で行われたリンゴを使った研究でも、かじるときの音を操作することで、三種のリンゴの新鮮さや噛みごたえに対する評価を意図的に変えることに成功している［注4］。このようなクロスモーダルな幻想は、いくつかの理由で重要とみなせる。まず、私たちが聞く音が、私たちの味覚に実際に影響するということを示す確かな証拠となる。しかも、音が味覚に作用するということを知っている人物も、この種のクロスモーダル効果の影響を受けるし、その効果は音響操作された環境でチップスを何枚食べようとずっと持続することもわかっている。私自身、これでもかというぐらいポテトチップスをかじりつづけたのでよくわかっている——すべては科学のために！

食べ物の音

私たちが好ましいと思う食感の多くは、少なくとも部分的には、聴覚と深く結びついている。たとえば、パリパリ感、カリカリ感、サクサク感、炭酸のシュワッとする感じ、クリーミーさ（クリーミーな食べ物を口に含むと、舌が立てる音がわずかに変わる）などだ。私たちのほとんどは、ポテトチップスのサクサクさを〝感じている〟と考えるが、それは正しくない。思い込みに惑わされているだけだ。ガストロフィジクスの研究成果にもとづいて断言するが、食の世界ほど思い込みに惑わされている分野も珍しい（一例として、炭酸の感覚を挙げることができる。もし尋ねたら、ほとんどの人は口の中に広がって破裂する気泡の〝感覚〟を楽しんでいると迷うことなく答えるだろう。しかしその感覚の大部分は、実際には舌にある酸味の受容体によりもたらされていることがわかっている。つまり、それは味がもたらすものであり、気泡が皮膚に触れることで生じる感覚ではない）。

歯には触覚の受容体がないので、食べ物をかじるときや噛む（咀嚼《そしゃく》する）ときに生じる感覚は、歯を除く口の各部や顎にあるセンサーで得られていることになる。ただしそれらセンサーは、噛むという活動を行う場所（歯）に密接しているわけではないので、食品の質感についてはさほど詳しい情報を伝えてはくれない。対照的に、食べ物が上下の歯のあいだで割れたりつぶれたりするときに聞こえる音は、口の中で何が起こっているのかを知るためのより正確な情報となる。したがって、食品の質感を評価するときにさまざまな聴覚刺激を手がかりにすることは理にかなっているのである。

音には顎の骨を伝わって内耳に届くものと、空気を伝わって耳に入るものがある。脳はこの二種類の音を口で生じた感覚と結びつけるのであるが、ソニックチップの場合はそれがすぐに、そして無意識のうちに行われる。だから音を変えると、口の中の食感も変わったと思えるのである。しかも、その変化は口の中で生じたと感じられ、誰も耳に入った音が原因だとは考えない。要するに、食体験全体に対して、パリパリという音がどれだけ大切か、私たちのほとんどが気づきもしないのだ！　パリパリ感だけではない。同じことがサクサク感やカリカリ感、あるいは炭酸にも言える。ただし、炭酸やクリーミーなものよりも、カリカリ、パリパリ、サクサクする食品のほうが、音の重要性が高く、影響力が強いと思われる。いずれにせよ、口の中の好ましい感覚、そしてそれ以外にも、私たちが聞く音が一定の役割を担っていることを、研究結果は示している。

サクサクとパリパリ

この分野の研究における大きな問題の一つは、これまで何年にもわたってたくさんの研究が行われてきたにもかかわらず、研究者のあいだで、ましてや一般の消費者のあいだではなおさら、サクサク感やパリパリ感がどこまで〝別もの〟として意識されるのか、よくわかっていないことにある。サクサク感やパリパリ感は食べ物の硬さと深く関係していることは確かなのだが、それ故に、それらは私たちの多くにとってとてもよく似た感覚なのである。英語以外の言葉を考慮に入れると、この問題はさらに複雑になる。サクサク、パリパリといった感覚に対してそれぞれ異なった単語をもつ言語もあれば、そのような食感の区別――そもそも、ほんとうにそのような食感の違いが存在するものと仮定した場合――を表現する言葉をもたない言語もある。たとえば、フランス語ではレタスの食感を「クラクォーント（バリバリ）」あるいは「クロクォーント（パリパリ）」と表現するが、サクサク（シャキシャキ）にあたる「クルスティヨン」という単語では言い表さない。その一方で、イタリア語はサクサク感とパリパリ感の両方に対して「クロカンテ」という一つの単語を用いる。

スペイン語になると、さらに複雑だ。スペイン語には「サクサク」や「パリパリ」を表す言葉がない。もしあるとしても、使われることがない。たとえばコロンビア人は（おそらくほかのスペイン語を話す南アメリカ諸国民も）食感ではなく、新鮮さ（フレスクーラ）を表す言葉を使ってレタスを描写する。そして、乾燥食品の食感を表現するときには、スペイン語を話すコロンビア人は英語の「クリスピー」という単語か、（フランス語「クロクォーント」からの借用語である）「クロカンテ」を用いる。スペインでも同じような混乱が広がっているようで、アンケートに対して三八パーセントの消費者が「クロカンテ」という言葉が、

「サクサク感」を表す単語だということを知らなかった。それだけではない。ある調査を通じて、消費者の一七パーセントが「パリパリ感」と「サクサク感」を同じものととらえていることもわかっている。これはとても奇妙なことだと言える。なぜなら、私たちの食体験や食の喜びにおいて、食べ物の立てる音はとても重要な役割を担っているからだ。最高のシェフの一人、マリオ・バターリはこう指摘する。「原材料や調理法を表す形容詞を羅列するよりも、『サクサク《クリスピー》』のひとことだけを使ったほうが、食品はよく売れる［注5］」。

「しけたポテトチップスはどうしておいしくないのか？」。これは一流の学術雑誌『サイエンス』で数年前に発表された論評のタイトルである［注6］。少し古くなったからといって栄養成分が変わるわけではないのに、しけたポテトチップスを好む者はほとんどいない。加えて――私の予想では――音の大きな食べ物を生まれながらにして好む者もいない。この点では、私はかつてマリオ・バターリが言った「クリスピーな食べ物にはもともとそれ自体に備わる何らかの魅力がある」という意見には賛成できない［注7］。そのような〝もともと備わる魅力〟など存在しない。私たちがそれを魅力的だと感じるように学習しただけの話だ。つまり、食品から得る特定の感覚刺激を好ましいものとして学ぶのである。そのような感覚刺激は、私たちが今食べているもの（そしてそのあとに続く生理的な報酬）に関する情報を脳へ伝えるからだろう。

　私たちが問うべきより根本的な疑問は、なぜサクサクやパリパリ、あるいはカリカリといった食の要素が、これほどまで万人に好まれるようになったのかということだろう。例として、サクサク（シャキシャキ）という音を見てみよう。この音は間違いなく、フルーツや野菜の新鮮さを見分ける優れた（信頼できる）ヒントになる。この情報は、私たちの祖先にとって重要だった。というのも、食べ物は新鮮であればあるほど、栄養が損なわれておらず、したがって食べるのに適したものだったからだ。

調理の際に窒素と炭水化物を含む食品に強い熱を加えると、メイラード反応と呼ばれる非酵素的褐変反応（酵素が関与しない食品の褐色化）が始まる。著書『The Omnivorous Mind（雑食の精神）』のなかでジョン・S・アレンは、火で熱することで食品はより栄養価が高く（正確にはより消化しやすく）、同時によりクリスピーになると指摘している。焼きたてのパンを想像すれば、理解しやすいだろう。この点が——進化という観点から見た場合——サクサク、パリパリ、カリカリなどといった音が重要視される理由だと考えられる。最近の研究で、食品は硬いほど、フレーバーも維持されていることがわかった。これも、しけた食品が好まれない理由の一つと考えていい。私たちがパリパリ感やサクサク感を求めるのも不思議ではない。実際、世界中の消費者がそれを求めている！

私たちが脂肪に強い魅力を感じるという事実も、ここで重要になる。私たちの口の中に脂肪酸の存在を感じ取る味覚受容体があるのは、脂肪がとても栄養価の高い物質だからだと説明できる。しかし、私たちの脳にとって、食べ物や飲み物に脂肪が含まれているかどうかを直接判断するのは難しい。どうしてだろうか？　多くの場合、脂肪の存在は甘味や塩をはじめとしたほかの味物質に隠されているからだ。クリームやオイル、バターやチーズの場合はそれ自体が喜ばしく心地よい食感として認識される一方で、乾燥したスナック菓子の場合、脳がこれまでの経験（つまりそうした食品との接触）を通じて、パリッと音を立てる食品には脂肪が含まれていることを学んできたのではないだろうか。したがって、パリパリ、カリカリといった音が大きければ大きいほど、その食品が含む脂肪が多いと脳が考える。音の静かな食べ物に比べ、音の大きな食品のほうが含まれる報酬が多いと考えるので、私たちはそうした食品を好むようになったのである。だからあなたも食べ物の音に思わず反応してしまうのだ！

昆虫を食べる？

昆虫を食べることをどう思うか――何も聞かなくても、私にはあなたの答えがわかる。しかし、音という観点から見た場合、昆虫を食べるというアイデアはそれほど悪い話ではないと思える。というのも、多くの昆虫は――少なくとも硬い甲殻や外骨格をもつ虫は――パリッパリの食感をしているのだ（図4・2）。それに加えて、タンパク質と脂肪分もたっぷりと含ん

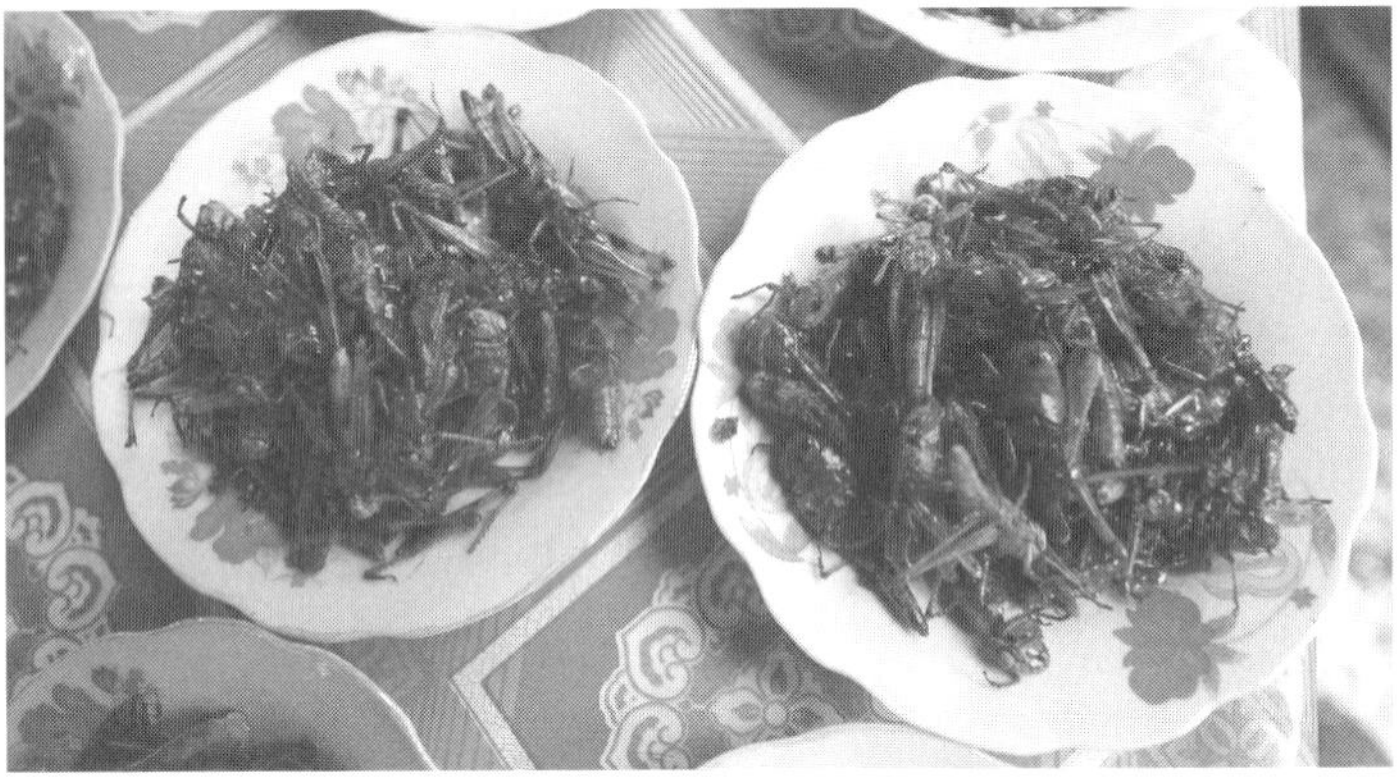

図4.2　プロテインが豊富なサクサクスナック。揚げコオロギは栄養満点でおいしいごちそうとして、みんなのお気に召すはず。

でいる。しかも、昆虫を食べる量を増やすのは（同時に赤身肉の消費量を減らすのは）、地球にとってもありがたいこと。それなのに、西洋人のほとんどは、昆虫を食べるという考えをまだ受け入れていない。西洋人が受け入れるように昆虫をマーケティングすることは、今後のガストロフィジクスにおける究極の課題となるだろう。昆虫食《エントモファジー》の普及の方法の一つが、音を利用することだと考えられる。

　パリッとした音を立てる昆虫食をつくればいいのだ——結局のところ、そうした音をほとんどの消費者が好んでいるのだから。その際、ガストロフィジクス研究者に与えられた課題は、どの昆虫をどう調理すれば、もっとも大きな音をつくりだせるかを見つけだすことだ。もっとパリパリ、もっとサクサク——その先に、持続可能な未来が待っている。

ポテトチップスは袋もうるさい？

調理の音や食べたり飲んだりするときの騒音と同じように、製品のパッケージの音も私たちの食体験に大きく影響する。あなたはポテトチップスがガサガサと音を立てる袋に入っているのは偶然だと思うだろうか？　もちろん、偶然などではない！　すでにかなり以前から、マーケティングの専門家たちはパッケージの立てる音を中身の特徴と一致させることは理にかなっていると直感的に理解していた。このことは、一九二〇年代にポテトチップスが初めて新鮮さを保つ個別のパッケージに詰められて、消費者に届けられるようになったころから知られていた。ほかのスナックに比べてあまり大きな音を立てないパッケージに入っているプリングルズでさえ、容器の音を高めるための工夫をしてきた。嘘だと思うのなら、今度プリングルズの筒型の容器を見たとき、指を容器の上で走らせてみればいい。あなたにも違いが聞けるはずだ。

では、パッケージの音はどのくらい中身の製品の評価に影響するのだろうか？　数年前、私たちはこの問題に取り組んだ。オックスフォード大学の学生のアマンダ・ウォンと行った研究を通じて、食べているときに耳にするガサガサというパッケージの音が大きければ大きいほど、人々はポテトチップス自体をよりサクサクしていると感じることがわかった。ポテトチップスの割れる音を直接変化させたときほど影響は大きくなかったとはいえ、それでもはっきりとした評価の差が見られたのである。要するに、知覚という点から見た場合、私たちの脳は製品の中身とパッケージをあまりうまく区別できていないことになる。

ペプシコ社の菓子ブランドであるフリトレーはこの調査結果を少し真に受けすぎたようだ。同社は自社製品「サンチップス」のパッケージに微生物が分解できる素材（生物分解性素材）を使うことに決めたのだが、それがほんとうにうるさいのだ。おそらく、これまでつくられたなかでもいちばん音の大きなパッケージだろう（図4・3）。私の同僚のバーブ・スタッキーがカリフォルニアから数袋を送ってきたとき、手でゆっくりと振ったときにどれだけ大きな音を出すのか、音量計を使って測ってみた。その答えは……一〇〇デシベルを超えたのだ！　わかりやすくたとえるなら、その音量はとてもうるさいレストランにいるときの騒音に匹敵する。長時間さらされつづけたら、聴覚に障害を負うほどの騒音レベルだ！

あまりにもうるさいので、消費者の多くが苦情の手紙を書いた。消費者をなだめるために、フリトレーが耳栓を提供することを強いられたほど、大きな音だった。想像してみよう。一袋のサンチップスを買って自宅に戻り、耳に栓をしてスナックをほおばる。自分はそれでいいかもしれないが、近くにいる人々に対して、申し訳ない気持ちでいっぱいになるに違いない。彼らが音嫌悪症《ミソフォニア》（他人がものを食べる音を耐えがたく感じる症状）を患っているなら、

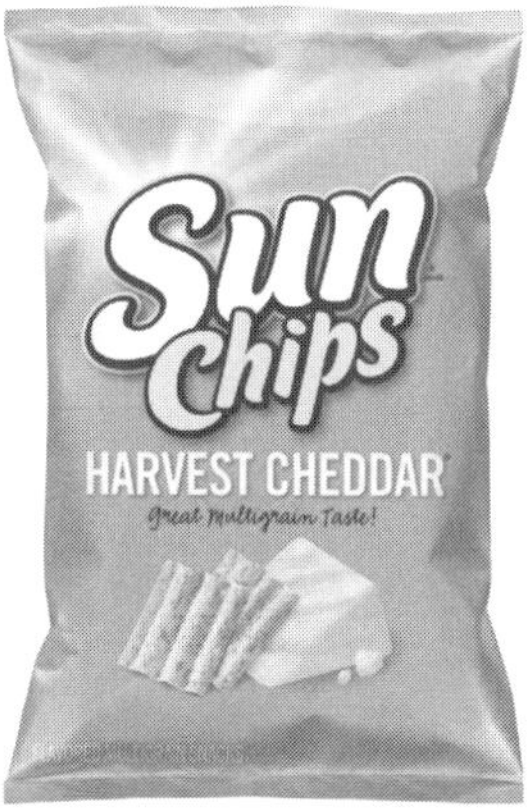

図4.3　音響戦争？ おそらく世界でもっともうるさいパッケージがこれ。やさしく手で揺らすだけで100デシベルを超える音が生じる。誰がこんなの思いついたのだろう？

なおさらだ。当然ながら、ダメージを減らすための〝耳栓配布作戦〟は失敗し、フリトレーは大音響パッケージを店の棚からすべて回収した。今後、このパッケージを目にすることは、そして何より耳にすることは二度とないだろう。

私たちがクロスモーダル・リサーチ・ラボラトリーで示したように、パッケージの音はポテトチップスの新鮮さを強調するのに役立つ。したがって、音を立てる商品をさらに大きな音を立てるパッケージに詰めて売ることで、その商品の食感はもっと優れたものに感じられて当然だ（そのためには、消費者は中身をボウルや皿に移し換えるのではなく、パッケージから直接食べると仮定しなければならないが、じつはこの仮定は合理的で、人々はすべての食品の三分の一をパッケージから直接食べると言われている。全食品でそうなのだから、ポテトチップスの場合はパッケージから直接食べる人の比率はより高くなるものと予想できる）。フリトレーのサンチップスよりもうるさいパッケージにはもう二度とお目にかかれないとは思うが、これからはパッケージが出す音に注目する企業が増えてくることは間違いないだろう。もうすでに音の調節に取り組みはじめているメーカーもある。いずれにせよ、サンチップスの物語から得られる教訓があるとすれば、「何事もほどほどに」ということだ。大きな音が好ましいからといって、大きければ大きいほどいい、とはならないのだ！

ザク、パリ、ポン

製品の音を聞けば、その製品の分類やときには特定のブランドさえわかることがある。数年前の話だが、ケロッグが自社製品のザクザクいう音の特許を取ろうとしたことがあった。同社は、自社ブランドのシリアル製品にミルクがかけられるときに生じる特徴的な音を、商標として登録しようと考えたのだ。また、ケロッグのために、ほかにない特徴的なシリアルの音をつくるよう、デンマークの音楽ラボに依頼したこともある。そうしてつくられた音《サウンド》には、一般的なコマーシャル音楽とは大きく異なる一つの特徴があった。その音とザクザク感は、ケロッグのそれとはっきりとわかるもので、朝食ビュッフェで大きなガラスボウルから自分のシリアル皿にコーンフレークを移し換えるとき、そこに商品名の表示がなくても、それがケロッグのコーンフレークだとわかるほど、特徴的だったのである［注8］。

パッケージの音も同じように役に立つ。スナップル（ドクターペッパー・スナップル・グループ傘下の飲料メーカー）によると、新しいボトルのキャップを開けるときに聞こえる特徴的な（独特な）音は新鮮さのヒントになる。「スナップル社はその音を〝スナップル・ポップ〟と呼んでいる。スナップル・ポップのおかげで、消費者はそのドリンクがまだ一度も開けられておらず、何一つ手が加えられていないことが予想できるため、安心感が得られる。スナップル社はスナップル・ポップの安全性に絶対の自信をもっているので、二〇〇九年にはそれまでふたのまわりを包んでいたプラスチックシールを廃止した。結果として、パッケージの費用が節約され、推定で一億八〇〇〇万フィート（五万四八六四キロメートル）分のプラスチックゴミを削減できた――と同社は説明する。『ポップ音が象徴的であることを知っていたため、決断は容易だった』とマーケティング上級副社長のアンドリュー・スプリンゲートは言う［注9］」。

多くの企業が、自社製品の見た目を特徴的にして、それを保護することに多大な費用を費やしている一方で、音の特徴にこだわる企業は極めて少ないのには驚くしかない。興味深いことに、私の知るかぎり、スナップルはスナップル・ポップを保護していない。特定の製品音を商標登録するのは、難しいのかもしれない（ハーレーダビッドソンも自社オートバイに特徴的な〝ドカドカドカ〟という重低音の排気音を保護しようとしたとき、かなりの出費を強いられた）。

広告主の多くは、音の可能性にすでに気づいている——そのことをマーケティング専門家が見逃すはずがない。彼らの多くは、スクリーン上で製品が開けられるとき、注がれるとき、消費されるときなどに生じる音に人々の注目を集めようとする。たとえば、広告会社のジェイ・ウォルター・トンプソン（ＪＷＴ）はブラジルで行ったキャンペーンで、氷で満たしたグラスにコカ・コーラを注いだときの音を強調した。マグナム・アイスクリームの広告で耳にするチョコレートコーティングの割れる音や、昔ながらのキットカットのアルミ箔の包み紙にそって指を滑らせたときの特徴的な音なども、人々の注目を得るための手段だ[*9]。あなたは、ほかにどんな特徴的なパッケージ音を知っているだろうか？

自宅の食べ物はどんな音？

大企業や料理人たちが音や音によって引き起こされる食感に興味を抱く理由はわかった、でもそれが一般人である自分たちにどう関係してくるんだ？——とあなたは考えたに違いない。音の重要性を証明するガストロフィジクスにおける最新の発見は、一般的な家庭でも活用できるものだ。たとえば、次にディナーパーティーを行うとき、あなたが出す料理にどのような音の特徴があるか、よく考えてみよう。もしパリパリ、カリカリ、サクサク、あるいはクリーミーといったものでないのなら、あなたは客たちの感覚を刺激できるだろうか？この問題は単純な方法で解決できる。最後の仕上げとして、サラダに煎った種を振りかけたり、スープにカリカリのクルトンを入れたりするだけでいい。ハンバーガーといえばピクルスとレタスがつきものだが、これもおそらく同じ理由からだ。それらが音を立て、バーガーの食体験をより楽しいものにする。

もう少し冒険をしてみたいなら、チョコレートムースにはじけるキャンディーを振りかけてみるのはどうだろう。シェパーズパイのポテトのトッピングに、はじけるキャンディーを混ぜ込んでみてもおもしろいかもしれない。じつは、この二つの料理はここ数年で最高級シェフたちが実際につくったものである。音による驚きをさらに記憶に残るものにしたいなら、〝隠す〟のがいい。ほぼ無音のチョコレートムースをほおばっていると、突然口の中で音の爆発が始まるのだから、客たちはさぞ驚くだろう。しばらくのあいだ、その体験を忘れないに違いない！　記憶に残る料理をつくるのはすばらしいことだ。この点については第九章で

*9　キットカットのアルミ箔に指を這わせるのは、オレオのクッキーを牛乳などに浸してから食べるのと同じように大切な儀式の一つだったのに、数字にしか興味のない連中がパッケージ費用を節約しようとしてアルミ箔と紙をプラスチックの袋に置き換えたせいで、できなくなってしまった。まったく、残念なことだ！

詳しく論じる。

メルバトーストとパテの組み合わせに人気があるのはどうしてだろうと、あなたは不思議に思ったことがないだろうか？　これは、おいしいけれど音のないもの（パテ）と大きな音を発する要素（カリカリのトースト）を組み合わせた典型例と呼べるのではないだろうか？そう、両極端な食感が含まれているのである。しかし基本的に、私たちがやりたいのは音を料理にただ加えることではない。実際に多くの例で、音が加わることによって料理のフレーバーもよりよく感じられるのである。すでに見たように、最近行われたもっとも興味深い調査を通じて、食べ物の音が強化されることで、そのフレーバーも強くなることがわかっている。『The Omnivorous Mind（雑食の精神）』のなかでJ・S・アレンも、音の大きな食品のほうが静かなものよりも飽きられにくいことをほのめかしている。この点が、そうした食品が誰からも好かれる理由の一部だとアレンは信じて疑わない。おわかりだろうか？　どのようなケースでも、食事に音の驚きを取り入れる工夫をしよう。ただし、客のなかに音嫌悪症《ミソフォニア》の人がいないかの確認だけは忘れずに……。

もし、私たちが考えるように、パリパリ感やサクサク感にとって音が重要なら、次にパーティーをするときに古いポテトチップスしか手元にないとしても、何か解決策があるのではないだろうか？　研究の成果から、ポテトチップスがいい音を立てていないことがわからないほどの音量で音楽を流せば、客はそのポテトチップスが古いことに気づかないと予想できる。というのも、あなたが背景音を大音量にするやいなや、客の脳が聞こえなくなってしまったポテトチップスの音を想像で補うからだ。ただし、ここで警告しておくが、そのような大きな騒音は、あなたがつくったパンチに含まれているアルコール量を見積もる能力を客から奪ってしまう可能性もあるのでご注意を。そしてもし、どうして音楽がこんなにうるさいんだ、などと尋ねてくる無礼な客がいた場合にはこう答えよう――最近では、最高峰のシェフもみんなそうしている、と（詳しくは次節で）。

「えっ、何？」ディナーと騒音

同伴者と会話ができないほどうるさいレストランに入った経験が、あなたにはないだろうか？　もしあるとしたら、それはいつだっただろう？　おそらく最近のことだったのでは？　レストランが（もちろんバーも）異常にうるさいという問題は、最近になって広がりを見せている。実際、レストラン客が頻繁に口にする不満で、サービスの悪さに続いて第二位を占めるのが騒音だと言われている。ここ十年から二十年で、多くのレストランで騒音レベルがあまりにも上昇したため、評論家のなかには店の評価の基準に料理の良しあしだけでなく、騒音の大きさも加えはじめた者もいる。

騒音が増えつづけていることの原因の一端は、ニューヨークのシェフたちにあるとされている。彼らは店の準備中に非常に大きな音で音楽を聴くことで知られているのだ。そして、いつかはわからないが、ある日彼らのうちの誰かが〝利口〟にも、客たちも音楽が好きに違いない、と考えたのだ。それが悪夢の始まりだった！　あるジャーナリストが、鋭く指摘している。「レストランにおける料理がどれほどエレガントなものであろうと、その調理中に流される音楽はほとんどの場合さほど洗練されていない。ベビーベジタブルを洗ったり、アヒルをさばいたりしながらビバルディを聴いている者なんていない」。以前、ラボで所長を務めていたチャールズ・ミシェルによると、彼がモナコのオテル・ド・パリの《ルイXV》レストランで働いていたころ、料理長のフランク・セルッティは下ごしらえのとき、スタッフをせかすためにヘビーメタルの曲をかけていたそうだ［注10］。

騒音が増えた原因の一端は、レストランに対して、やわらかい調度品を取り去り、音をよく反射する硬い表面のものばかりを残すようにアドバイスする店舗デザイナーたちにもあるだろう。最近はやりの北欧風インテリア――カーペットもふかふかの椅子も、テーブルクロスも取り除かれ、むきだしの木材が使われているあれ――には、騒音に対する責任をとってもらわなければならない！　騒音を吸収するものが何も残っていないではないか。シェフたちも罪がないわけではない。たとえば、グラント・アチャツが腕を振るうシカゴにあるミシュラン星付きレストラン《アリニア》がテーブルクロスを使わなくなった理由の一つは、料理の皿をテーブルに置いたときに音がするようにするためである。

　極端に騒がしいレストランやバーに対する反発は着実に広がっている。最近では、次のような記事も発表された。「騒音が一部のゲストたちの食体験を損なっているとして、ミシュラン星付きのシェフのグループが、スペインのレストランにおける騒音レベルを下げるための運動に乗りだした」。もっと大胆な手を使う者もいる。マドリッドにあるミシュラン二ツ星《ホテル・ウニコ》のシェフ、ラモン・フレイシャは最近こう語った。「ガストロノミーは官能的な体験であり、騒音はその喜びを損なう。ともに食事をする人々との楽しい会話だけが、レストランで聞こえてくる騒音であるべきだ［注11］」。では、どうやって食事の時間から騒音を取り除けばいいのだろうか？　いつも客であふれている人気店なら音楽なしでやっていくのは簡単だろうが、比較的すいている店で同じことをするのは難しい。それに、背景音楽《BGM》にはテーブルでの自分たちの会話を近くに座るほかの客に聞かれないようにするという役割があることも忘れてはならない。だから、音楽をなくすのではなく、「ちゃんと耳に届くが、不快ではない」程度の音量にセットするのがいいだろう［注12］。

　シェフや料理アーティストのなかには、市場の隙間を見つけて「サイレント・ダイニング《無音食事》」

イベントを開催する者も出てきた。無音の中にいると（携帯電話でメッセージを打つことも禁止されている）、人はほんとうに食べ物に集中することができるようになり、感覚的な喜びが強くなる。「ダイン・イン・ザ・ダーク《暗闇での食事》」を提供するレストランも、同じような考えから生まれた。ただし、そうしたイベントは商業的にはあまり成功していない。この戦略はキッチンから聞こえてくる調理の音を強調し、（それが不快なものでないかぎり）食事客の期待感を高める役には立っているが、同時に食事の醍醐味の一つである同伴者との会話という社会的側面までも沈黙によって奪ってしまうからではないだろうか。

　私たちが、そして増えつづけるほかの研究者たちが行った数多くの調査はどれも、私たちが耳にする音（そしてその音に対する私たちの好き嫌い）がさまざまな食品の味、食感、そしてアロマに影響することを示している。人々の〝快楽評価〟（つまり、彼らがその食べ物や飲み物をどれだけ好きか、ということ）も影響を受ける。多くの場合、食事時に聞いている音楽が好きであればあるほど、私たちは口にする食べ物や飲み物の味を楽しむことができる。最近、舌の肥えた参加者を集めて行われた研究を一例として挙げると、好きな音楽はジエラートの甘さを引き立て、嫌いな音楽は苦さを際立たせる傾向があることがわかった。次章以降、私たちはさまざまな例に遭遇するだろう。今後、「音響調味《ソニックシーズニング》」という言葉を耳にする機会が増えると、私は予想している。

音響強化フードとドリンク

飲食料品を消費するときに私たちが好ましいと感じる特質の多く——サクサク感、パリパリ感、カリカリ感、クリーミーさ、炭酸など——はどれも多かれ少なかれ、それを口にするときの音に影響される。食品の音響要素を強化することは、若い消費者にとって重要であることは間違いないが、私の予想では、今後は急激に進行する高齢化社会において、さらに重要になるだろう。結局のところ、七十歳を超える高齢者の数は増えつづけているのだ。そのあたりの年齢から、味やにおいを感じる能力がどうしても一気に低下してしまう（八十歳を超えた私の両親は否定するだろうが！）。

研究を通じて、高齢者の大半は無嗅覚がかなり進行していることがわかっている。においを嗅ぐ力がかなり弱っているのである。しかも残念なことに、味覚と嗅覚の低下は避けられないうえ、現在のところ、（眼鏡や補聴器でサポートできる視覚と聴覚とは異なり）失われた味覚と嗅覚を取り戻す手段は何一つとして見つかっていない。しかし、できることが一つある。高齢者の食事をもっとパリパリに、もっとサクサクにすること——つまり、音響的な要素を強化することだ。そうすることで、食べている人の精神と口をより強く刺激できる。

では、舌の味蕾が、そして何より鼻が健全に働いている若者は何を楽しみにすればいいの

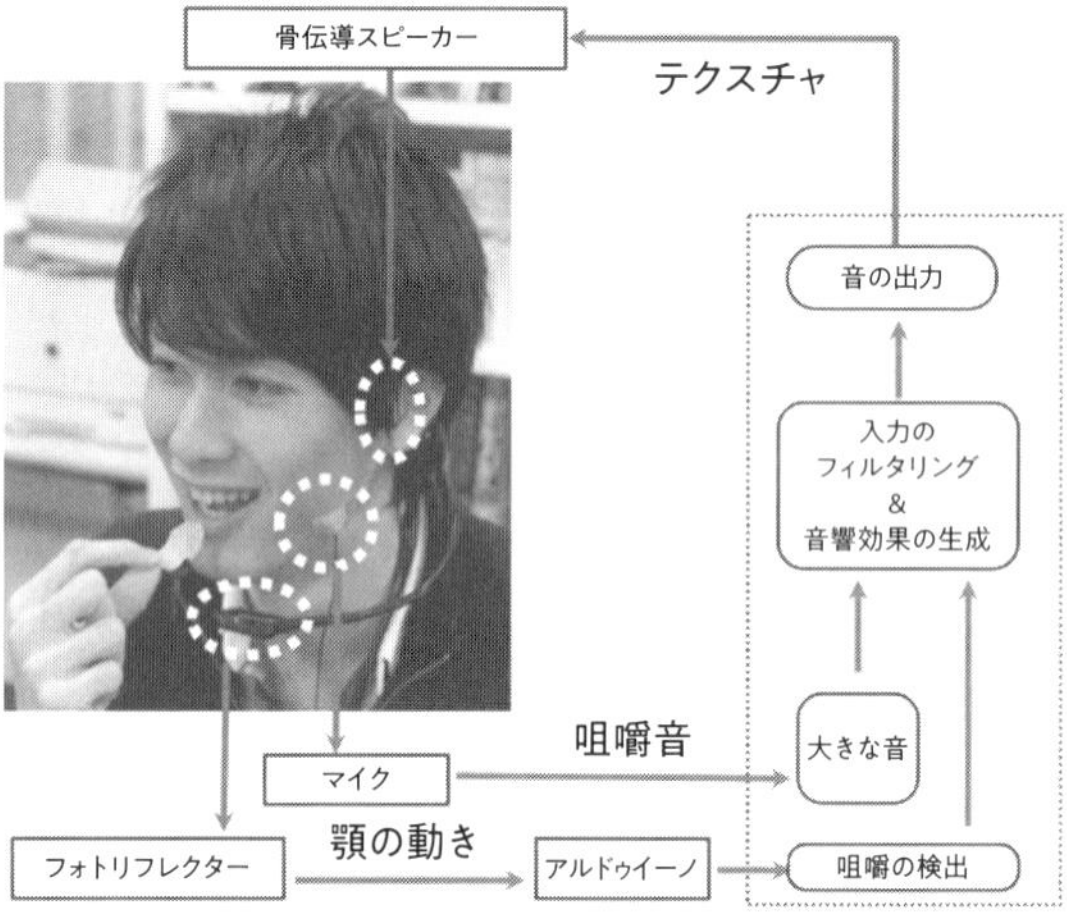

図4.4　マウス・ジョッキーは遊び心満載。使用者の顎の動きを感じ取って、あらかじめ録音された特定の音を鳴らす。

だろう？　日本の研究者たちがとても愉快なヘッドセットを開発した（図4・4）。「マウス・ジョッキー」と名付けられたそのヘッドセットは、使用者の顎の動きを検知し、あらかじめ録音された音を流すのである。たとえば、グミベアを噛んだときに叫び声が聞こえてきたり。液体をストローで吸ったときに生じる音と感覚を再現する「拡張ストロー」も開発されている。そのストローの先を自分が飲みたいドリンクの写真をプリントしたマットの上に置いて、いつものように吸うと、驚くほど現実的に感じられるし、とても楽しい。

スナック菓子メーカーのエヴァークリスプの音響アプリをモバイル機器に入れて使えば、古くなったポテトチップスにサクサク音を加えて、より〝新鮮に〟することができる。こ

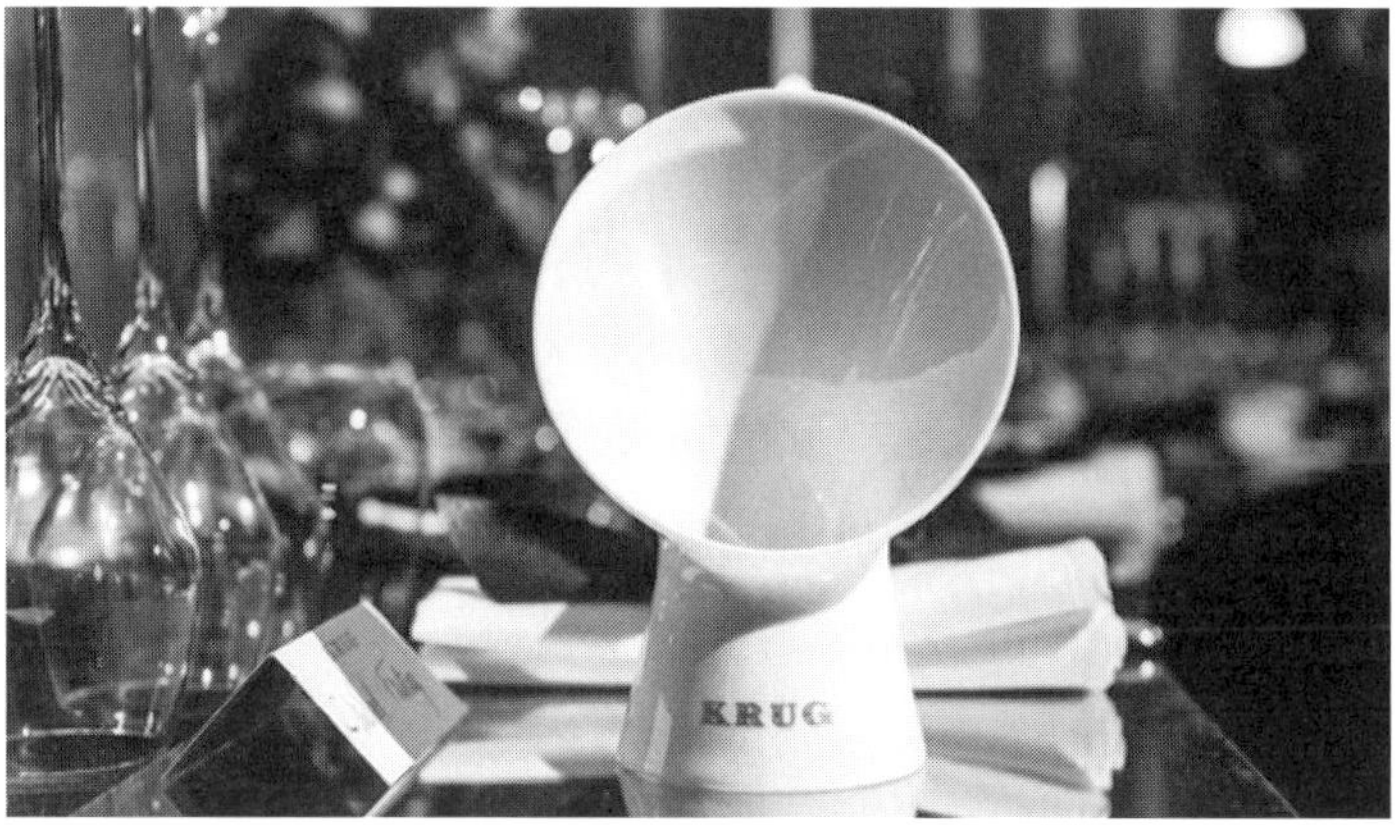

図4.5　フランス人アーティスト、イオンナ・ヴォトランがデザインしたクリュッグ・シェルは、シャンパングラスの中ではじける泡の音を拡大する。

のような話を聞けば、私たちの食体験を拡張するという意味で、技術が今後ますます重要な役割を担うようになると容易に想像できるが、その一方で、私はデザインも極めて重要になると思っている。どんなことが可能なのかを示すために、ここでクリュッグ・シェルを紹介したい（図4・5）。二〇一四年に限定品としてリリースされた、ベルナルド・リモージュの磁器でできたこの装置は、ワイングラスメーカーであるリーデル社の「ヨーゼフ」キャンペーンのために特別につくられたグラスの上に載せることができる。もしクリュッグ・シェルを手に入れることができたなら、試してみるといい。グラスの中ではじける気泡の音が拡大されて心地よく伝わってくるだろう。その音を聞きながら、ゆったりとくつろぎ、食における音の存在について、よく考えてみよう。

第五章　手触り・口当たり

　現在、世界最高峰のミシュラン星付きレストランのいくつかでは、コース料理のうちの最初の三品、あるいは四品、ときには五品すべてが指を使って食べるものだ。コペンハーゲンの《ノーマ》、スペインはサン・セバスティアンの《ムガリッツ》、ブレーの《ザ・ファット・ダック》などである。志の高い美食ツーリストなら、私が何を言いたいのかわかるだろう。考えてみてほしい。ミシュランの二ツ星あるいは三ツ星レストランで指を使って食事するなど、ほんの数年前までは考えられなかったことだ。パンは指でつかむ。貝類もそうだ。だが、ほかの料理に指を使うことは？　これは、じつは非常に新しい試みなのだ。《ムガリッツ》などはさらに一歩進み、今後は伝統的なカトラリーを一切使用しないことを、二〇一六年に宣言した。

　本章では、飲食の体験と喜びにおいて、私たちの触覚がいかに大切かに注目する。ここで言う触覚とは、口の中で感じるものだけでなく、手で感じるものも含んでいる。覚えておいてほしい。これから先、食べることと飲むことはゆっくりと、しかし着実に、触覚的な活動に変わっていくだろう。なにしろ、触覚とは私たちの五感のうちでもっとも大きく、もっとも原始的な感覚であり、人間の皮膚は体重のおよそ一六パーセントから一八パーセントを占めているのである。これを無視するなんて、ありえないことだ！

味とフレーバーに対する食感の影響？

食感は味に影響するか？——その答えは間違いなく「イエス」だ。ただ、食感という感覚だけを取り出して個別に操作するのは極めて難しいため、実験を通じて研究するのは困難だ。たとえば、液体の粘度（粘りけ）を上げると、飲み物の表面から揮発するアロマ分子の数が減る。したがって、食べ物や飲み物の口腔体性感覚的特徴（基本的に食感と呼ばれるもの）が味やフレーバーに変化をもたらすのは確かだと言えるだろうが、その相互作用の原因を見つけるのは容易ではない。

しかし最近になって、知覚学者がついに食感とアロマを別々に変化させる方法を見つけた。具体的には、被験者の口にチューブを差し込みアロマを流し込んだのだ。そうやって特定のアロマを口に送り込むことで、液体の〝口当たり〟と濃さの知覚を変えることに成功した。

その一方で、口に含む液体の口腔粘度を高めることで（水とクリームで感じられる口当たりの違いを想像してみよう）、アロマあるいはフレーバーの知覚が変化した。アロマをチューブで送り込んだときも同じ変化が確認されたため、粘度の変化によって液体そのものから放出されるアロマの量が変わり、それが影響しているという可能性を排除することもできた。

イチゴでもクッキーでもいい。手元にあるものを食べてみて、その味やフレーバーはいったいどこから来ているか、考えてみよう。食べ物が噛み砕かれ、唾液の力を借りて口の中を移動していくとき、あなたはそれを口全体で――そして飲み込むたびに、鼻も使って――味わっているのだ。そして脳が、これらすべての感覚刺激をふたたび一つにまとめ上げ、それら感覚の源と思われるもの、つまり口の中にある食べ物と関連付ける。脳はそれほどすごい仕事をしているのに、私たちはそのことについてゆっくりと考えてみることなど、ほとんどない。

映画館で映画を観ているとき、脳は観客席を囲むように設置されたスピーカーから流れてくる声を、まるで登場人物から聞こえてくるかのようにスクリーン上で動く唇に重ね合わせる。これと同じようなことが、食事のときにも起こっているのである。この現象を理解するとても簡単な方法を紹介しよう。まず、スプーン一杯の塩辛いあるいは甘い液体を口に含み、次にまったく味のない綿棒の先を舌に当てて動かしてみる。すると、綿棒そのものには味がないのに、舌を動く触覚刺激から味がするように感じるだろう。この実験が示すのは、口の中の触覚刺激の場所が、味の源として感じられるという事実である。脳がそのように機能することがわかったことで、私たちは味を口ではなく、人工舌（ゴムでできた人間の舌の複製）で感じさせることにも成功した。自分の体の外に置かれた人工舌に液体（たとえばレモンジュース）が垂らされているのを見ている人のなかには、自分の舌に味のない水が垂らされたときに、目で見ている液体（レモンジュース）の味がすると自信をもって答える人がいるのである。

フルーティーさ、肉っぽさ、スモーキーさといった食べ物の特性を、それらのアロマが最初に感じられる場所である鼻ではなく、口で感じたかのように錯覚する現象は「オーラル・リファラル」と呼ばれている。一世紀以上にわたり、においを鼻ではなく口で感じるオーラル・リファラルは、飲食時の口で体験される触覚刺激が原因だと考えられてきた。しかし、その仮定は正しくないことがわかってきた。フレーバーに関係するさまざまな感覚刺激の統合はなんの苦労もなく無意識のうちに行われるが、信じられないほど複雑な過程なのだ。だから、「味を触覚で感じることができるか？」という問いに対する答えは「ノー」ではあるが、口の中だろうがそれ以外の場所だろうが、私たちが皮膚で得る感覚は食べ物と飲み物の味とフレーバーの両方に影響するのである。

マリネッティの触覚ディナー

イタリア未来派の発起人F・T・マリネッティは〝ものに触れる〟ということにとても関心があった。一九二一年に「触覚主義《イル・タティリスモ》」を宣言し、一九三〇年代には最初の触覚《タクティクル》ディナーパーティーを開催した人物だ。しかし、不幸にも一つの問題があった。未来派のメンバーは料理ができなかったのである。イタリアのマスコミから、「キッチンのおなら」と評されたほどで、彼らの料理法は後世に伝わるようなものではなかった〔注1〕（また、彼らのいかがわしい政治信条も運動の助けにはならなかった）。だから、一九四〇年代に未来派が跡形もなく消えてしまったのも不思議ではないだろう。ところが、今になってシェフや料理アーティストが、マリネッティの目を見張るほど独創的なアイデアにもう一度命を吹き込もうと試みている。

ろくに料理ができないにもかかわらず、未来派は影響力のあるディナーパーティーを何度か開催することには成功した。そのうちの一回の様子を説明する文書によると、食事をする際、食事客にはスプレーで香水が振りかけられた。さらに、彼らは利き手にフォークをもち、もう一方の手で、何らかの素材――ベルベットやシルクや紙やすり――をなでたそうだ。

ロンドンで活躍する《キッチン・セオリー》のシェフ、ジョゼフ・ユーセフは、二〇一五年の食事イベント、「シネステジア」の一部として、「マリネッティのベジタブル・パッチ」と名付けた料理を出した。皿の上には、さまざまな質感の素材が並んでいた。でも、それだけではない。テーブルの上には（手にちょうど収まるサイズの）黒いサイコロがたくさん置かれていた。六面すべてが異なる素材で覆われている。たとえばベルクロ、ベルベット、紙やすりなどだ。食事客はサイコロに触れながら、皿に載るさまざまな素材を食べ、その際に手の感触と口の食感に何らかの関連を見つけるよう促されたのだった。ちなみに、そんなことをしてもまったく変化を感じない人も多かった。この種の料理あるいは実験は、誰にでも効果がある、というものではないのだろう。しかしその一方では、触れている素材を変えると食体験も変化したと自発的に報告する人々がいたのも事実である（大ざっぱに言うと食事客の三分の一ぐらい）。やはり、未来派の人々も何かに気づいていたのだろう！

ロンドン大学のバリー・スミス教授とともに、私たちは同じような試みとして、マルチセンソリー・ワイン試飲会を開いたことがある。まずさまざまな素材の布きれを用意して、それを参加者全員に手渡した。そして数種類の赤ワインを飲んでもらい、どの素材がどのワインに合っているか評価してもらったのだ。単純なことだが、みんな興味をもつこと請け合いだ。それに、誰もが自宅でできることでもある。次に友達を招待して、ワインを楽しむときには、あなたも試してみてはどうだろう？　少なくとも、あなたの客人は普段より意識してワインを味わうに違いない。赤ワインの広告に、頻繁にベルベットやシルクなどの布地が登場することも、これで説明がつくのではないだろうか？

最初に味わうのは手？

世界の多くの地域――アフリカ、中東、インドなど――では、人々はほとんどの場合手を使って食事をする。しかし、レストラン、とりわけ西洋化した国々のレストランでは、私たちは必ずと言っていいほどカトラリー――西洋ならナイフとフォークを、東洋なら箸――を使う。飲むときには、何よりもまずカップやグラス、あるいは缶やボトルを手にする*10。つまり、厳密に言うと、最初の味覚は手で得られていることになる。だが、知覚学者やフレーバー合成の専門家たちの意見では、カトラリーやドリンク容器は食べ物や飲み物の味にまったく影響しないそうだ。また、味覚体験の楽しさにも作用しないと彼らは主張する。結局のところ、料理人も評論家も消費者も、誰もが〝そのほかの要素《こと》〟を無視して、皿に載せる料理の味、あるいはグラスの中のドリンクのフレーバーだけに注目すればいいと考えている。しかし、それではだめなのだ！　ここまで本書を読んできた読者なら、〝そのほかの要素《こと》〟こそが重要なのだと、すでにわかっているだろう。〝そのほかの要素《こと》〟には、私たちが触覚を通じて得る感覚も含まれ、実際に、私たちが考えている以上に、それどころか信じられないと思えるほどに、食体験を大きく左右する要素となっている。

ガストロフィジクスというまだ若い学問でも、触覚が食体験にどれほど影響するかを明らかにする研究が増えてきている。世界トップクラスのシェフ、分子ミクソロジスト、料理アーティストだけでなくパッケージやカトラリーのデザイナーまで、飲食における触覚の役割に強い関心を寄せるようになった。彼らは、食事中に私たちが手に取るあらゆるものの肌触りや重さから温度や硬さにいたるまで、さまざまな工夫を凝らしている。もちろん、彼らは〝手〟だけで満足するつもりはない！　もっとも創造的な経験《エクスペリエンス》デザイナーはすでに、どうすれば私たちの唇や舌をより効果的に刺激できるか、考えはじめている。

冷たくて滑らかな金属はお好き？

人間はステンレスや銀製のカトラリーの冷たくて滑らかな触り心地に魅力を感じるように進化してこなかった。どちらかというと、手で食べるほうが人間の性に合っている。では、どうして私たちが食事をするとき、金属製のカトラリーを使うことが多いのだろうか？　一

*10　例外はストローを使うときぐらい。でも、オルソネーザルの嗅覚刺激がほとんどなくなってしまうので、ストローで飲むのはお勧めできない！　第二章を参照。

流のインテリアデザイナーとして知られるイスラ・クロフォードはかつてこう表現した。「多くの場合、天然素材でつくられた表面のほうが好ましい。不揃いなもののほうが、完璧に均衡のとれた表面よりも、より強く感覚に訴えかけるからだ［注2］」。私に言わせれば、誰も見たことがないような、あるいは一九七〇年代なら想像すらできなかったような方法で皿の上にすばらしい料理を盛り付け、才能と創造力を遺憾なく発揮する世界トップクラスのシェフたちが、いまだにナイフとフォークとスプーンという昔ながらの組み合わせで客たちに食事をさせていることのほうが、驚きに値する。発想が豊かだとはとても言えない。

数え切れないほど多くの人の口に入っていたのに、それでも口に含まなければならない――そんなものはフォークやスプーンぐらいだ。他人の歯ブラシを使って歯を磨こう、と私が呼びかけたら、あなたはどう思うだろうか？　歯ブラシとカトラリーのあいだに、いったいどれほどの違いがあるというのだろう？

これから数年のうちに、皿から口まで食べ物を運ぶ方法に大きな変化が生じるものと、私は確信している。平均的な人物の口に存在する受容体の分布に関する学術研究の成果、ならびに最新のガストロフィジクス研究から得られた見知をもとに、広い視野をもつメーカーが、私たちの食体験をよりよくするようにデザインされた、しかも見た目にも美しいカトラリー製品を開発するものと、期待している。その努力の結果として生まれた製品は、まずモダニ

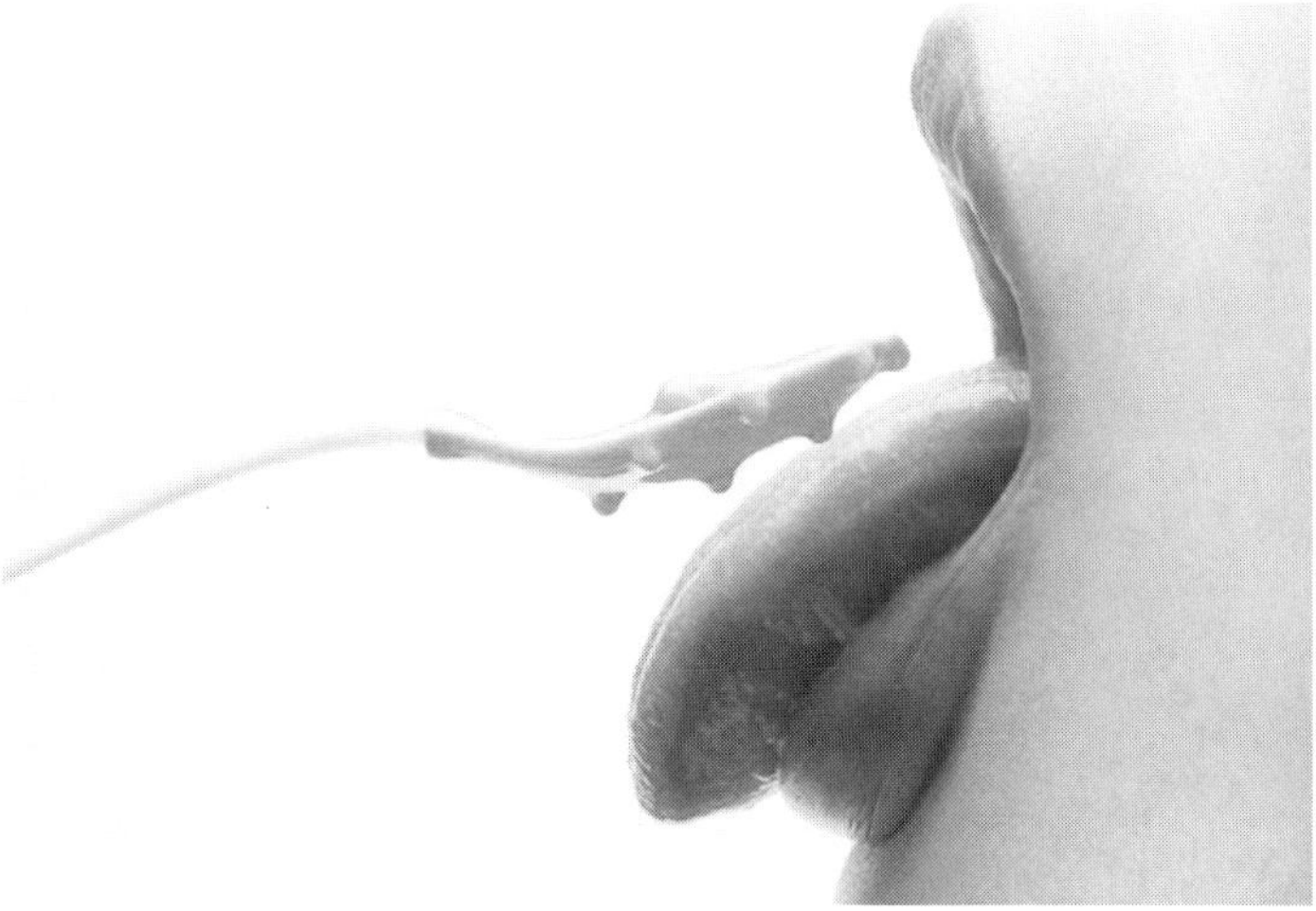

図5.1　ジヒョン・チョンがデザインした「感覚を刺激するカトラリー」

スト・レストランで利用されることになると思う。そしてそこから、個性的なカトラリーは、一流シェフなどの名前をブランド名として、ゆっくりと一般市場に現れはじめることになるだろう。

でこぼこのスプーンを使ってみたい？

さあ、触覚の旅のスタートとして、図5・1を見てみよう。この写真のスプーンのような奇抜な道具を使ってものを食べると、あなたの食体験はどう変わるだろうか？　より強く記憶に残る？　おそらくそうだろう。刺激的になる？　間違いない。

しかし残念なことに、写真のスプーンは一本しかない。このデザイナー作品がアマゾン

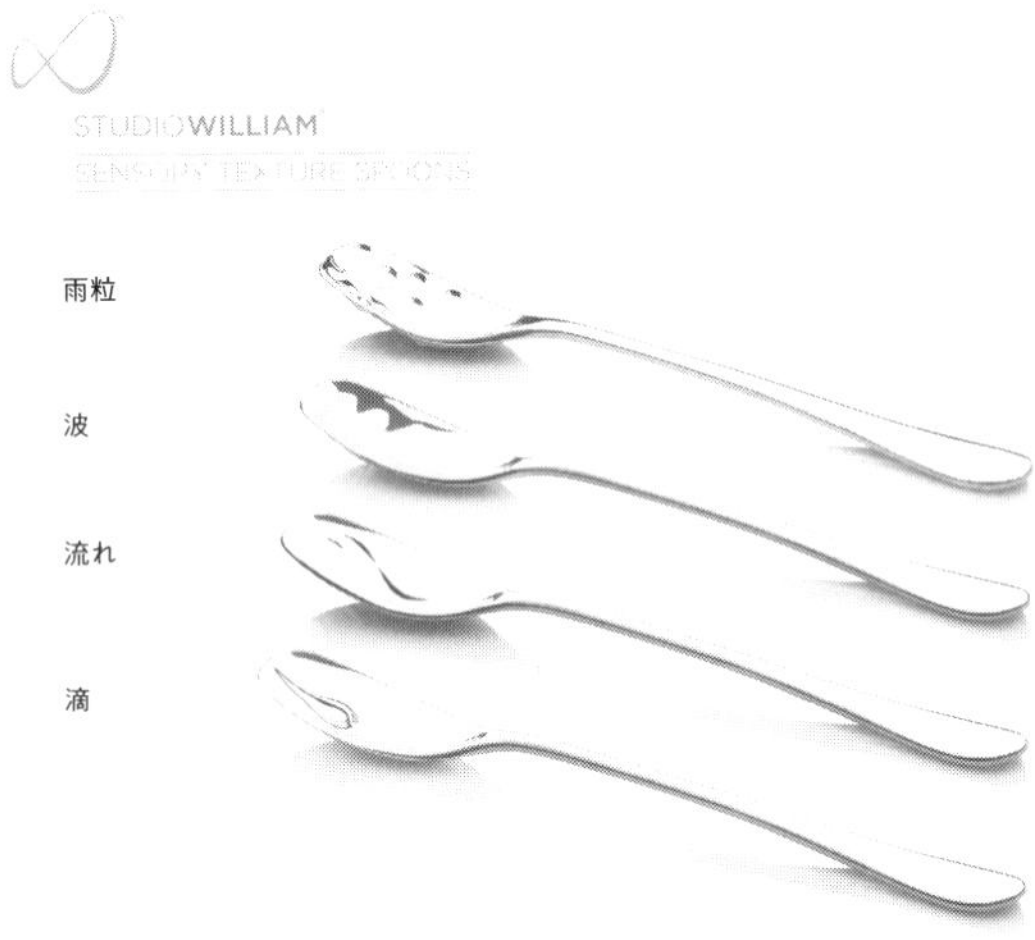

図5.2　スタジオ・ウィリアムが開発した４本セットのスプーン。それぞれに舌触りが異なる。

で売られるようになるのは、まだまだ先のことだと考えて間違いない。ほんとうに残念でならない。現在出回っているほかのカトラリーときたらどれも退屈なものばかりなのだから。しかし最近になって、少なくとも一つのメーカーが、肌触りの要素を付け足した「体感スプーン」とでも呼ぶべきものを一般向けに売り出している（図5・2）。これら四本の凹凸をつけたスプーンは、それぞれ独特に舌を愛撫するのだが、私たちはジョゼフ・ユーセフおよび一流カトラリーデザイナーのウィリアム・ウェルチとともに、どのスプーンが食べ物のどの種類の味覚やフレーバーや舌触りを強く際立たせるか、研究を続けているところだ［注3］。

　体感スプーンのセットをまだもっていない

あなたに、新しいセットを買わずに、食事客の舌を効果的に刺激する簡単な方法を教えよう。次にやってきたとき、客は驚くに違いない。まず、スプーンを数本、レモンジュースで濡らす（あとあと厄介な目に遭いたくないのなら、銀のスプーンは避けること）。次に、そのスプーンを結晶や粉末――砂糖や少量の挽いたコーヒー豆など――に突っ込み、乾くまで待つ。そして料理を出す直前に少量の何かおいしいものをそのスプーンに載せて客に手渡す。これは、キャロライン・ホブキンソンをはじめとした料理アーティストが、人々の舌を刺激するために実際に用いている斬新な方法だ。《アリニア》の「オセトラ」メニューのように、最高峰のレストランも、この方法を利用している。いつもと違うスプーンに食事客は驚き、自分が食べているもののことを強く意識するようになるだろう。

カトラリーそのものの素材を変えることでも、食体験をより印象的なものにすることができる。手軽なのは、いつものナイフとフォークの代わりに、ピクニック用の木製のカトラリーを使うことだろう――洗う手間も省ける！　ただ、現在のところ世界最高峰のレストランの一つに数えられる《ノーマ》が同じようなことを試みたときの食事客の反応については知っておいたほうがいい。コペンハーゲンにある《ノーマ》は最高級の木製食器をサービスに導入した（図5・3）。私自身はまだ自分で試してみる機会がないのだが、《ノーマ》を二〇一五年に訪れた私の仕事仲間はがっかりしていた。食事から帰ってきた彼女は、私にこう書いて

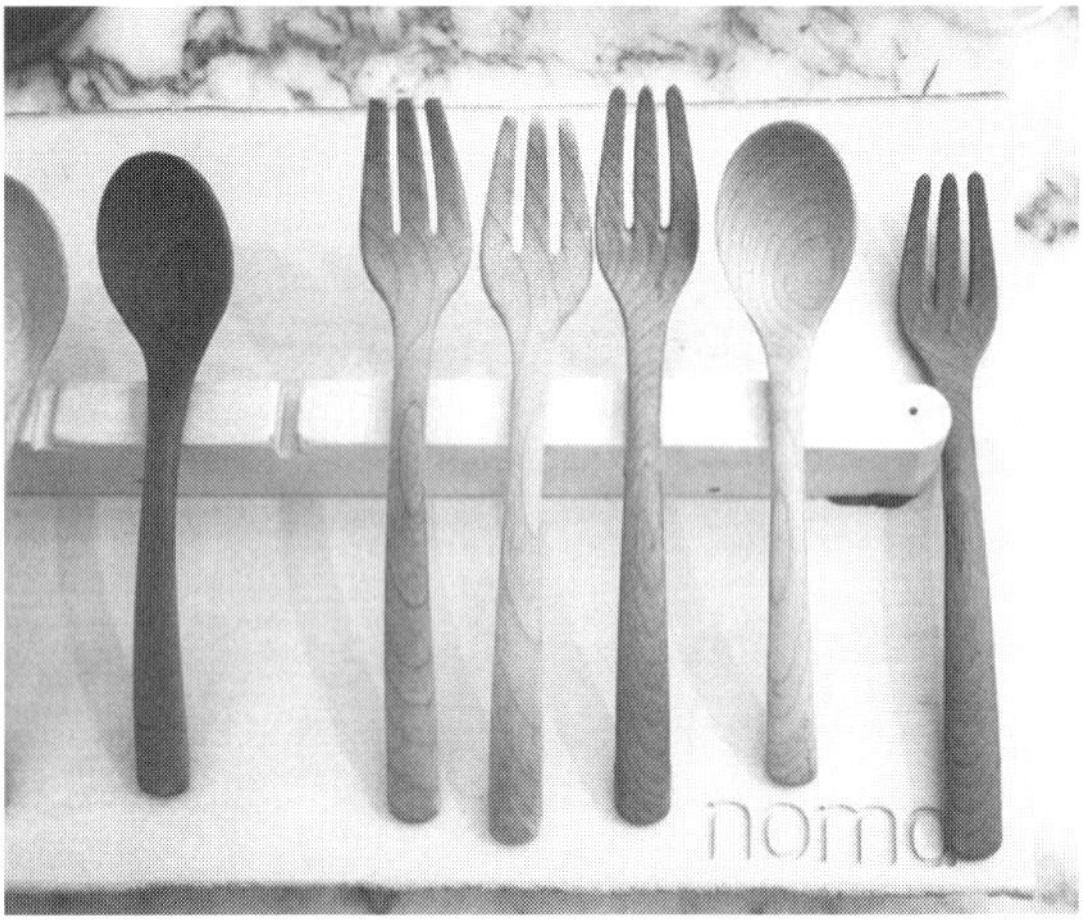

図5.3　コペンハーゲンの《ノーマ》で使われている高級木製カトラリー。独特な舌触りだが、軽すぎると感じる人もいる。

よこしたのだ。「テイクアウト料理を先割れスプーンで食べているような気になった」。ほかの人たちの大半も彼女のように感じるのか、レストランで実際に調査してみるのもおもしろいだろう。

重さは何かの役に立つ？

カトラリーのデザインにとって、重さがどれだけ重要か、いくら強調してもしたりない。あなたも、ある程度の重さを手に感じるほうがしっくりとくるだろうし、前後のバランスも大切だと思うだろう。私がヘストン・ブルメンタールのレストラン《ザ・ファット・ダック》で最初に気になったのも、店で使われているカトラリーが非常に重いということだった[*11]（木とスチールでできたフランスのラギオール風のカトラリーで、ほんとうに重い）。カトラリーメーカーのウィリアム・ウェルチ（図5・2のスプーンのデザイナー）も、自分がつくるカトラリーに適度な重さをもたせることにしている。ほとんどの人にとって、カトラリーの重さは見た目と同じぐらい重要だ、とウェルチは説明する。

それなのに、若いシェフの多くがカトラリーを節約しようすることに、私はいつも驚かされる。もちろん、その気持ちは理解できる。しかし、そこで節約してしまえば、丹精込めてつくった料理を安食堂で使われているような軽いカトラリーで食べてもらうことになり、そのせいで全体的な食体験が損なわれてしまうのである。

ほかにも研究したいテーマがたくさんあるのは確かだが、ガストロフィジクス研究者はそろそろカトラリーの重さについてちゃんと研究を始めるべきだ。私たちが最初に行ったのは、このテーマについてこれまでどのような研究が行われてきたかを知るために学術雑誌を調べることだった。驚いたことに、このテーマ（飲食体験におけるカトラリーの重要性）について触れている文献は皆無に等しかった。これほど基本的なことが、今までずっと無視されてきたのはどうしてだろうか？　そこで、私たちは独自の調査を通じて、口（そして心）における食体験にとって、手にもったカトラリーの重さがどれほど重要なのか、はっきりとした

*11　すくなくとも、キッチンの改装を理由に、二〇一五年に休業するまではそうだった。

結論を出そうと考えた。そして、クロスモーダル・リサーチ・ラボラトリーで一連の実験を行い、人々は重いスプーンでものを食べたとき、軽いスプーンで同じものを食べたときよりも、その食品の味をより高く評価するという事実を突きとめた。

高度に管理されているラボでの実験では、多くの場合、同じ人物に異なるものと説明して複数の食品を渡し、さまざまな重さのスプーンを使って食べてもらう。同じ人物にやってもらうのは、評価の結果が、被験者の個人の好みの差のせいではなく、実験の操作によるものであることを確実にするためだ。しかしこの方法には問題点もあり、被験者が不自然なほど重さに意識を向けてしまう恐れが高くなる。

そのような懸念（今回だけでなく、ラボで行われるほかの多くの実験にも当てはまるのだが）があるため、私はラボの外でカトラリーの重さの影響をテストする機会をずっと探してきた。《ザ・ファット・ダック》のとても重いカトラリーを使う食事客を相手に研究できれば最高だろう。しかし、それは今後も不可能だと思える。どうしてかって？　研究に参加してくれた人々の勘定をすべて引き受けてくれるスポンサーが見つからないからだ。現在のところ、《ザ・ファット・ダック》のディナーの価格はおよそ三〇〇ポンド。ワインやサービス料を含まずに、この値段なのだ。

だが幸運なことに、私は最近になって、国際卵連盟の会議に招待される機会があった。主催者は、私に三品目《ひんもく》からなる実験的なコース料理を会議の参加者にふるまってほしいと依頼してきたのだ。ガストロフィジクスの研究がどういったものなのか、参加者に知ってもらうのがその目的だった。私は自分の幸運が信じられなかった！　手の中のカトラリーの重さが口の中の食体験に影響するという理論を証明する完璧な機会ではないか。まさに、待ちに待った瞬間だった。

エジンバラの中心部にあるおしゃれなホテルのレストランに、世界各国から百五十人の会議参加者が集まり、たくさんのテーブルに無作為に散らばって座っていて、各座席には参加者が料理の印象を記録するためのスコアカードと鉛筆が置かれている。彼らには、食べた料理の好き嫌い、盛り付けの美しさ、たまたま入ったレストランで同じ料理が出されたらいくらまで支払っていいか、などといった質問に答えてもらう。彼らは何らかの実験に自分たちが参加していることは理解しているが、どの質問がどの料理に該当するのかは知らされていない。メインディッシュ「エティーブ湖産サーモン」のために、スタッフは全テーブルの半分に食堂などで使われる軽いカトラリーを、残りの半分に重くて高価なカトラリーを並べた[*12]。ただし、私たちは参加者にあくまで食べ物に関する質問をするだけで、カトラリーについては何も尋ねなかった。

結果は明らかだった。重いカトラリーで食事をした人は、料理の盛り付けをより芸術的だ

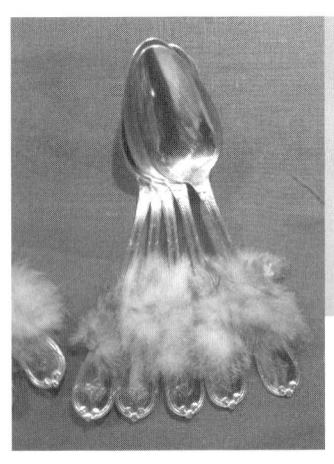

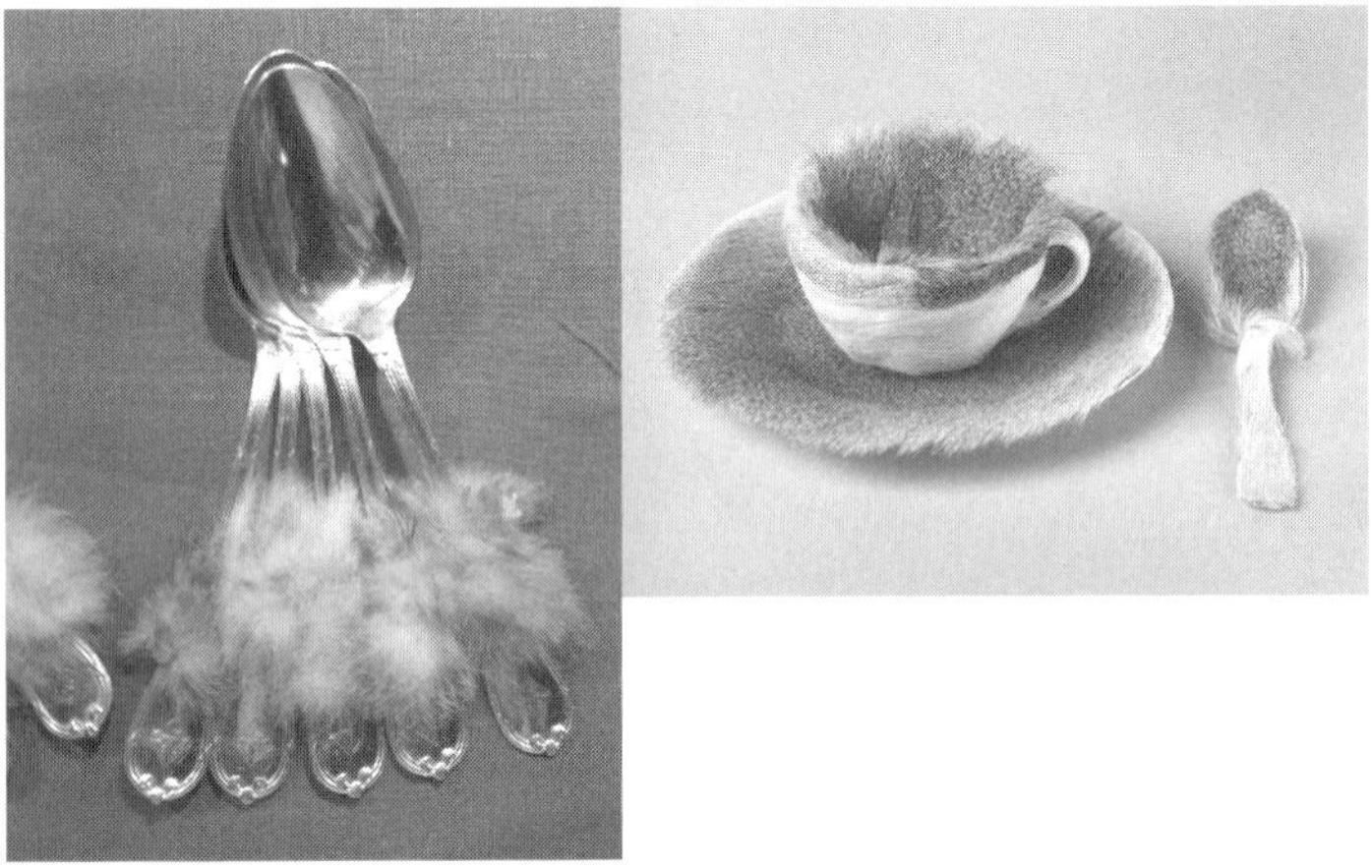

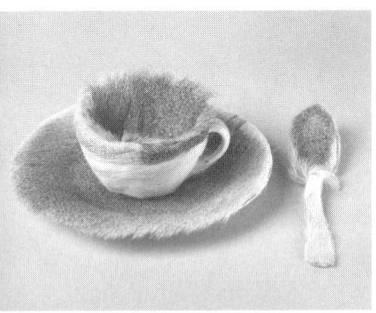

図5.4 （左）チャールズ・ミシェルの毛皮のついたカトラリー。ウサギ料理に最適。（右）メレット・オッペンハイムが1936年に創作した毛皮に覆われたカップとソーサーとスプーン。あなたはこのカップに口をつけたいと思うだろうか？ 当時、この作品は性的に解釈され、極めて破壊的だとみなされた。毛皮に口をつけるのには、どことなく抵抗を感じる。心理学者のフロイトなら、この問題をどう説明するだろうか？ *A

とみなし、しかも同じ日に同じ室内で同じ料理を軽いカトラリーで食べた人々よりも明らかに高い対価を支払うことに前向きになった。ただし、やりすぎはよくない。うわさでは、カトラリーが持ち上げるのもつらいほど重いと言って、客から苦情を受けたレストランがあるそうだ[*13]。

毛皮のカトラリー？

ときおり、私はオックスフォードの自宅でラボディナーのパーティーを開くことがある。あるとき、当時のラボお抱えのシェフだったチャールズ・ミシェルが市場からウサギを買ってきて、シチューをつくることにした。料理はほんとうにおいしかった。

しかし、その夜の料理でとくに印象に残っているのは、ポール・ボキューズ料理学校で学んだミシェルが私の妻のカトラリーに施した細工だった。肉を買ったとき、彼は肉屋から普段なら捨てられてしまう洗浄済みのウサギの毛皮をもらい受け、スプーンの柄をその毛皮で包んだのだ（図5・4左）。その瞬間、スプーンはほんとうの意味でマルチセンソリーな食器に様変わりした――F・T・マリネッティも誇りに思ったことだろう！　テーブルを囲む私たちは、みんな試しにそのやわらかい毛に覆われたスプーンを手に握ってみた。すると、ほのかに動物的な香りが立ちこめてくるではないか。私たちは、自分たちが食べるものがどこから来たのか、はっきりと意識した（もう一つの有名な例として、図5・4右も参照）。

わずか数カ月後、《ザ・ファット・ダック》で改良試作メニューの最後のコース料理――「カウンティング・シープ」――とともに、図5・5に示す毛皮をまとった重いスプーンが出

*12　めざとい読者は、カトラリーの重さだけでなく品質も異なっていることに気づいただろう。だが、重いのに低品質なカトラリーを見つけるのは、ほんとうに難しいのだ。それに、たとえ見つかったとしても、そんなものを実験に必要な七〇組も気前よく買ってくれるスポンサーがいない。そのため、多くの実験と同じように、今回の実験でも私たちはすでにあるもの――今回の場合は食堂のカトラリーとレストランのカトラリー――を使うしか方法がなかったのである。

*13　重いカトラリーに関する私たちの発見をもとに、ジョナサン・ピューが『デイリー・メール』紙にすばらしい風刺漫画を描いたことがある。そこには、テーブルについて食事をするカップルと、キッチンであくせく働く高齢女性が描かれていた。その下には、このセリフ。「私、カトラリーを二回も交換したのに、あなたのお母さんの料理はいまだにひどい味ね」。

*A　《ザ・ファット・ダック》でシェフが試作品をつくっていたときに私は店に行ったのだが、非常におもしろいものがキッチンから出てきたので、ここで紹介したい。まずトマトをゆでて、皮をむきやすくする。次に、細かくちぎることなく、できるだけ大きな面積になるように皮をむいて、それをグラスの縁にぴたりと貼り付ける。そしてそのグラスにガスパチョスープなどを入れるのである。それを飲むと、ほんとうに奇妙な感覚がすることうけあいだ。裏返したトマトの皮が下唇に触れると、自分が動物になったような気になる。

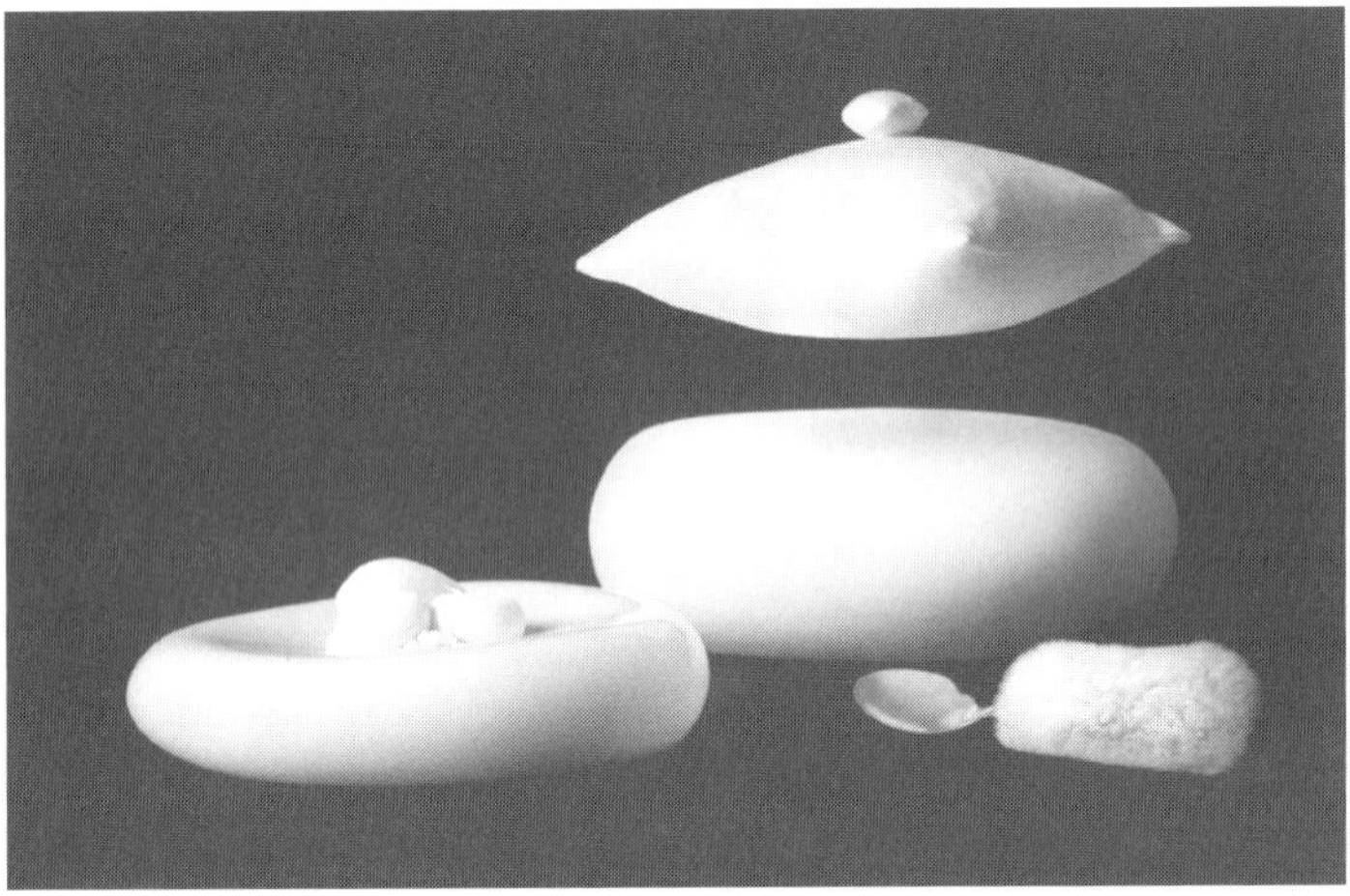

図5.5　《ザ・ファット・ダック》のテイスティングメニューで出てくる最後の料理「カウンティング・シープ」。このスプーンを見て、あなたはどれぐらいの重さを想像しただろうか？（実際には、想像よりもはるかに重い）

てきたときには驚いた（柄の部分からはベビーパウダーのヘリトロピンのにおいが漂っていた）。おそらく、予想と現実の感覚のギャップを大きくすることが狙いだったのだろう。

しかし、カトラリーに期待されるのは、食べ物の味をよりおいしく感じさせることだ。カトラリー自体が関心の中心になり、食事客の意識が食べ物から離れてしまえば元も子もない。私が思うに、「カウンティング・シープ」ではそのリスクが高い。少なくとも、その料理が魔法のごとく空中に浮いている枕の上で実際に回転しているデザートでなかったなら、食べ物よりもカトラリーに注意が向いてしまう可能性は極めて高かっただろう。そう、「カウンティング・シープ」では、磁気を使ってほんとうにデザートを浮かせているのだ！　そんなもの、あなたはおそらく見たことがないだろう（例外はあなたがロンドンのランガムホテルの《アルテシアン・バー》に入ったことがある場合だ。そこでは数年前から風船の力で浮いているカクテルがメニューに載っている）。私たちがラボで行う研究の主な目的は、ガストロフィジクスで得られた最新の見識を、よりすばらしい、より記憶に残る食体験の創造に活かす方法を見つけることにある。

手で食べる

世界でもっともポピュラーな食べ物の一つであるハンバーガーを食べるとき、私たちは普通手を使うが、あなたはこの事実を意識したことがあるだろうか？　上品に皿やプレートからナイフとフォークを使って食べるよりも、親指と人差し指で挟んで持ち上げてほおばるほうがおいしいと感じる。海辺で食べるフィッシュ・アンド・チップスも、新聞の包み紙から直接手で食べるほうがおいしい（少なくとも、不衛生だという理由で新聞紙が包み紙として使われることがなくなるまではそうだった）。いずれにせよ、よくよく考えてみると、手で食べるほうがおいしいと思える料理が意外と多いことに驚かされる。

最近では、人々が指を使って食べるのはファストフードだけではなくなった。本章の冒頭にも書いたように、ミシュラン星付きレストランのなかにも、カトラリーなしであるいはまったく新しい形のカトラリーを使って食べる料理を出す店が増えてきている[*14]。興味深いことに、フィンガーフードは食事の始めに出されることが、中盤以降に出されることよりも明らかに多い。その理由がわかる人がいれば、ぜひ私に教えてほしいものだ。

食べ物は手で食べたほうがほんとうにおいしい、と多くの人が私に報告してくれている。とくにインド出身の人々にその傾向が強いが、それは彼らが子どものころから指で食事をする習慣を身につけてきたからだろう。彼らの多くは、カトラリーを使うやいなや、料理は味を失うように感じる、と主張する。ヤン・マーテルが書いた『パイの物語』のインド人の語り手は次のように説明している。「カナダに来て初めてインド料理レストランに行ったとき、僕は指を使って食べた。ウェイターは僕を珍しそうに眺めてこう言った。『船を降りたばかりなの？』僕は青ざめた。ついさっきまで、口よりもちょっと早くに味蕾として料理を味わっていた僕の指が、ウェイターに見つめられることで汚いものに変わってしまった。犯行現場を目撃された犯罪者のように、指は凍りついてしまった。僕には指を舐める勇気がなくなった。やましい気持ちになり、ナプキンで指をぬぐう。その言葉が僕をどれだけ傷つけたか、ウェイターはまったく気づいていない。その言葉は、釘のように僕の肉に突き刺さった。僕はナイフとフォークを手に取った。そんなもの、ほとんど使ったことがなかったのに。手が

震えた。僕のサンバスープは味をなくした［注4］

私は以前から、人々にさまざまな料理を指で、ナイフとフォークで、そして箸で食べてもらい、その評価がどう変わるか比較してみたいと思っていた。当然ながら、答えは出される料理と食事する環境だけでなく、食べる人の個性や習慣、あるいは出身などに左右されるだろう。にもかかわらず、食べ物を手で感じることが、口の中の味覚に影響することを示す興味深い研究結果がすでにいくつか存在している。たとえば、マイケル・バーネット＝コーワンはカナダで行った研究で、プレッツェルの右半分と左半分を用意し、それらをつなぎ合わせることで、半分は新鮮でやわらかいけどもう半分は古くて固いプレッツェル、両半分ともに固いもの、または両半分ともにやわらかいものをつくった。想像してみよう。あなたは固くなったプレッツェルを手にもっているが、かぶりつくとやわらかいのだ。あるいは、その逆の場合もある。実験の結果、口の中の印象に手の感覚が影響することがわかった。

これもまた、友人を食事に招待したときに、誰もが自宅でできる試みだ。カトラリーを出さなければいいのだから。読者のなかには、手で食事をすることについてデブレットの『Guide to Etiquette（エチケットガイド）』にはどう書かれているのだろう、と考えた人がい

*14　カトラリーを完全になくす試みは――少なくとも高級料理においては――おそらく失敗に終わるだろう。ミラノにある《イル・ジャンベッリーノ》のようなレストランではカトラリーが完全に廃止されているが、長くは続かないと思える。とくにリゾットの本場、イタリアでは成功しないだろう！

るかもしれない。だが、心配はいらない。二〇一二年版のエチケットガイドには、フィンガーフード――少なくともピザ、カルツォーネ、コーンに入ったアイスクリームなど――は上流社会でも容認される、と書かれている。ただし、食べ物をさわったあとの指を舐めることだけはやめよう！

食べ物を口に運ぶ楽しさ？

私の仕事仲間であるサム・ボンパスは、韓国で次のような経験した。生きたままのイカの足が目の前に置かれたプレートの上で直接カットされる。サムに向かって、しっかりと噛んでから飲み込むように、ホストは真顔で忠告した。そうしないと、まだ動いている足の吸盤が喉に吸いついてしまうからだ！　これを聞いて、あなたは気持ち悪いと思うだろうか？皮肉なことに、私たちの視覚は動きのある食べ物に間違いなく注目するが（第三章を参照）、口の中で食べ物が動くことは、まったくといっていいほど快く思わない。おそらく、数年前に《ノーマ》が生きたアリを料理として出したときに起こった騒動も、口（そしてなにより喉）の中で動き回るものに対する根深い嫌悪感が原因の一端になっていると考えられる（それが昆虫食であったという事実も、反発につながったに違いない）。

ずっと昔、私は一年間だけカナダの学校に通っていたことがある。そのころも、口の中で動くものを食べることを考えて、気持ちが悪くなる人々がまわりにいた。というのも、私のいた地方では、地元のアイスホッケーチームがゴールを決めるたびに生きた金魚を水槽からすくって食べるという挑戦が行われていた（ありがたいことに、そのチームが点を取ることはめったになかったのだが）。

人間の進化という観点から見た場合、私たちの祖先は、窒息のリスクを避けるために、口の中で動くものを不快に思うようになったのだと考えられる*15。とはいうものの、その料理が何であれ、メニューには食材があたかもまだ生きているかのような印象を生み出そうとする言葉が使われることが多い。スティーブ・クーガンとロブ・ブライドンのテレビシリーズ『ザ・トリップ』で、ウェイターがある料理を「眠っている」と紹介したとき、ロブ・ブライドンは次のすばらしいセリフを語った。「こいつらが眠っているとはよく言ったもんだ。こいつらが眠っていた日々はもう終わってるじゃないか。死んでるんだよ［注5］」。そのとおりだ。しかし、「死んだ」という言葉がメニューに現れることは決してないだろう。

一般的に、食べ物の口当たりが（たとえそれが動くものでなくても）好き嫌いの基準となることが多いようだ。たとえば、アジア人の多くは、ライスプディングの口当たりを、味（ま

*15　皿の上で動く食べ物を見ても、うっとりとすることもあれば、不快に思うこともある。たとえば、日本食レストランで出てくるかつお節。韓国風バーベキューでお目にかかるうごめくアワビやメクラウナギもその例だ。

たはフレーバー）よりも強く嫌う。その一方で、日本で朝食をとった西洋人には、納豆の口当たりと歯ごたえが忘れられない思い出となるだろう。貝のカキもそう――その味やフレーバーではなく、ズルズルネトネトした感覚を多くの人が不快に感じ、「貝殻に載った海の鼻水」と評した今は亡きイギリス人料理評論家Ａ・Ａ・ジルの言葉にうなずく。

もちろん、食べ物の口当たり（口腔体性感覚）は、私たちがその食品を好きになる主な理由になることもある。実際、数多くの研究者が、チョコレート――口の中の温度で溶ける数少ない食品の一つ――の主な魅力はその質感にあると主張している（冷やしたチョコレートと温かいチョコレートを食べ比べてその違いを経験してみよう）。つまり、口当たりは食品の品質に対する私たちの知覚を左右し、その食べ物や飲み物を受け入れるか受け入れないか、好きになるか嫌うかを決める主な要素になる。思い出してほしいのだが、好ましいと感じられる食べ物は、だいたいやわらかい口当たりだ（マッシュポテト、アップルソース、プディングなど）。実際に、やわらかい食品は気分を和らげ、養育効果も高いとみなされる傾向がある。反対に、スナックの多くはポテトチップスやプレッツェルのように歯ごたえがある。そうした食感のコントラストは、多くのシェフや食品開発者が取り組んでいる問題であると同時に、消費者が食品を高く評価する要素でもある。バーブ・スタッキーが著書『Taste What You're Missing（ないものを味わう）』でこう書いている。「優れたシェフは、四つのアプローチ――食事全体、皿の上、複雑な料理、単純な食べ物――で自らの料理に食感のコントラストをもたせることに、どんな苦労も惜しまない［注6］。

感情の腹話術

では、食べ物に直接触れていないときでさえ、私たちの触覚が味覚に影響するのはどうしてだろうか？　その答えは「感情的腹話術」と呼ばれる考えで説明できるかもしれない。数年前、私は同僚のアルベルト・ガラッチェとともに、人間はものに触れたときに生じた感情を食べ物や飲み物に投影することを発見した。だからこそ、食べ物や飲み物の印象を、カトラリーやグラスや皿の印象から分けて考えるのが難しいのである。

飲食料品の三分の一をパッケージから直接口に運んでいるというデータを信じるなら、製品デザイナーやマーケティング専門家が製品パッケージの触り心地の改善に力を入れていると聞いても、驚きに値しない。実際、私たちの多くが今後まったく新しい触覚デザインの世界に遭遇することになるだろう。その目的は、果実の触り心地に似せてパッケージの表面を加工することで、フルーティーさを醸し出す、などだ。ジフ社の古きよきレモン果汁がその典型例とみなせる。ジフの例では、製品は大きさと色だけでなく、触り心地も本物のレモン

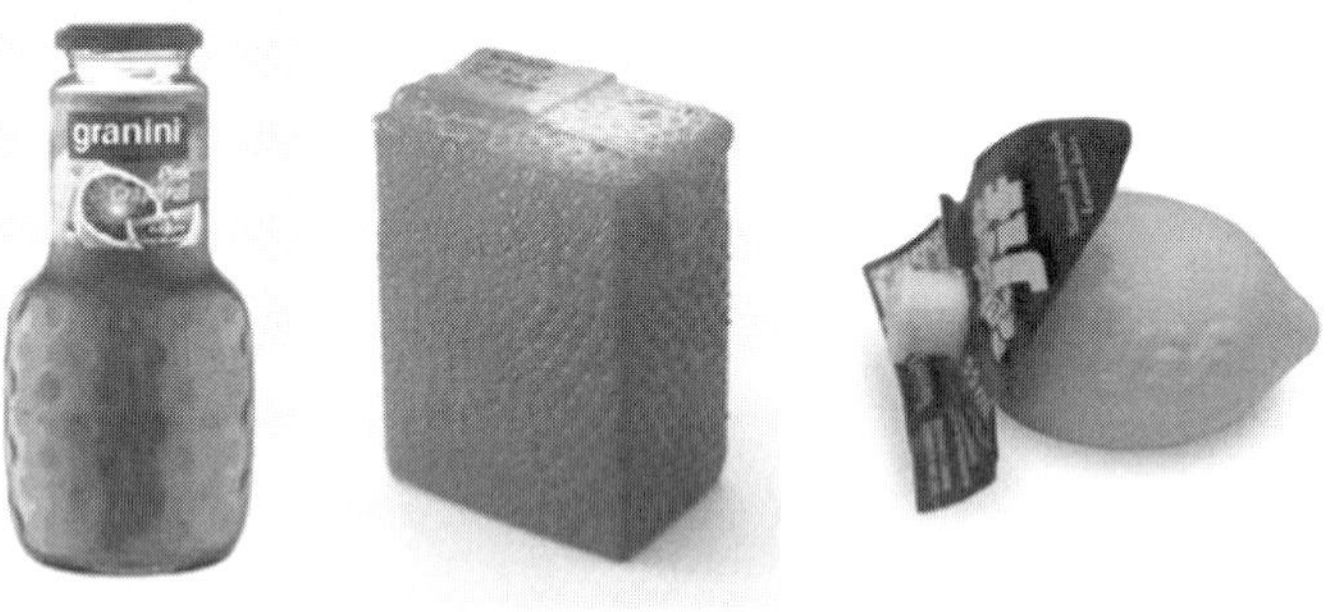

図5.6　（左から右へ）グラニニ社のジュース用ボトル、深澤直人がデザインした超リアルなジュース用パッケージ、ジフ社のレモン果汁容器。これらマルチセンソリーパッケージは、中身のフルーツの質感を模倣することで消費体験を向上すると考えられている。

に似せてつくられている。

しかしながら、私にとっていちばんのお気に入りは、日本屈指のデザイナーとして知られる深澤直人が手がけた数多くのパッケージプロトタイプで、そのどれもが非常に精巧にできている。たとえば、彼がデザインしたドリンク容器は完全にフルーツに触れている気になれるほどすばらしい仕上がりで、それに比べるとジフのレモン果汁など安っぽく感じられるほどだ。深澤がデザインしたパッケージは、バナナやイチゴの表面を驚くほどみごとに再現している。とくにすばらしいのはキウイのけばだった皮を再現した作品だ（図5・6）。

もう十五年以上前から、私たちはこの分野でユニリーバに協力している。リプトンのピーチ味アイスティーのパッケージに桃の毛羽立ちに似た感触をつけることで、アイスティーのフルーティーさを際立たせるのが目的だった。当時は、このアイデアを実現するには多大なコストがかかったため実用化にはいたらなかったが、今ではずいぶん安上がりになった。同時に、これまで何年にもわたって行ってきた実験の結果から、手で得られる感覚は今後、消費者の飲食体験を改善する重要な手段になると、私はますます確信している。

カトラリー、グラス、皿やボウル、どれも同じで、ガストロフィジクスの研究で明らかになった事実や洞察は、あらたな触覚デザインを考案する役に立つ。そうしてつくられた製品は、今後ダイニングテーブルに上ってくるだろう。とりわけ斬新で魅力的なアイデアは、デザイナーやモダニスト・シェフあるいは分子ミクソロジストが思いつくに違いない。しかし私は、触覚デザインの施された飲食料品パッケージ――凹凸のあるペイントを施したハイネケンの缶（二〇一〇年に実際にリリースされたこの缶は〝独特な〟手触りだった）にはじまり高級チョコレートのためのシルクのような肌触りの箱にいたるまで――がもっとも一般的に普及すると予想している。

第六章　雰囲気

食体験について考えるとき、環境を無視することはできない。地元から遠く離れた見知らぬ街で何か食べようと思ったとき、にぎやかで繁盛していそうな店、要するに〝雰囲気〟のいい店につい入ってしまう、ということはないだろうか？

では、店の雰囲気で、私たちが食べる量や出費が変わるのだろうか？　少なくとも、レストラン側はそう考えている。一九六五年、当時北アメリカでもっとも成功していたレストランの一つに数えられたボストンの《ピア・フォー》のオーナーはこう言った。「もし雰囲気がよくなければ、私は自分のビジネスをやっていけないだろう〔注1〕」。そうは言っても、BGMを適切なものに変えるだけで、客の回転率や収益だけでなく、食事の味や喜びという点も改善できるのだろうか？　雰囲気や環境が変われば、同じ料理でも味が変わる？　ガストロフィジクス研究が出した答えは、多くの場合「イエス」であることを、本章で紹介する。音楽から照明、はたまた店内の香りから椅子の座り心地にいたるまで、環境は食体験に影響を与えられるし、多くの例では実際に影響している。マーケティングの専門家たちは、ずっと以前から環境の重要性に気がついていた。マーケティングの第一人者として知られるアメリカ人、フィリップ・コトラーは、雰囲気をテーマとした初期の重要な論文で、製品オファーを全体として見た場合、その製品やサービスが提示されるマルチセンソリーな雰囲気がもっとも重要になると強調している。コトラーは有形製品とトータルプロダクトをはっきりと区別した。この考えは非常に重要だと思えるので、少し長くなるがここに引用しておこう。「有形製品——靴、冷蔵庫、ヘアカット、料理など——は総合的な消費パッケージの小さな一部に過ぎない。購入者は総製品に反応する。[……]トータルプロダクトの特徴を決める重要な要素の一つは、それが売られるあるいは消費される場所である。ときには、場所が——厳密に言うとその場所の雰囲気が——購買決定において製品そのものよりも大きく影響することもある。つまり、雰囲気が主要製品になる[注2]」。

現在まで、雰囲気の研究は音楽ばかりに集中してきた。音楽がもっとも変えやすい環境要素だからだ。そこで手始めとして、ＢＧＭが私たちの食事にどう影響するのかを見ていこう。

	BGM: フランス風アコーディオン音楽	BGM: ドイツ風ビアホール音楽
フランス産ワインが売れた数	**40** (77%)	**12** (23%)
ドイツ産ワインが売れた数	**8** (27%)	**22** (73%)

図6.1　BGMごとにフランスとドイツのワインが売れた数（かっこ内は比率）。人々の行動に対するBGMの影響を調べたマーケティング調査としてもっともよく引用されているのがこの数字だ。

ビートに合わせて

レストランで流れている音楽のテンポや音量を上げたら、食べるスピードが速くなる？　チャートのトップ40に入るような流行歌ではなく、クラシック音楽が流れていれば、お金をたくさん払ってもいい？　そんなことはない、と思ったのではないだろうか。しかし、これらはどれも、購買行動に対するＢＧＭの影響を実証する印象的な例として、実際に観察された現象だ。とくに興味深い例として、イギリスのスーパーマーケットで行われたワイン売場の音楽を変える実験を挙げることができる。フランス音楽を流したとき、ほとんどの人はフランスワインを買い、いかにもドイツらしい音楽（ビアホール音楽）をかけると、売れたのはほとんどがドイツワインだったのだ。その数字は、信用に値するものだった（図6・1）。

このような実験結果があることを聞いたあとでも、ほとんどの人は、自分はそんなに簡単に影響されることはない、と考える。実際、実験を行ったスーパーマーケットで支払いを終えた人々に尋ねても、ほとんどの人が、その日の購買決定がBGMに影響されたことを断固として否定した。しかしながら、図6・1の売上数を見てみると、それが真実でないことがわかる。このような調査結果を見ると、ガストロフィジクス研究者が人々の主観的な意見をあまり信用しない理由があなたにもよくわかるだろう。

では、レストランが内装を変えると、あなたの好みも変わるのだろうか？　一九九〇年代の初頭、イギリスのボーンマス大学の《グリルルーム》で、その疑問に答えるための実験が行われた。研究者たちは、四日間にわたり一連のイタリア料理とイギリス料理を用意した。最初の二日間、レストランの内装はごく普通のもの（白いテーブルクロス、装飾のない壁と天井）だったが、次の二日間は、イタリアっぽく飾り付けられていた。イタリアの国旗とポスターが壁や天井に飾られ、テーブルには赤と白のチェック模様のテーブルクロスが広げられている。おまけに、どのテーブルにも一本のワインボトルが置かれていた。

料理を食べ終えた食事客（正確には百三十八人）には、食事の民族性はどうだったか、料理を総合してどう評価するか、といったアンケートに答えてもらった。その結果、レストランをイタリアっぽく飾った場合、パスタやイタリアらしいデザートを注文する人が増え、魚料理を選ぶ人は極端に減ったことがわかった。全体的な評価として、「自分が食べたものは本格的なイタリア料理だった」と答えた人の比率も、質素な内装のときは三七パーセントだったものが、イタリアっぽい内装のときは七六パーセントに上昇した。この結果からもわかるように、料理が出される環境の見た目を変えるだけで、人々の食事に対する考えが変わるのである。このレストランでさらにイタリア音楽を流していれば、マルチセンソリーな環境効果がもっと高まったに違いない。

自宅でも、イタリア歌劇の音楽を流せば、ピザやパスタをより本格的に感じることができるだろう。映画監督のフランシス・フォード・コッポラも、撮影のときには「メニューに合わせた音楽――イタリアの〝プランツォ《ランチ》〟にはアコーディオン奏者、メキシコの〝コミーダ《料理》〟にはマリアッチ――を流すことにこだわったそうだ［注3］。

知りたいことはまだある。たとえばごく身近な問題として、テイクアウトのピザにはどんな音楽がいちばんよく合うのだろうか？　喜んでほしい。ここクロスモーダル・リサーチ・ラボラトリーで、私たちはまさにその問題を解くための調査を行ったのだ。ジャスト・イート（アメリカのシームレスに似たオンライン注文専用の食品店）のために行われた最近のプロジェクトで、私たちは七百人の消費者を対象に、イギリスでもっとも一般的なテイクアウト食――イタリア料理、インド料理、タイ料理、中華料理、スシ――に、指定した二十曲のどれがいちばん合うと思うかを問うアンケート調査をした。二十曲には、リズム・アンド・

ブルース、ヒップポップ、ポップ、ロック、クラシック、ジャズなど、さまざまなジャンルが含まれていたのだが、テイクアウトのイタリア料理に合う音楽として第一位の座に輝いたのは、パヴァロッティの『誰も寝てはならぬ』だった。ニーナ・シモンの『フィーリング・グッド』とフランク・シナトラの『ワン・フォー・マイ・ベイビー』の二曲は、料理の種類にかかわらず、つねに上位トップ3に含まれていた。あらゆる音楽を集めるコレクターでなくても、この二曲だけはもっていても損にはならないだろう。一方、ジャスティン・ビーバーの『ベイビー』がかなり低い評価だったのは意外だった。だから警告しておこう——この曲だけは避けること（ファンのみなさん、申し訳ない……でも、データは嘘をつかないのだ！）。では、なぜそのような結果になったのか？

ＢＧＭにクラシック音楽を流せば、人々が散財する傾向が強くなることもわかっている。学食で何かを食べる人の支払い意欲を調べても、レストランで食事する人の支出行動を観察しても結果は同じだった。平均して一〇パーセント以上の上昇も、ありえるのだ。一例を挙げると、レスターシャー州マーケット・ボスワースのレストラン《ソフトレイズ》でエイドリアン・ノースが行った調査では、ＢＧＭとしてポップ音楽ではなくクラシックをかけたとき、食事客は一人につき平均二ポンド多く支払うことがわかった。ワインショップで行われたほかの調査でも、音楽チャートのトップ40に入る曲をクラシック音楽に変えたところ、客たちの支出が増えたことが確認されている。

BGMは食べ物そのものの評価にも影響する。当然のことながら、音楽が気に入らなければ、人々がその店にいる時間が短くなり、音楽が気に入れば長くなる。そして大ざっぱに言うと、音楽や店を気に入れば入るほど、人々はそこの食べ物や飲み物を好むようになる。ただしこれは一般論なので、私はクライアントに対して、独自の調査をしてどの種類の音楽が自分の店に最適か見つけるよう勧めている。

つまり、レストランのコンセプト、顧客、音楽の種類、この三つの要素をうまくマッチさせることが大切になる。

それでは、テンポのほうに目を向けてみよう。ここで言うテンポとは、一分あたりのビート数（bpm）と音量のこと。BGMのテンポに私たちが飲んだり食べたりするスピードは影響されるのだろうか？　本書をここまで読んできたあなたには、もうその答えがわかっているに違いない。そう、速い音楽を流せば、人々が食べたり飲んだりするスピードが上がることが、数多くの研究を通じて知られているのである。この分野で代表的な実験は、一九八六年にアメリカのマーケティング学の教授、R・E・ミリマンが行ったものだろう。その実験では、中サイズのレストランで音楽のテンポを変えて、北アメリカ人千四百人の食事の様子を観察したのだが、テンポの速いインストゥルメンタル音楽を流したときのほうが、人々の食べる速さが格段に上がった。一方、ゆっくりとした音楽をかけたときは、食事時間が十分以上伸び、レストランの滞在時間が一時間近くになった。さらに最終的な勘定にも大きな差が出た。遅い音楽を聞きながら食事をした人のほうが、三分の一ほど多く支払うことになったのだ！　音楽のテンポを落とすことで、店の総利益率が一五パーセント近く上昇した。つまり、平常時にゆっくりとした音楽を店で流すのは、悪いアイデアではないということになる。しかし、店の前に行列ができるような混雑時には、ペースの速い音楽をかけたほうがいいだろう。

でも、レストランは客の流れをコントロールするために、そこまでしているのだろうか？もちろんだ！　アメリカにある《チポトレ》レストランチェーンの全千五百店舗に流す音楽を選ぶ仕事をしているクリス・ゴラブは、こう説明する。「ランチやディナーの混雑時には、顧客を回転させなければならないので、ｂｐｍの高い曲を選ぶ［注４］」。実際に、ゴラブは地元ニューヨークの《チポトレ》に行き、プレイリストに加えることを検討している新しい曲に人々がどう反応するか、観察することが多い。そして、食事客の様子に応じてテンポとスタイルを調節してから、全国の店舗に送信する。

レストランやバーの経営者の究極的な目標は、利益を上げることだろう。たとえば、《ハードロックカフェ》チェーンが店内で大音量の音楽を流すのは、売上にポジティブな効果があるからだ。『ニューヨーク・タイムズ』紙は次のように書いた。「《ハードロックカフェ》は、テンポの速い音楽を大音量で流した場合、顧客は口数が減り、たくさん食べ、短時間で店を出ることに気づき、それ以来、その発見を学問の域にまで高め実践している。その手法は『企業史国際事典』に収録されている［注５］」。また、別の記事にはこうも書かれている。「バーの音楽の音量が二一パーセント大きくなれば、客の飲む速さが二六パーセント上昇する［注６］」。近年、かつてないほどレストランやバーがうるさくなったのも、これで説明がつくだろう。ひとことで言えば、私たちにもっとお金を使わせるためだ！

ただし、そのような裏付け調査が行われてから、すでに数年が過ぎている。時代が変わった今では、音楽のもたらす効果が同じだとはかぎらない。それでもレストランの経営者は、店のメニューに合った雰囲気の大切さだけは、肝に銘じておくべきだろう。大まかに言って、料理と雰囲気が合っていれば、人々の満足度は高くなると考えて間違いない。

快適さは必要？

おしゃれなカフェなのに、硬くて座り心地の悪い椅子が使われていることを不思議に思ったことはないだろうか？　簡単に言ってしまえば、そうした店はあなたに長居をされたくないのだ。あえて硬くて座り心地の悪い椅子を選んで、客が店に居座る気をなくすように仕向けているバリスタを、私自身、個人的にもたくさん知っている。椅子の座り心地が悪ければ悪いほど客の滞在時間が短くなることは、ガストロフィジクスを研究していなくても、誰でも予想できるだろう。《マクドナルド》も、もうずっと前から同じ戦略を用いている。あるコメンテーターは、次のように説明する。「十分以上座り続けると居心地の悪さを感じるようにするのが、［《マクドナルド》の］座席デザインのルールとなっている［注7］」。一方、ゲストの滞在時間をさほど重要視する必要がない最高級レストランでは、食事空間の印象をよりよくすることに気を遣う店舗が増えてきている。サンフランシスコの《セゾン》のオーナー兼シェフであるジョシュア・スキーンズも、自らのレストランにほかとは違う雰囲気を醸し出そうとする、数少ない革新的なシェフの一人だ。スキーンズはこう説明する。「必要なのはすばらしい料理と、すばらしいサービスと、すばらしいワインと、すばらしい快適さ。快適さにはすべてが含まれる。触れるものの感覚、皿や銀食器の重さ。私の店では、椅子の背もたれには布をかけている［注8］」。図6・2を見ればわかるように、コペンハーゲンの《ノーマ》も《セゾン》と同じような考えをもっているようだ。

あなたは丸いテーブルと四角いテーブルのどちらが好みだろうか？　一般的には、四角い形よりも丸い（または曲線の）形が好まれる。これは何もテーブルにかぎらず、日用品から

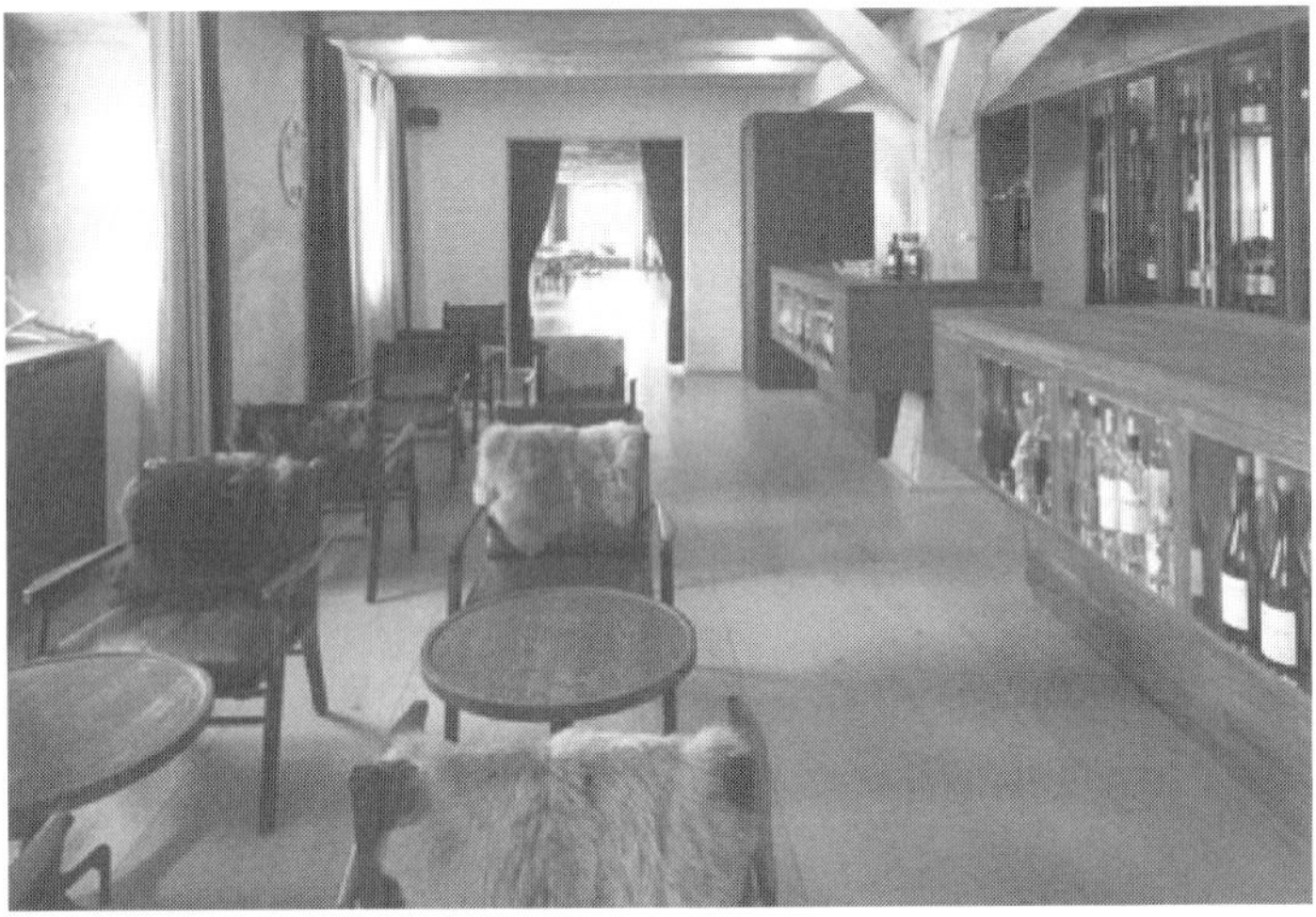

図6.2　コペンハーゲンの《ノーマ》にある質感のある椅子

建築空間や家具にいたるまで共通している。

進化心理学者のなかには、角のある形は（鋭く尖った武器など）「危険」と関連付けて考えられるため、一般的に丸い形が好まれるのだろうと推測している者もいる。しかしながら、現実的な問題から、伝統的なレストランの大半はフロアが四角い。だが、四角い空間をフレームとして、丸い形の装飾や家具を配置することはできるはずだ。

最近、北アメリカの大学生グループを相手に、四角い家具と丸い家具を含むインテリアの写真を見比べてもらう実験が行われた。この実験でも、丸い家具が好まれることがわかった。丸い家具のインテリアのほうが喜びの感覚が大きくなる傾向も確認できた。ここでとくに興味深いのは、参加者たちは直線の家具よりも曲線の家具を使った席に着きたいと強く感じたことだ。つまり、丸いテーブルを使ったインテリアのほうが、人々をレストランに惹きつける力があるということ。でもその代わりに、店に入れる人の数は少なくなってしまう――レストラン・コンサルタントの多くが、丸いテーブルと四角いテーブルの両方を店に置くことを勧めるのも、人々を店に惹きつける効果と、収容人員数を上げて利益を高めることの両方を狙っているからだろう。

白いキューブの中で食事がしたい?

店の雰囲気をよくしようという気がまったくないレストランも存在する。たとえばオート・キュイジーヌの典型と呼べるような店。壁は真っ白で、食事客は糊付けされた真っ白なテーブルクロスの前に座り、行儀よく静かに、話すときも小声にして、食事をする。店で出す料理に合わせて店内の空気に香りをつけたり、室温を調節したりすることは、もっとも忌み嫌われることだろう。だが、そのような伝統的なレストランは、たとえばサンペレグリノの「世界のベストレストラン50」リストなどで、より実験的なコンセプトを追求するレストランに上位の座を奪われつつある。

また、雰囲気をよくする要素を排除することが、ある種のメッセージになっていることを忘れてはならない。ここで私が思い出すのは、あるコメンテーターの言葉だ。「現代のレストランはコード《符号》の体験場だ。建築様式、料理、そして客でさえもコードであり、それらが組み合わさって消費可能な全体的なイメージができあがる。レストランが提供するのは、食べ物だけではない。体験を提供するのである［注９］」。つまり、内装がいかに簡素であろうとも、そこの雰囲気が〝ニュートラル《中性》〟であることは決してない。勘違いしないでいただきたいのだが、〝白いキューブ〟の中で出された料理に対し、食事客はほかの環境で出されたときと異なる評価を下すのである。調査結果によると、料理はより質が高く、高価なものとみなされる可能性が高い。ただし、記憶にはあまり残らないかもしれない。大切なのは、食べ物が差し出され、消費される場所には必ず雰囲気があるということだ。

同じことが、健康食品や天然の有機食品を扱う販売店やレストランにも言える。店に入ると生鮮食品が入ったバスケットが並んでいるような店のことだ。そのような雰囲気は、間違いなく食事客の心に健康や自然といったイメージを呼び起こす。簡単なことに思えるかもしれないが、実際にはそうではない。何をどう展示するか、よく考えて工夫しなければならないからだ。多くの場合、できるだけ〝自然な〟環境をつくりだすことに多くの思考が費やされる。

しかし過去には、マルチセンソリーな雰囲気という点でやりすぎだと思えるレストランがあった。その初期の代表例は、一九四五年にサンフランシスコのフェアモント・ホテルの地下にオープンした《トンガ・ルーム&ハリケーン・バー》だろう。私もまだマルチセンソリーな食体験に興味をもつようになる前、若い大学院生としてその店を訪れたときのことをよく覚えている。営業時間中は三十分ぐらいおきに、シミュレートされた稲妻が走り、壮大な熱帯雨が再現されていた。アイデアは悪くなかったが、同じ音と光を何年も使いつづけたのがまずかった——そのうち、慣れて少し退屈になってきたのだ。

《トンガ・ルーム》が店開きをしてから五十年以上が過ぎてから、大西洋を隔てた対岸で《レインフォレスト・カフェ》がオープンした。このロンドンの有名レストランも、食事客の五感に訴えかける体験を提供しようとしている。およそ三十分ごとに一回、店内が暗くなり、熱帯雨林の稲妻の轟きや閃光が客たちを楽しませる。《トンガ・ルーム》が年配の顧客をターゲットとしていた一方で、《レインフォレスト・カフェ》は若い世代に狙いを定めている。自称経験経済エンジニア(第十一章を参照)のB・J・パインII世とJ・H・ギルモアはこう言う。「《レインフォレスト・カフェ》の霧は、五感のすべてに順番にアピールする。まずは音。ズズズズズズ。次に、岩陰から霧が立ちこめるのが見えたかと思うと、あなたは肌にやわらかさや冷たさを感じる。そして最後に立ちこめる熱帯の香りを味わう(あるいは味わうと想像する)。この霧に一切影響されない、などということはありえない［注10］」。

大人がどう思おうと、このコンセプトがターゲット層、つまり若者たちに大受けしたことは間違いない。この店が――商業的な意味で――大成功したことに疑いの余地はない。要するに、少なくともうまくやれば、雰囲気には商品価値があるということの証明だろう。

レストランが雰囲気づくりに関心をもつのは、競合店から自らの店を際立たせ、売上を上げるためだけだ、と言われることが多い。もちろん、物事を下世話な金銭の話に卑下するのは簡単だが、収益を黒字にしようとすることの何が悪いのだろうか？　影響力の強いイギリス人シェフとして知られるマルコ・ピエール・ホワイトはかつてこう言ったことがある。「料理が好きだから店をやっていると言うシェフは嘘つきだ。一日が終わってまず考えるのは、金のことだろう。自分がそうなるとはまったく思っていなかったが、実際に私もそうしている。楽しくはない。銀行に借金を返すために週に六日間自分を殺すのが楽しいはずがない……。儲からなければ、何もできない。人は社会の囚人なのだ。一日の終わりに、金の計算という別の仕事をやることになる。汗と苦労と汚れにまみれた仕事、みじめなものだ［注11］」。

ここで、有名な〝ダイン・イン・ザ・ダーク〟レストラン（たとえばベルリンの暗闇レストラン《ノクティ・ヴァーグス》）に目を向けてみよう――そうしたレストランでは、雰囲気に感覚的な刺激が〝足される〟のではなく、〝引かれる〟とみなせる。にもかかわらず、そのようなレストランで食事をするのは一つの体験である。ただし、必ずしも料理のおいし

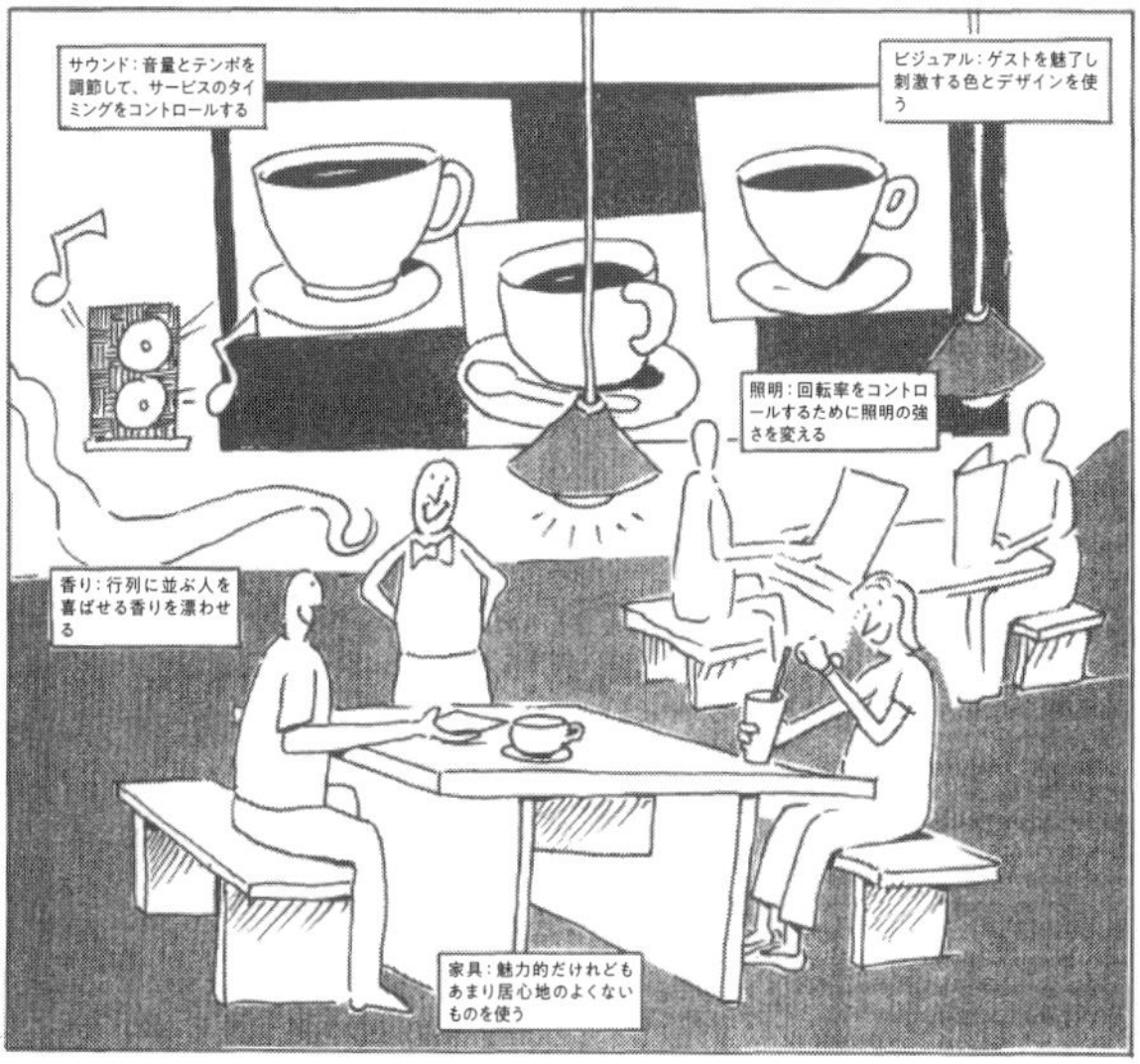
サウンド：音量とテンポを調節して、サービスのタイミングをコントロールする
ビジュアル：ゲストを魅了し刺激する色とデザインを使う
照明：回転率をコントロールするために照明の強さを変える
香り：行列に並ぶ人を喜ばせる香りを漂わせる
家具：魅力的だけれどもあまり居心地のよくないものを使う

図6.3　五感のすべてが飲食をしている人々の行動に影響する。かしこくレストランを運営するなら、五感の働きを知り、適切な環境をつくらなければならない。科学的な根拠にもとづきマルチセンソリーな環境をつくる工夫をしたレストランチェーンの多くは利益を伸ばしている

さを主に味わう体験というわけではない。

　まとめると、雰囲気は私たちの飲食行動にさまざまな点で影響すると言える。どこで何を食べるかという〝選択〟、どれぐらいの時間そこにとどまるか、そしてもちろん総合的な体験の印象にいたるまですべてに作用する（図6・3）。それでもなお、環境を変えることで食べ物や飲み物に対する人々の味覚も変わるのか、という根本的な疑問についてはまだあまり研究が進んでいないことは、指摘しておくべきだろう。これは、ガストロフィジクス研究者がもっとも関心を寄せる疑問の一つである。

試飲イベント

シェフたちの話を聞くと、相反する意見が聞こえてくる。数年前にインタビューされたとき、フランス人シェフのポール・ペレは、上海にある自身のレストラン《ウルトラヴァイオレット》ではマルチセンソリーな雰囲気が料理の味をよくすることはないと思う、と答えている。皮肉なことに、ペレの言葉を紹介した記事は、まったく違う結論にいたったようだ。記事を書いたジャーナリストはこう述べている。「どの料理にも慎重に吟味されたサウンド、ビジュアル、そして香りが組み合わされている。すべては料理のフレーバーを高める特別な雰囲気をつくりだすためだ［注12］」。とはいえ、ペレと同じように考える者の数は少なくない。たとえば、フランス人シェフのアラン・サンドランはかつて、ミシュランのスタッフは料理の味に関係なく高級な調度を揃えている店を高く評価する、と批判したことがある。「毎年何万ユーロ、何十万ユーロという金をダイニングルームに、花飾りに、グラスに使っているが」サンドランは言った。「そんなことをしても料理の味がよくなったためしがない［注13］」。

その一方で、ヘストン・ブルメンタールのように、雰囲気にはほんとうに味覚体験を変える力があると認めている者もいる。それが真実であることを、私たちはヘストンとともに、二〇〇七年にオックスフォードで開かれたアート・アンド・ザ・サイエンス会議で実証した。

会議に出席していた幸運な人々に、海の音を聞きながらカキを、フライパンで焼かれるベーコンの音や農場にいる鶏の鳴き声を聞きながらベーコン・エッグ・アイスクリームを食べてもらったのだ。その結果、鶏の鳴き声を聞きながら食べたとき、人々はアイスクリームの卵の味をより強く感じる一方で、ベーコンが焼かれる音を流したとたん、突然ベーコンのフレーバーが強くなったという印象を受けたことがわかった。つまり、雰囲気を構成する音を変えると人々の味覚が変わるのである。海の音を流すと、カキもよりおいしく感じられた（しかし、塩味が増すことはなかった）。

それからの数年、私には世界有数の飲料ブランドとともに、一般人を相手にいくつかの大規模なマルチセンソリー試飲イベントを実施する機会があった。基本的に、そのようなイベントは雰囲気が人々の味覚体験に影響するという前提のもと行われる。そして音環境だけでなく、目に見える環境やにおいも操作することにしている。以下、そうした実験を二つ紹介したい。

〈シングルトン・センソリアム〉

二〇一三年にロンドンのソーホー地区の中心で三夜にわたって行われた「シングルトン・

センソリアム」はいかにもガストロフィジクスらしい実験だと言える。イギリスのサウンドエージェンシーであるコンディメント・ジャンキーのスタッフが、かつては銃器メーカーのものだったスタジオの三部屋をそれぞれ異なったスタイルで装飾した。一つめの部屋では「イギリスの夏の午後」を再現し、二つめの部屋は「甘さの国」をイメージするデザインにした。そして三つめの部屋は「森」をテーマとしていた。加えて、各部屋にBGMとして環境音を流す。たとえば「甘さの国」は、ピンクと赤の色彩を強調した部屋だった。ほとんどの人が甘さといえばピンクや赤をイメージするのがその理由だ。そして、室内から角のあるものはすべて排除し、クッションやテーブルはもちろん、フロアの形や窓枠にいたるまですべてが丸い。私たち独自の調査で、人々は丸い形で甘さを連想することがわかったからだ。さらに、食品のものではない甘い香りを部屋に漂わせた上に、ウインドチャイム《風鈴》のような高いチリンチリンという音を天井につけたスピーカーから流した。そのような音を人々が甘さと関連付けて考えることも、研究を通じて知られているからである。つまり、どの感覚刺激も、人々に甘さを感じさせる作用があると、最新のガストロフィジクス研究で確認されたものだった。一方、最初の部屋「イギリスの夏の午後」は人々の鼻に草いきれを感じさせるようデザインした。そして三つめの「森」の部屋は、口当たり、つまり口の中の後味を刺激することを目的としていた。

三夜にわたり、それぞれ十人から十五人のグループに分かれておよそ五百人が十五分ほどの実験に参加した。各部屋に入る前に、全員に一杯のウイスキー、そしてスコアカードと鉛筆が渡される。参加者はそれぞれの部屋でスコアカードの各セクションに採点を記入するのだが、その際、ウイスキーの草の香り、甘さ、そして後味に残る木質の風味を評価するよう求められていた。加えて、参加者はそのウイスキーがどの程度気に入ったか、部屋の装飾についてどう思うか、などといった質問にも答えた。私はガイド役として参加していたのだが、非常に疲れたのを覚えている。これほどの規模でそのような実験が行われたのは初めてだった。実験は計画どおり進むだろうか？　それとも、人々はどの部屋でも「ウイスキーの味は同じだ」と言って、そそくさと出ていってしまうだろうか？　というのも、実際に彼らが飲んだのは、どの部屋でも同じウイスキーだったのである。

だが、結果を分析したとき、私はほんとうに安心した。なぜなら、「イギリスの夏の午後」の部屋で飲んだウイスキーを人々は明らかにより強く草の香りがすると評価したからだ。その一方で、二つめの部屋では甘さを、最後の「森」の部屋では後味をより強く感じたのである。心理学者はつねに〝実験者期待効果〟を恐れている。実験者期待効果とは、実験を行う者が予想している結果を被験者が察知して、その予想に合わせた内容を答えてしまうことを意味する。実際、この実験の終わりに、二人の人物が私のもとにやってきて、こう言った。

「緑の部屋ではウイスキーの草の香りを強く感じるって言わせたかったんでしょ？　だから私たちは、逆の答えを書きました！」

しかし、ここで注目してもらいたいのは、そのようにあまのじゃくな人でさえ、マルチセンソリーな環境の影響を（少なくともある程度は）受けずにはいられないという事実だ。そしてより重要なこととして、グループ分析を通じて、そのような人は少数派だったことも明らかになった。さらに、「森」の部屋で人々がウイスキーをいちばん楽しめたこともわかった。つまり、今回の学術的な実験を通じて、マルチセンソリーな雰囲気を操作すると、人々の飲み物に対する意見が変わることが確認できた。どの部屋で飲むかによって、ウイスキーの香り、味、後味に対する評価が一〇パーセントから二〇パーセント変化したのである。

では、ウイスキーの専門家が実験に参加したら、同じように影響を受けただろうか？　確実なことはわからない。しかし、ウイスキーの専門家も、ワインのマニアも、ブラインド・テイスティング《利き酒》のときに、必ずしも自分ができると思っているほど、ちゃんと味の区別ができていないことを指摘しておこう。おそらく、この実験でより重要なのは、実験で得た経験がシェフやレストランの経営者やデザイナーにとって強烈だったという事実だろう。彼らの多くは、実験のあと自分たちの料理や飲み物を提供する方法を変えたほどだ。たとえば、イギリス北西部の湖水地方にある有名レストランのスタッフは、食事客に木のトレーからウイスキーを注ぐという試みを始めた。スタッフ自身が実験イベントに参加したときに「森」の環境でもっともウイスキーを楽しむことができたからにほかならない。

〈カラー・ラボ〉

ワインのフルーティーさや新鮮さをいちばん際立たせる色は、どの色だろう？　そして、色と同じような効果を甘い（調和した高音、荒々しくもシャープでもなく、スムーズで流れるような音楽）音楽や酸っぱい音楽（不協和音が多く、高音で、荒々しく、シャープで切れ切れな音楽）を使ってつくりだすことはできるだろうか？　これらの疑問に答えるために、私たちはこの種の試飲イベントでは最大のものとして知られている「カラー・ラボ」を行った。季節外れの暖かさに見舞われた五月の連休の週末、「ストリート・オブ・スペイン」祭りの一環として、ロンドンのテムズ川のほとりに三千人を超える人を集めて行われた試飲会だ。人々にはそれぞれ黒いグラスに注がれたスペイン産のリオハ・ワインが手渡されていた。彼らはまず通常の白い照明の下でワインを評価した（これが基準となる）。次に、赤い照明の下で、さらに緑の光のなかで〝酸っぱい〟音楽を聴きながらワインを採点する。最後に、もう一度照明が赤くなったのだが、そのときには〝甘い〟音楽が流された。この実験でもまた、光と音の組み合わせに応じて、ワインの評価に一五パーセントから二〇パーセントの変化が見られた。赤い照明と甘い音楽はワインのフルーティーさを際立たせた一方で、緑の光と酸っぱい音楽は新鮮さを強調したのである。

以前の（はるかに小規模な）ガストロフィジクス研究で、照明の色やＢＧＭを変えると、ワインに対する人々の感想も変わることは知られていたが、その両方をマルチセンソリーな雰囲気として組み合わせたのは、この実験が初めてだった。その際、私たちは「超相加効果」と呼ばれるものを証明しようとしていた。超相加効果とは、大ざっぱに言うと、「雰囲気に関係する刺激が複数組み合わさってマルチセンソリーな効果を発揮すると、それは各刺激が単独で発揮する効果の力を足したときよりも力強いものになる（この実験の場合、照明と音楽を個別に応用したときに得られる効果を足したものよりも、組み合わせたときのほうが効果は高くなる）」とする考え方のことだ。私たちが予想していたとおり、音響調味――赤い照明時に甘い音楽を、あるいは緑の照明時に酸っぱい音楽を流すこと――を通じて、実際にワインに対する照明の効果をさらに高めることができた。

そのようなマルチセンソリー実験イベントの成果の一つは、環境が人々の知覚に影響するということを統計的に証明したことだ。また、体験に対する感覚の相対的な重要性が明らかになることもある。さらには、より強力な成果として、実験によって人々の考え方が変わることがある。これが、意外と多いのだ。実際に、「カラー・ラボ」に参加したカンポ・ヴィエホのワインメーカーは結果に感銘を受け、スペインへ帰ったらすぐに、自分たちが行うワインセラーでの試飲会のやり方を見直すと言ったほどだ。私の知るワイン評論家の一人も、最初は環境の影響を信じていなかったが、実験のあとは、非公式にワインの試飲会をやるたびに余興として照明の色を変えるようになった。あなたも次にワインのボトルを開けたとき、あまり好みの味ではなかったなら、違うボトルを開ける前に音楽や照明を変えてみてはどうだろうか？　ときには、たったそれだけのことで（ワイン自体に明らかな問題がないかぎり）印象ががらりと変わるのである。最近では、リモコンで色が変わる電球がオンラインで非常に安く売っているから、面倒だ、高くつく、などという言い訳はもはや通用しない。

酸っぱい音楽って何だ？　と考えているあなたにはニルス・オークランドの『ホリソント』をお勧めする。甘い音楽には、軽やかな高音のピアノ曲がいい。私は、カミーユ・サン＝サーンスの組曲『動物の謝肉祭』の「雌鶏と雄鶏」、またはマイク・オールドフィールドの一九七三年のアルバム『チューブラー・ベルズ』の六曲目か七曲目を使うことが多い。たとえばマルベックなどの赤ワインの深みを際立たせたいのなら、カール・オルフの『カルミナ・ブラーナ』やプッチーニの『トゥーランドット』の第三幕、「誰も寝てはならぬ」などが適している。

照明の操作は（カラー・ラボのように）黒いグラスにワインを注いだときにも作用するく

らいなので、透明なグラスに注いだときにはより強い効果を発揮すると予想できる。透明なグラスなら、照明の色に応じてワインの色も変わるからだ。ただし、食事時の照明を極端に変えすぎると、食べ物そのものの見た目も変わってしまうので、注意したほうがいいだろう。あるコメンテーターはこう語っている。「赤い光はすべてを赤くしてしまい、緑の照明は肉を腐った灰色に変えてしまう［注14］」。

もちろん、照明を使う理由は、人それぞれだ。ワインの新鮮さを際立たせたい人もいれば、健康な食生活を促進するのに適した色や音楽を知りたいと願っている人もいるに違いない。一例を挙げると、赤い照明を使って甘さを強調することでカロリーを抑える、などだ。研究を通じて、周辺光の色が食欲にも影響することがわかっている。たとえば、黄色い光で食欲が増す一方で、赤や青の照明では食べる気がなくなる。食べ物の色と周辺光の色が合っていれば食欲が刺激されるが、それらの色が相反しているときは食欲が低下する。また、最近スウェーデンで行われた実験では、ダイエットをしているスウェーデン人男性は、照明が青いとき、朝食時に少ない量で満腹感を覚えることも確認されている。

レストランにおける環境のコントロール

ここまで、経験イベントの様子を見てきた。それでは、レストランの照明や音楽をやわらかくして、よりリラックスのできる雰囲気をつくれば、食べる量が減るのだろうか？　この問いに答えるために、イリノイ州シャンペーンのファストフード・レストラン《ハーディーズ》で照明と音楽のさまざまな組み合わせをテストしてみた。《ハーディーズ》には二つのダイニングホールがある（ガストロフィジクス研究にはうってつけの場所だ）。一つめのホールでは、いつもどおりの明るい照明で、ＢＧＭの音量も大きかった。もう一つの〝上質な〟ダイニングホールには、鉢植えの植物や絵画を配置し、窓にはブラインドカーテンを掛け、間接照明を使うことで、よりリラックスした雰囲気を用意した。加えて、白いテーブルクロスとその上に立てられたキャンドル、ＢＧＭはジャズのインストゥルメンタルバラードだった。後者のよりリラックスできるホールにいた人々は、食事を明らかにより楽しかったと感じたのと同時に、食べる量が少なくなった（ほかのホールに比べて、カロリー摂取量が平均して一五〇カロリー、言い換えると一八パーセント減少した）。

環境が私たちの食生活に影響するという事実を、レストランの経営者も無視することはできないだろう。《ハードロックカフェ》や《プラネット・ハリウッド》の店舗に窓がないのも、まさにそのためだと考えられている。窓をなくすことで、顧客に対する環境刺激を（カジノのように）容易にコントロールできるからだ。

雰囲気の未来

さて、食事の雰囲気は、今後どう変わっていくのだろうか？　あるデザイナーは最近こうコメントした。「私がレストランのデザインに携わるようになってからの短い期間で、デザインこそが食体験の主要な要素になった。つまり、環境と個性が料理と同じぐらい重要視されるようになり、デザイナーやオーナーは光や色や素材の使い方に細心の注意を払うようになった[注15]」。レストランデザインの未来を今すぐ体験したいなら、中国は三亜のマリオットホテルにある《ゴジ・キッチン&バー》に行ってみよう。この未来的なダイニングスペースの装飾は、一日の時間に応じて変化し、レストランに二つの異なった印象を醸し出す。もちろん、そのような仕掛けは費用がかさむことは間違いないが、装飾や雰囲気の大切さが認められていることの証拠であり、食事における〝そのほかの要素《こと》〟の一つとして、雰囲気が重要であることを示している。店の装飾にどれだけの費用を使うべきかというのは難しい問題ではあるが、雰囲気が食体験にどれだけ影響するかを知ってしまった今となっては、もはや無視することはできない。

食事客やテーブルの雰囲気を個別にカスタマイズするという、興味深い試みも行われている。今のところ、最先端のマルチセンソリー食体験ができるのは、テーブルが一つしかないレストラン（上海の《ウルトラヴァイオレット》やイビサ島の《サブリモーション》など）、あるいは特定の料理にヘッドホンがついてくるようなケース（たとえば《ザ・ファット・ダック》の「サウンド・オブ・ザ・シー」）にかぎられる。しかしながら、現在すでに個別の食事客が食べたり飲んだりしているものに合わせた音響効果を提供するために、各テーブルに超指向性スピーカーを置くことを検討しているレストラン経営者たちがいることを、私は知っている。ここで重要なのは、食事客の誰一人として、ほかのテーブルでどんなBGMが流れているのかわからないということだ。ただし、このようなアプローチは、よほど裕福なレストラン経営者を除いて、ほとんどのオーナーにとって途方もなく高くついてしまう。でも、あきらめてはいけない。個別化やカスタム化の重要さが認められるにつれ、そのような方法を利用する店が増えれば増えるほど、技術にかかる費用が下がっていくと思われる。

同じような考えから、最近の改装に伴い、《ザ・ファット・ダック》の各テーブルの上には色を変えられるLEDライトが設置された。その電球はテーブルの客が食事しているあいだ、夜から昼、そして次の晩へと旅をするのに合わせて、微妙に色を変える。各テーブルでそれぞれ異なった時間に色が変わるのである。これはほんとうに個人のためにつくられる雰囲気の未来なのだろうか？　私は、これがスタート地点だと考えている。

第七章　ソーシャルダイニング

あなたはどうかわからないが、私は一人で食事をするのが嫌いだ。そんな私の関心を、新聞に載ったある人情話が呼び起こした。妻を亡くした九十歳代のイギリス人男性、ハリー・スコットはこの三年間、毎日のように、地元の《マクドナルド》で一人で食事をしている。一日に二回行くこともある。気の毒なことに、奥さんが亡くなってから一緒に食事をする相手がいないからだ。そこで、ハリーの九十三回目の誕生日に、カンブリア州ワーキントン店のスタッフがパーティーを開いたのだった［注1］。新聞に掲載された写真を見ると、ハリーはとても九十三歳には見えないほど若々しい。

これは特殊な例かもしれないが、現代社会で起こっていることを表す象徴的な出来事だと思える。事実、一人で食事をする人の数は増える一方だ（図7・1）。最近のイギリスでの調査によると、食事全体のほぼ半分が一人で食べられているだけでなく、人々の四分の一以上が誰かと一緒に食事をするよりも一人で食べることのほうが多いと答えている。それどころか、

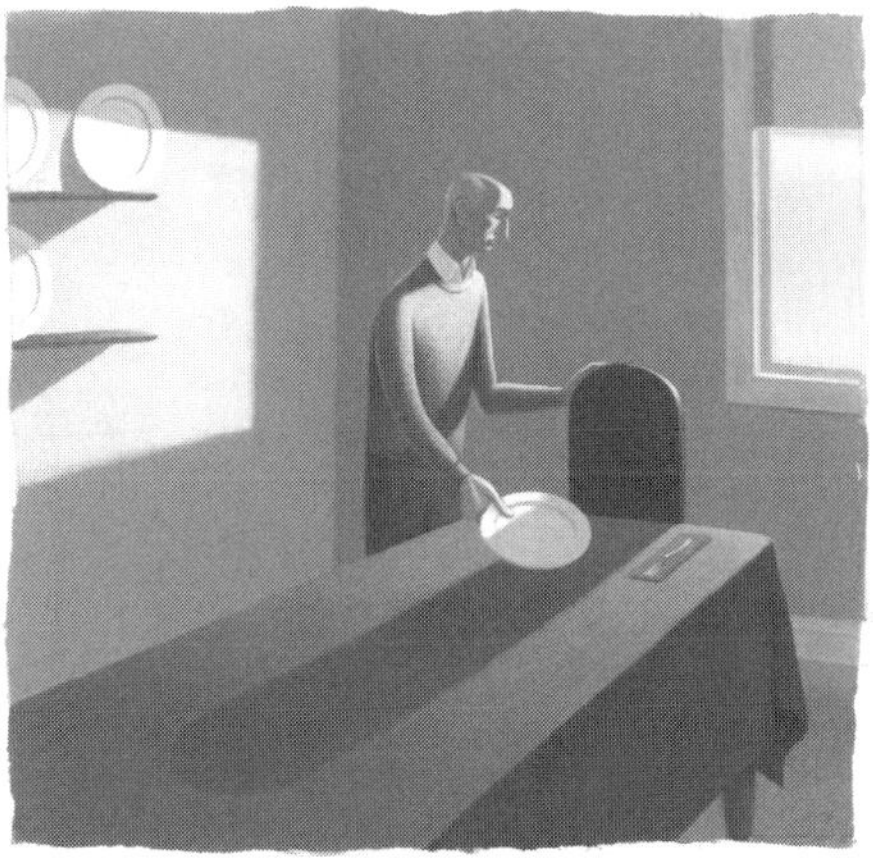

図7.1　現代では孤独な食事が社会問題となりつつある。

多くの人が主要な食事をほとんど毎日一人で食べていることもわかった（おそらく仕事机で食事をしたり、電子レンジで温めたものを食べたり、ドライブスルーで買ったものにかぶりついているのだろう）。この数字は文化や年齢によって異なっているに違いない。

現代社会に孤独な人が増えているのは心配だが、私たちが誰と食事をするかという問題が、本書のトピック、すなわちガストロフィジクスとどう関係しているのだろう、とあなたは考えたかもしれない。心配にはおよばない、とする声もある。たとえばネル・フリッゼルは『ガーディアン』紙にこう書いている。「人生のほかの大きな喜びと同じで、食事は――あなたがそう望むなら――片手でも、横になってでも、着古したみすぼらしい衣服のままでもすることができる。それは孤独でも、不快でも、絶望的でもない。存在を祝う行為だ。食事をするのは生きるため――単純な話だ［注2］。だが、私はそうは思えない。のちに示すように、一人で食事をすることは、人々の肉体的な健康や精神状態に悪影響を及ぼすのだ。合計して十八万人の若者や子どもたちを対象とした十七件の研究データを分析したところ、家族とともに食事をする若年者では、のちに肥満になる確率が一二パーセント低下することがわかっている。同時に、彼らが健康な食べ物を口にする確率は二五パーセント上昇する。それだけではない。ガストロフィジクス研究者として、私はアメリカ人心理学者ハリー・ハーロウが一九三〇年代に残した言葉に同意する。「優れた食事は友人と一緒に食べたときにさらにおいしく感じられる［注3］」。孤独な食事によって生じる問題は大きくなりつつあるが、その問題に対し建設的な解決策を見つけるのは、ガストロフィジクスの役目である。

どうして一人で食事をする人が多いのか？

理由の一つは、一人で生活している人がかつてないほど増えたことにあるのは間違いない。結婚年齢が高くなり、離婚率が上昇するなどして、人々が一人で生活する時間が長くなった。その一方で、食習慣の変化も重要な要素だと言える。そもそも、過去に比べて、家族ぐるみで食事会をする機会が減ってしまった。あなたは最近、一緒に食事をするために誰かを自宅に招待したことがあるだろうか？　最新の調査結果によると、イギリス人の七八パーセントが、友人を食事に招待することがまったくないと答えている。その理由を尋ねられた人々の多くが、忙しさの増す日常生活の合間に、一から料理をつくるのはあまりにも大変だから、と説明する。実際に、一回の食事の準備に費やす時間は、一九六〇年の一時間から、たった三十四分に減っている。結果として、私たちの三人のうち一人が一週間で一度も他人とディナーをともにすることがなくなったのである。

一人で食事をするのは悪いこと？

孤独な食事は、さまざまな点で人間に悪影響を及ぼす。まず、一人で食事をすると、食生活が貧しいものになる傾向がある。たとえば、一人暮らしをしていて、しかも一人で食事をすることが多い男性は、体重問題を抱えていることが多い。ここで言う体重問題とは、一方では肥満や低体重を、もう一方では野菜や果物の摂取不足などによる不健康な食生活を意味している。もちろん、そうした人々は孤独を感じていることも多い。病院や長期療養施設に入院している高齢者の多くも栄養不足になることが多いうえに、一人で食べざるをえないため、その傾向はより強くなる。そうした病弱な人の食事に社会的な要素を取り戻すことで、栄養状況も改善することができるはずだ。実例を挙げると、アメリカで行われた二つの調査で、高齢の入院患者に食事時に病院スタッフと積極的に交流するよう促したところ、彼らの食べ物の摂取量は大幅に上昇したことが確認されている。一人暮らししているため、孤独な食事をすることが多い人々は、そうでない人に比べて、より多くの食品を廃棄することも知られている。イギリスのスーパーマーケットでは一人用の分量の食品がほとんど売られていないことも、この問題の原因となっている。二〇一三年にイギリス政府が行った調査によると、一人暮らしの人々は、そうでない人よりも四〇パーセントも多くの食品を捨てている。

気が散る食事

食事から社会的な側面が失われつつあるのは、理由はどうあれ一人で生活している人にかぎられる話ではない。技術も一役買っている。あなたはどれぐらいの頻度で、食事をしながらテレビを見るだろうか？　片手にフォークやスプーンや箸を、もう片手にスマートフォンを持っていないか？　ほかの人と一緒に食事をしているときでさえ、テレビに気をとられたり、モバイル機器をいじったりしたことのある人も多いだろう。統計によると、私たちのほぼ半数がテレビを見ながら食事をしている。それどころか、わざわざ食事相手とは別の部屋に行ってテレビを見る人も多いのだ！　二〇一三年、食事から気が散る原因となるそうした技術の影響に対抗するための独創的な手段を、ブラジルバー《サウヴィ・ジョルジ》が思いつき、実際に試してみた。彼らは「オフライングラス」をつくったのである。オフライングラスとは底の一部を切り取って斜めにしたビール用グラスで、客がモバイル機器を隙間に敷かないかぎり、倒れてしまう。そうやって技術から〝切り離す〟ことで、人々はビールを飲むときにより社交的になるのではないか、と考えたのだった。

もちろん、モバイル機器に気をとられていなくても、話すことが何もないときもある。そうした気まずい状況を緩和するアイデアとして、ニューヨーク州北部にあるアメリカ料理研究所のキャンパス内《ボキューズ》レストランは、各テーブルに大量のカードが入った箱を置いた。どのカードにも、料理にまつわる質問やジョークが書かれている。でも、なんのために？　高級レストランには場違いではないだろうか？　前回、そのレストランを訪れたとき、私は質問をぶつけてみた。すると支配人が、会話が続かないカップルの張りつめた空気をほぐすことを目的としてそのようなカードを置いたのだと答えてくれた。カードのおかげで食事客の雰囲気がよくなれば、料理をより楽しめるようになるだろうと期待しているのだ。先に紹介した牛の置物と同じ発想だ。

摂取量の増加という側面から見た場合、食事をしながらテレビを見るのは、最悪な行為だ。テレビがついていると、消しているときに比べて一五パーセントほど余分に食べてしまうことも珍しくない。ただし、どの番組も同じぐらい体重に悪影響をもたらすわけではない。影響の強さは、そのテレビ番組がどれだけ興味深いものか、前に一度見たことがあるか、などに左右される。たとえば、オーストラリアのディック・スティーブンソンたちが、テレビドラマ『フレンズ』のあるエピソードを二回目に見る女性は、同じ人気テレビドラマのほかのエピソードを見る人々よりも、はるかに多くの食べ物を口にしたと報告している。テレビに気を取られてしまうと（おそらくモバイル機器にも同じことが言える）、食べ物にまつわる刺激に注意が向かなくなり、もう満腹なのに気づかずに食べつづけてしまうリスクが高くなるのだろう。食事しながらテレビを見ないほうがいい理由はほかにもある。次のいたってまじめなアドバイスを参考にしよう。「食事の時間は、子どもたちにとって親ともっとも会話しやすい時間の一つだとされている。だから、できるだけ外からの邪魔を排除したほうがいい。テレビも、携帯電話もスイッチを切ろう」。

一人の食事は楽しい？

私の知り合いのなかには、ときには（あくまで〝ときには〟）一人で食べるほうがいい、と言う人が何人かいる。ちなみに、そうした人々には、シェフが多い。どうしてだろう？　料理（つまりフレーバーの組み合わせと、口当たりのコントラスト）に意識を集中できる、というのがその理由だ。人気レストランを訪れるとき、彼らはほかの人と会話して気が散ることがないように、一人で食事することを選ぶ。《ザ・ファット・ダック》で一人で食事をしたとき、私も同じように考えていたに違いない。ロマンティックさのかけらもないやつだと思われるかもしれないが、私はその日がバレンタインデーであることをすっかり忘れていた[*16]！　バレンタインデーに一人で食事をする私を、ヘストン・ブルメンタールが思う存分からかったことは言うまでもない。

おそらく多くの人も同じ意見だと思うが、私は、一人きりの食事を、ほかの誰かと一緒の食事と同じくらい楽しいと思えたことがない。料理がどれほどすばらしかったとしても、である。結局のところ、優れた料理や飲み物は人と共有してこそ喜びにつながるのであり、料理やワインがおいしければおいしいほど、ほかの人とそのすばらしさを分かち合いたいと願うものなのだ。一人でいるときより気心の知れた誰かと一緒に食べるほうが食事の雰囲気が

*16　昔の古きよき時代には、一人で食事をする人は本を読んで気を紛らわしていたものだ。それが現在では、ご存じのようにスマートフォンが食事のパートナーの地位を確立している。しかし、この地球上で最後に残された「携帯電話をもたない人間」の一人である私には、その日気を紛らわす手段がなかったのだ。

よくなるのと同じように、飲み物や食べ物の味も、誰かと（少なくとも気心の知れた誰かと）一緒にいるほうがおいしくなると、私は確信している。

食べ物を共有するというのは、人間という生き物にとって普遍的な現象だとされていて、考古学では一万二千年前に祝宴が行われていた証拠が見つかっている。さらに、食べ物を共有する以上の意義が仲間との食事には含まれている（ちなみに、親しい仲間のことを英語でコンパニオンと言うが、これはラテン語で「共に」を意味する「コン」と食べ物の「パン」を意味する「パニス」から派生した言葉）。キャロリン・スティールは著書『ハングリー・シティー』のなかでこう指摘する。「私たちは食べ物を分け与える相手に強い親近感を覚え、自分たちとは違うものを食べる人物を他人と定義する［注４］」（スティールはオスカー・ワイルドの戯曲『つまらぬ女』の考えを継承していると言えるだろう――「すばらしいディナーのあと、人はあらゆる人を許すことができる。それがたとえ自分の親戚であっても」）。最近の調査では、ともに食事をすることで、人は他人の意見に同意しやすくなることもわかった――〝料理外交〟にまったく新しい見方をもたらす研究成果と言えるだろう。

オックスフォード大学の心理学教授、ロビン・ダンバーはこう言う。「誰かと一緒に食事をすることで、脳内のエンドルフィン分泌が盛んになる。エンドルフィンは、人と人の社会的なつながりにおいて重要な役割を担っている。ともに食事の席に着けば、社会的なネットワークが生まれ、それが個人の肉体と精神の健康を高め、幸福度と満足感が増し、さらには人生の目的意識すら強くなる［注5］。それにもかかわらず、人々の七〇パーセント近くが、隣人と一緒に食事をしたことがないという数字が発表されていることには、不安を感じずにはいられない。それどころか、アンケートに答えた人のじつに二〇パーセントが、過去半年のあいだに両親と一緒に食事をしたことが一度もないと答えている［注6］。「食卓は社会ネットワークの基本だ［注7］」というのを、忘れたくないものだ。

ガストロフィジクスの研究は、私たちが食べる量は親しい人との食事に大いに影響される可能性があることを、そしておそらく実際に影響されていることを示している。食べる量が増えるか減るかは、誰と一緒に食べるか、そしてその相手にどれだけ自分を印象づけたいかによって左右される。ラボの中とラボの外の自然な環境の両方での実験を通じて、ほとんどの場合、一人で食べるときよりもほかの人と一緒に食事をするときのほうが、食べ物の摂取量が増えることがわかっている。あまり親しくない人より、友人や家族と一緒にいるときのほうが、増え方は大きい。レストランで食事をするときに、一人のときよりもグループでいるときにたくさん食べる傾向は、男性のほうが強い。その原因の一つは、誰かと一緒にいるときのほうが、食事時間が長くなることにあるだろう。しかしながら、食事相手に自分をより強く印象づけたいと考えているときは（あるいは緊張しているときにも！）、食べる量が減ることもある。また、相手が料理にほとんど手をつけない場合も、私たちが食べる量はいつもより少なくなる傾向がある。興味深いことに、過去二十四時間何も口にしなかった人にも、摂取量に対するそのような社会的要素の影響が確認されているのである。

次に外食するときのために、「人と食事をするときの最大の問題は、あなたが最初に注文する可能性が小さくなることだ」ということを肝に銘じておこう。というのも、最初に注文をする人のほうが、あとから注文をする人よりも、食べ物や飲み物に満足しやすいことが知られているのである。あとから注文をする人は、何かほかのものを選ばなくては、という気持ちが強くなり、結果として、最初に注文した人ほど食事を楽しめなくなってしまうからだ。

第四章で見たように、最近では自分の声も聞こえず、料理を味わうこともできないほど騒々しいレストランやバーが増えたことに不満を感じている人が多い。あるコメンテーターはこう表現した。「私たちは社会的なつながりを求めてレストランへ足を運ぶ。それが最近では、ほかの人が言ったことを何一つ理解できないまま店を出ることも多い［注8］」。すでに紹介したように、それに対する究極の答えが〝サイレント・ディナー〟だ。そこでは、食事客は声を出すことが許されない。しかし、食事とは基本的に社会的な営みであるという事実は変わらない。したがって、サイレント・ディナーや騒々しいレストランといったコンセプトは、長期的には失敗に終わるだろう。騒音を遮断するために耳栓をつけたり、料理に合わせた効果音や音楽を流すヘッドホンを使ったりするのは、コース料理の一つに対して行うだけなら有効だろうが、それ以上になると食事の社会的な側面が台無しになってしまう。

一方、〝ダイン・イン・ザ・ダーク〟タイプのレストランでは食事客の五感の一つ――視覚――が失われるが、食事の社会的な側面に悪影響を及ぼすことはない。照明が消えたとたん、人々はより活発に話しはじめるのだ――自分が今食べているものは何だろう、などと意見を交換しはじめるのである。

ソロ・ダイニング

一昔前まで、一人で食事をしている人にはどことなく悲しい雰囲気があり、場合によっては社会のはぐれ者とみなされる恐れすらあった。しかしそのような偏見はなくなりつつある。実際、最近はかつてないほど一人きりで外食する人が増え、その数は二年前の二〇一五年に比べても二倍以上になっている。たとえば、イギリスのレストランでは、一人客の予約が目立って増えている。では、一人で店にやってきた人は注文した料理が届くまでの時間を、どうやって過ごしているのだろう？　最近の調査で、四六パーセントの一人客が本を読む、三六パーセントは携帯電話をいじる、と答えている［注9］。

一人食事《ソロ・ダイニング》に関する記事が発表されたあと、ＢＢＣに寄せられたコメントがこの時流の変化をよく言い表している。「わずか数年前まで、私は一人で外食なんてしたら気が滅入るだろうと考え、一人客を悲しい孤独な人々とみなしていた。それが今では、自分も一人で外食することが増えただけでなく、ときには他人と一緒にいるよりも一人のほうがいいと思うこともある。私が思うに、この変化に大きく貢献したものが一つある――スマートフォンだ。一人客は、もはやほんとうに一人ではないのだと、私は考えている［注10］」。なかには、一人で外食する人は自信に満ちた成功者であり、成し遂げた仕事のご褒美として食事を楽しんでいるのだろう、と考える人もいる。料理評論家のジェイ・レイナーもその一人だ。「私は人から悲しい男だと思われても気にしない。……ソロ・ディナーは、愛する者との食事とみなすべきだ［注11］」

最近では、自分が食べているものの情報や写真をブログやソーシャルメディアで共有する人が増えたことも、このような変化を促す一因となっていると考えられる。ソーシャルネットワーキングサービスのタンブラーには「Dimly Lit Meals for One（薄明かりのなかの独食）」という画像コレクションがある。こうしたトレンドは、モバイル機器の普及とともに人気を博しているようだ。その一方で、ＭＰ３プレーヤーとノイズキャンセリング・ヘッドホンで自分の世界に浸る人も多い。

このような世代の移り変わりを、先見の明のあるレストラン経営者の多くはマーケティング機会とみなしている。サンディエゴにあるレストラン《トップ・オブ・ザ・マーケット》の総料理長になったアイヴァン・フラワーズは、経営陣から一人客の数を増やすことをとくに期待されている。「［経営陣は］店にはオープンキッチンに面したカウンター席があるのに、シェフたちが客をじゅうぶんにもてなさないからあまり役に立っていない、と感じていた。そこで、カウンター席に座る食事客に〝ショー〟を見せることにしたんだ。調理の実演や無料の試食、シェフとの会話とかね」。その結果、一部の新聞紙はレストラン紹介のコーナーで、その店を一人客に推薦するようになった［注12］。

アムステルダムの期間限定《ポップアップ》レストラン《エインマール》には一人用のテーブルだけが並んでいる。そのような店が、開店から一年後に確実な黒字をたたき出すと、誰が予想しただろうか？　黒字どころか、《エインマール》の仕掛け人たちはロンドンやベルリン、ニューヨークやアントワープなどにも出店することを検討している。このプロジェクトのデザイナーであるマリナ・ファン・ホールは語る。「どこか別の場所へ行かないかぎり、この社会には公共の場で一人になれる空間がないことに、私は気づいた［注13］」と。レストランの多くにとっては、私たちの食生活の変化に合わせてサービスを改善する余地はまだまだあるに違いない。

タパス化

一人で食事をする人が増えている一方、レストランのメニューで〝共有〟に関係する言葉が使われることが統計的に明らかに増えている。たとえば、ハムとサラミの盛り合わせ、あるいはスペイン風のタパスや東地中海風のメゼなどを見る機会が非常に多くなった。どれも、分け合うことを前提とした料理である。それに、気軽な食べ物でもある。この〝気軽さ〟は、現代の食文化におけるもう一つのトレンドと言えよう。オックスフォードを例に挙げると、一番人気のガストロパブ《マグダレン・アームズ》のメニューに並ぶ料理の多くが二人用や三人用で、なかには四人や五人で分けてちょうどいい料理もある。

〝テイスティング《試食》・メニュー〟もある——シェフが選んだたくさんの小皿料理（二十品を超えることもある）で構成されるコース料理のことだ。多くの場合、一つのテーブルにつく食事客の全員がテイスティング・メニューを注文しなければならない。

昨今では、レストランが共有してもらいたいと願うのは、料理だけではなくなった。あなたは、多くの人が一つの大きな長いテーブルを囲むように座るコミュニティ型のカジュアルなレストランに入ったことがないだろうか？　イギリスのロンドンを中心に展開する《ワガママ》や《ブサバ・イータイ》（この信じられないほど大成功しているレストランはどちも有名レストラン経営者アラン・ヤオが手掛けた）などといったレストランが実践している特徴的な店舗デザインだ。《ル・パン・コティディアン》も同様の手法を用いている。これらのカジュアルなレストランで頻繁に食事をする人は、見知らぬ人とテーブルを分かち合うことになる――しかし、「見知らぬ人などいない。彼らはまだ会ったことのない友人だ」ということわざもあるではないか。隣に座る人との距離は、壁際の長ソファの前に二人用のテーブルをぎっしりと並べているような店とさほど変わらない。長い一つのテーブルにつくことで味わえる〝連帯感〟には何か特別なものがあると、私は信じている。そのことを深く調べるための新しい実験が行われる日も、そう遠くはないだろう！

どうして外食するの？

よくよく考えてみると、わざわざ外出して見知らぬ人のすぐそばで食事をするなんて、とても奇妙なことだと、あなたも思いはじめたに違いない。たとえば、ほかの文化で生まれ育った人が、二十一世紀の西洋世界にやってきて、レストランで大勢の人が食事をする様子を見たとき、どう感じるだろうか？　ペルー人旅行者アントワン・ロニー（名前はフランス風だがペルーの人）は十九世紀初頭（つまり、レストランというものが生まれて間もないこ

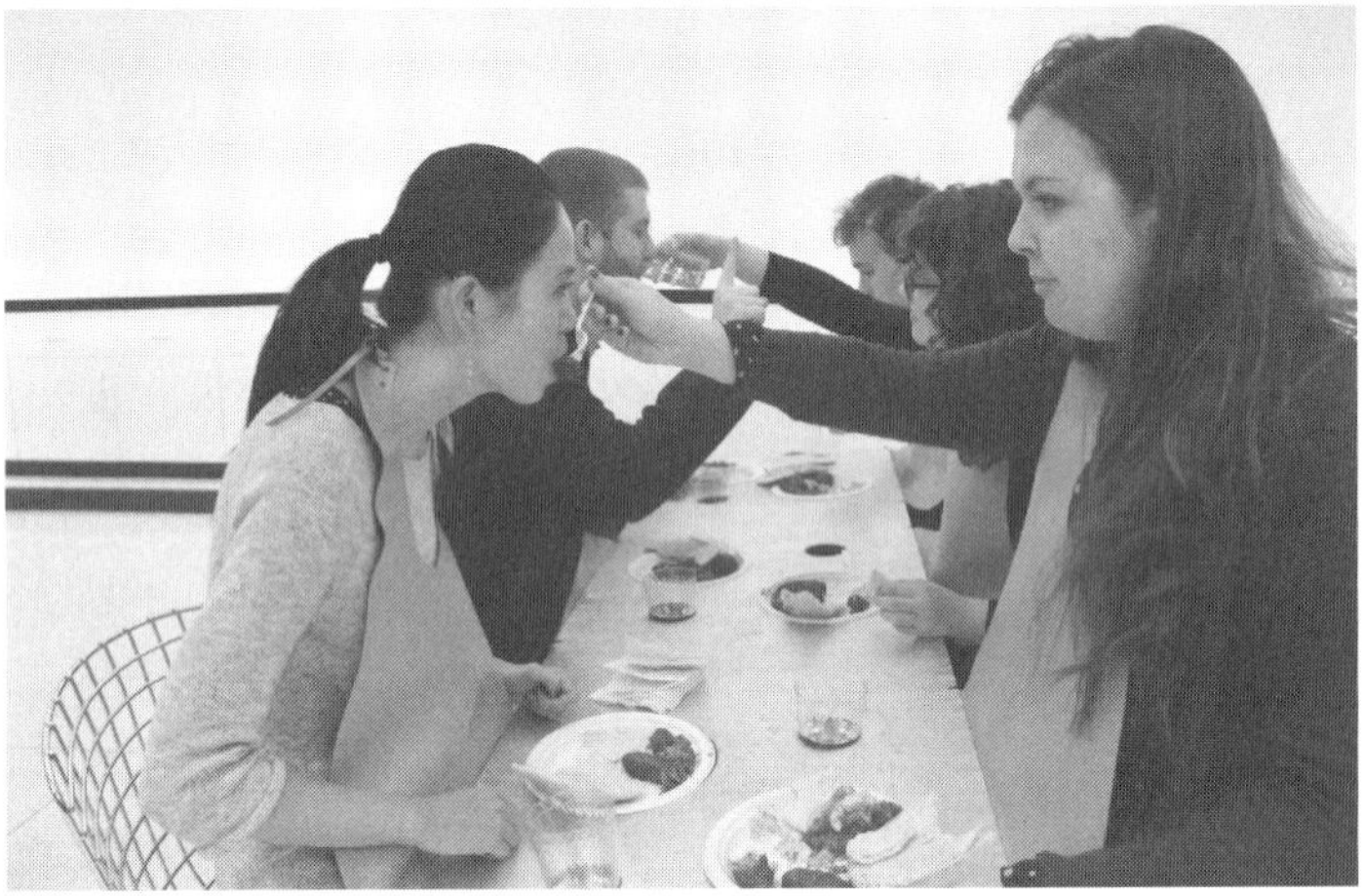

図7.2　パフォーマンスアート「アイ・イート・ユー・イート・ミー」（2001年から2012年）の様子。

ろ）に初めてパリのレストランを訪れたときの印象をこう書いている。「ダイニングルームに到着したとき、驚いたことにそこにはたくさんのテーブルが並べられていたので、私は大きなグループが来るのだろう、そして私たちは店主のテーブルで食事をするのだろうと思った。ところがさらに驚いたことに、人々は互いのことを知らぬそぶりであいさつもせずに店に入ってきて、互いを見ることもないまま席に着き、黙ったまま別々のテーブルで食事をしたではないか。しかも、食べ物を分け合うこともせずに〔注14〕」。

興味深い例として、インドネシア人アーティストのメラ・ジャャールスマが行った、食べ物を分け合うことの意義を調べるパフォーマンスアートを紹介しよう（図7・2）。一般人の参加者（二人から六人）が席に着くと、よだれかけのような布を身につけるよう促されるのだが、その布はテーブルの表面につながっている。参加者は二人一組になり、順番に相手の口に食べ物を運ぶよう求められる。この種の親密な行動は、食べ物の共有感を生み出す。いわば〝身につけるテーブル〟のおかげで、食事をする人（パフォーマー）は力を合わせてテーブルの表面を形づくることになるため、二人は一時的に一体化するのである（二人のどちらかがトイレに行きたくなったらどうするのだろう）。参加者の一人が残したコメントがとくに興味深い。「メラ・ジャールスマの作品に参加して、私は大人になって初めて、ほかの人にものを食べさせ、ほかの人からものを食べさせてもらう経験をしました。［……食事のあいだ］ずっと感じていたことが一つあります――人に食べさせ、食べさせてもらうという行為は、力関係を明らかにする。［……］力の弱い人のすぐ近くにいると、私たちは寛大になれる。そして、アート作品の外でも、そうなれればいいのにと願うようになるのです［注15］」

　オランダ人アーティストのマレイエ・フォーゲルザングは「シェアリング・ディナー」という作品をつくり、食事をする人々を布でつないだ。この見た目に強烈なアート作品では、参加者は天井から吊り下げられた白いテーブルクロスに開けられた切れ目《スリット》に頭と腕を通す（図7・3）。フォーゲルザングはこう説明する。「私はテーブルとテーブルクロスを使ったが、クロスをテーブルの上に敷く代わりに、スリットを開けて空中にぶら下げることにした。そ

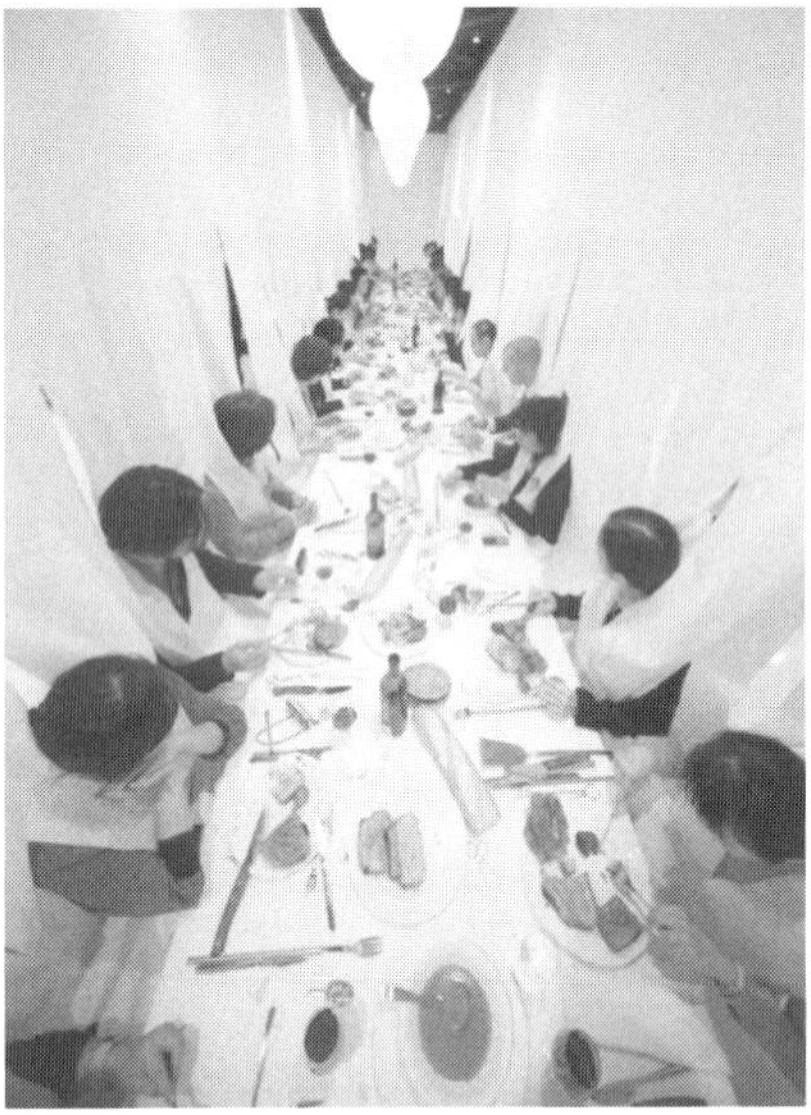

図7.3　料理アーティスト、マレイエ・フォーゲルザングによる「シェアリング・ディナー」（東京、2008年）。

うすることで、参加者は頭を内側に、体を外側にして座ることになる。そのおかげで、参加者全員が物理的に一つにつながる。私がこちらでクロスを引けば、向こうの人にもそれが感じられる、という具合に。全員の衣服を隠すことで、対等感も生まれる。参加者はそれぞれ知らない人同士だったので、最初のうち私は、みんな実験に参加するのを拒むのではないかと思っていたが、ふたを開けてみると互いに対する関心が増し、ある種の連帯感のようなものが生まれた［注16］」。フォーゲルザングも、共有を促すアイテムとして食べ物を利用する。たとえば、参加者の一人に二切れのメロンを、その対面に座る人には二切れのハムを載せた皿を渡す。すると参加者は（ほとんどの場合、見知らぬ同士なのに）当然のことのようにそれを分け合って、生ハムメロンにして食べるのである。

テレマティックディナー

家族と一緒に食事ができるのは、幸運なことだ。しかし、そんな人でも、たとえば出張などで、ときには自宅から遠く離れなければならないことがある。すると、食卓を囲んで共有する時間を恋しく思ったりするものだ。実際に、この〝家族と一緒に食事の時間を過ごせない〟というのは、大きな問題になりつつある。そこで人間とコンピュータの相互作用について研究をしている人々の多くが、離ればなれになって暮らす人々を技術の力を借りてふたたび結びつけ、有意義な（つまり本物として体感できるような）〝仮想〟の食事体験を共有してもらうことができないか、調査を始めている。そこで提案されたのがテレマティック《遠隔通信》ディナーというアイデアだ。

アイデア自体は非常に興味深いが、実行するのは簡単ではない。ある試験的なテレマティックディナーに参加したゲストは、こうコメントしている。「ほかの人たちと食べ物を分け合っているという気持ちにはなれませんでした。私たちはこちらの部屋で、通信相手のみなさんはほかの部屋で食べている、という感じでしたね。共有感はありませんでした［注17］」。未来の体験をデザインする研究者が聞きたい答えからは、ほど遠い感想だ。食事をともにする人は、（無意識のうちに）互いに行動を合わせようとする側面がある。そのため、遠隔通信で食事をしているときも相手に行動を合わせようとするのだが、タイムラグが生じるので、相手からのシグナルが遅れて届く。この時間のずれが共有感を損なっていると考えられる。

　このような技術的な解決策は、極端な環境――たとえば、地球に残してきた家族の顔を見ながら食事がしたい火星旅行中の宇宙飛行士――では有意義だと考えられる。しかしながら、地上で暮らす私には、テレマティックディナーがいいものだとはとても思えないのだ。ほかの技術革新に期待するほうがいいだろう。ここで私が頭に思い浮かべているのは、過去数年でリリースされたたくさんの〝ミールシェアリング《食事共有》アプリ〟のことだ。そうした安価なアプリを使えば、不慣れな土地に一人でいる人も、地元の人と彼らの自宅で食事ができる。つまり、自分の家族とではないが、人と実際に食事時間を共有することができるのである。この種のサービスを提供しているサイトはそれぞれ独自の特徴をもっているので、あなたの好みのサイトが必ず見つかるだろう。たとえば、アメリカのイートウィズというサイトは夕食クラブといった雰囲気だが、イギリスのヴィズイートは地元の人々と食事をする機会づくりを強調し、文化交流に力を入れている。ヴィズイートの共同創業者、カミーユ・ルマーニによると、サイトには創業（二〇一四年七月）からわずか数年で百十五の国の十七万人のホストが登録されている。

ここで誰もが感じるのは、エアビーアンドビーが私たちの宿泊の形を、ウーバーが移動の形を変えたように、そのような〝ミールシェアリングアプリ〟には、私たちが自宅から離れた場所で食事をする方法を一変させるだけの力があるのか、という疑問だろう。市場調査会社のユーロモニター・インターナショナルによると、二〇一五年は大きなトレンドとして〝ピア・ツー・ピア・ダイニング〟が注目を浴びた年だった。ピア・ツー・ピア・ダイニングでは、レストラン（チェーン）があいだに入ることなく料理人と食事客が直接やりとりできる――その結果、自宅で料理をするシェフが増えはじめている。しかし、今後発展する可能性のある最大の市場は、やはり自宅にいながら一緒に食事をする相手がいない人々だろう。そうした人々を結びつけることを目的として生まれた新興企業がテーブルクラウドで、食事をソーシャルネットワーキングと融合させようとしている。一方、テーブルという会社はイギリスの南部で〝ソーシャルディナー〟を企画している。誰かと一緒に食事をすることは、人間にとって本質的な欲求だ。次におなかがすいたときには、誰かを食事に誘ってはいかがだろうか？　自分一人で食べるよりもすばらしい時間を過ごせるだろう。ただし、楽しみを最大にしたいと思うなら、相手よりも先に注文すること！

第八章　機内食

空の上で口にする食べ物や飲み物について私が初めて思いを巡らせたのは、二〇一四年のことだった。長時間のフライトでノートパソコンのバッテリーも尽きたので、私は飲み物を載せたトロリーをゆっくりと押して歩く客室乗務員を眺めていた。そのとき気づいたのだ——空中ではトマトジュースやトマトジュースを使ったドリンクを注文する人がじつに多いことに。四人から五人に一人はそうしたものを注文していたように感じた。

調査したところ、上空で注文されるドリンクの二七パーセントがトマトジュースであることがわかった。それどころか、地上では決してトマトジュースを飲まないのに、飛行機の中ではいつも飲むという人もたくさん見つかった。私たちの調査で質問をした千人を超える人々のうち、じつに二三パーセントが飛行機の中だけでトマトジュースを飲むと答えたのだ。どうしてだろうか？　その疑問に答える前に、機内食の歴史を簡単に振り返ってみよう。

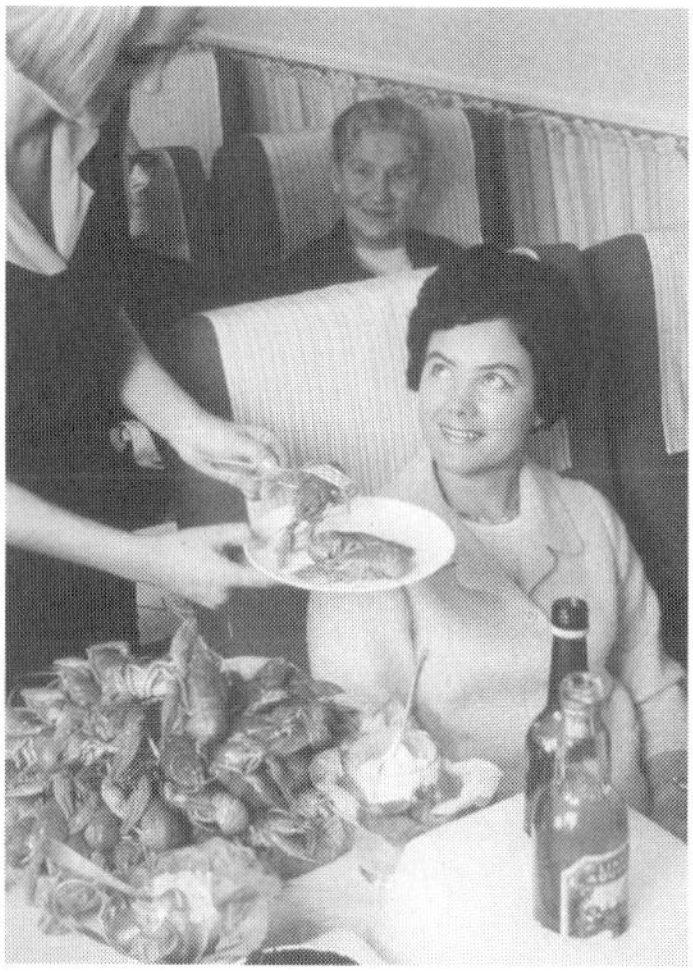

図8.1　かつての機内食！「本日、ロブスターは何尾にいたしましょうか、マダム？」。新鮮なノルウェー産ロブスター（殻付き）を受け取る乗客。食前酒が氷の上に置かれていることにも注目。

過去の機内食

機内食は、昔からずっとまずかったわけではない。民間飛行が始まったころの航空会社は、当時はかなり高価だった飛行機のチケットを買えるほど裕福な人々のためにごちそうを用意する必要があった。信じられないかもしれないが、各航空会社は機内食の質で他社に張り合うために、求められればローストビーフやロブスター、特上リブロースなどを提供していたのである（図8・1）。おそらく、イースト・ロンドンで《フライトBA2012》というポップアップレストランのコンセプトが大受けしたのも、同じ理由からだろう。ロンドンのホクストン地区の新しもの好きたちは、《フ

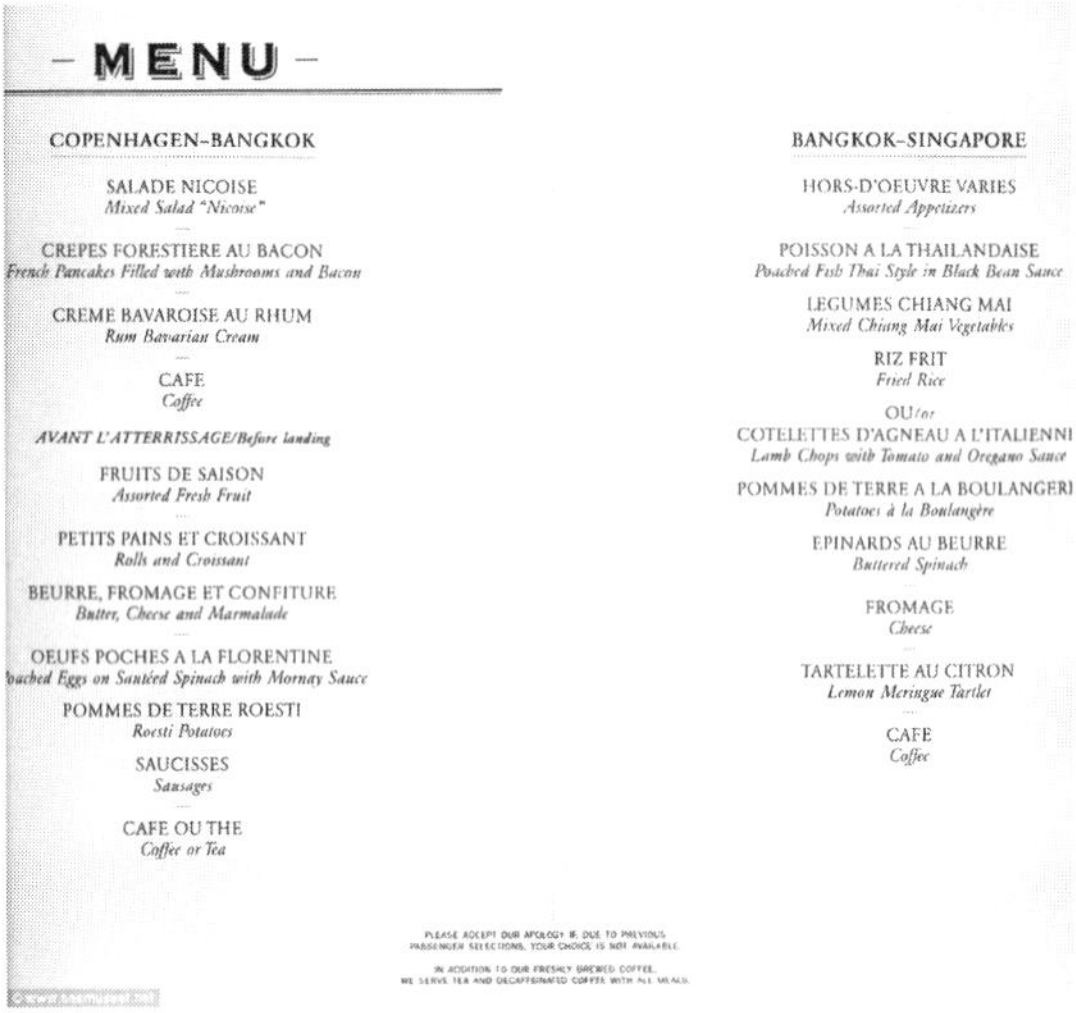
- MENU -

COPENHAGEN–BANGKOK

SALADE NICOISE
Mixed Salad "Nicoise"

CREPES FORESTIERE AU BACON
French Pancakes Filled with Mushrooms and Bacon

CREME BAVAROISE AU RHUM
Rum Bavarian Cream

CAFE
Coffee

AVANT L'ATTERRISSAGE/Before landing

FRUITS DE SAISON
Assorted Fresh Fruit

PETITS PAINS ET CROISSANT
Rolls and Croissant

BEURRE, FROMAGE ET CONFITURE
Butter, Cheese and Marmalade

OEUFS POCHES A LA FLORENTINE
oached Eggs on Sautéed Spinach with Mornay Sauce

POMMES DE TERRE ROESTI
Roesti Potatoes

SAUCISSES
Sausages

CAFE OU THE
Coffee or Tea

BANGKOK–SINGAPORE

HORS-D'OEUVRE VARIES
Assorted Appetizers

POISSON A LA THAILANDAISE
Poached Fish Thai Style in Black Bean Sauce

LEGUMES CHIANG MAI
Mixed Chiang Mai Vegetables

RIZ FRIT
Fried Rice

OU/*or*

COTELETTES D'AGNEAU A L'ITALIENNI
Lamb Chops with Tomato and Oregano Sauce

POMMES DE TERRE A LA BOULANGERI
Potatoes à la Boulangère

EPINARDS AU BEURRE
Buttered Spinach

FROMAGE
Cheese

TARTELETTE AU CITRON
Lemon Meringue Tartlet

CAFE
Coffee

PLEASE ACCEPT OUR APOLOGY IF, DUE TO PREVIOUS PASSENGER SELECTIONS, YOUR CHOICE IS NOT AVAILABLE.

IN ADDITION TO OUR FRESHLY BREWED COFFEE, WE SERVE TEA AND DECAFFEINATED COFFEE WITH ALL MEALS.

図8.2　1950年代のコペンハーゲン発バンコク経由シンガポール行きの機内食の豪華なメニュー。

ライトBA2012》でブリティッシュ・エアウェイズの一九四八年のファーストクラス料理をもとに考案された三品目《ひんもく》からなるコース料理を食べることができた。現在の機内食が当時と同じ魅力を保ちつづけているとは、とても考えられない（図8・2）。

一九五二年、エコノミークラスの導入に伴って航空事業の経済規模が膨れあがり、乗客数が劇的に増えたことをきっかけに、すべてが変わってしまった。国際航空運送協会（IATA）は質の低下に何一つとして対策を打たなかったどころか、エコノミークラスで提供する食品を制限するガイドラインを制定した。スカンジナビア航空にいたっては、大西洋を横断する乗客に出すパンの品質が高すぎると競合会社のパンアメリカン航空に訴えられ、二万ドルの罰金を支払わなければならなかったほどだ。最近では、機内食に投じられる費用が減る一方なのは明らかで、機内食が出されるだけまだまし、といった状況になっている。

かつて、飛行機のエンジンの信頼性がまだ低かったころ、墜落、すなわち人生の終わりという考えから人々の意識をそらすための、ほぼ唯一のと言っていい手段が機内食だった。だからこそ、その質は高くなければならなかったのである。窓の外の景色を楽しむ以外に、乗客の意識を向ける先がほとんどなかったのだから。しかし、今はまったく様子が違う。第一に、ありがたいことに、飛行機の旅は以前よりも安全になっている。そして何より、乗客はボタンを押すだけでさまざまなエンターテインメントを楽しめるようになった。

上空三万五〇〇〇フィート（約一万メートル）を飛ぶ機内の空気は、食事をおいしく食べられる環境ではない、とあなたは思っているかもしれない。実際、高所の乾燥した低い気圧（機内の空気は二分から三分に一度はリサイクルされる）のなかでは、食べ物や飲み物の味あるいはフレーバーのおよそ三〇パーセントが失われると言われている。そのことを知っている航空会社の多くは、上空の空気に近づけた環境のなかで機内食をテストしている。

航空会社は機内食のフレーバーをよくするために、使用する砂糖と塩の量を増やすことが多い。したがって、現代の機内食は健康な料理だとは言い難い。実際に、イギリス人の場合、空港でチェックインしてから目的地に着くまでに、三四〇〇を超えるカロリーを摂取していると試算されている。

　これまで長年にわたり、航空会社はシェフたちに機内食を改善するためのアドバイスを求めてきた。かつて、フランス人シェフのレイモン・オリヴィエにもUTA（エールフランスの前身）から声がかかった。彼の助言が飛行機の中で出される料理を根本から変え、のちの業界標準——私たちの多くが味わったことがあるもの——とみなされるようになる。現在のエコノミークラスのメニューにはチキン料理か魚料理が載っているのが一般的だが、これも、もとをたどればオリヴィエが提案したものだ。たとえば、オリヴィエは乗客が慣れ親しんでいる料理を出すことを勧めた。彼が探したのは食べ応えがありながらも調理するのが容易で、しかも消化されにくい料理。乗客が着陸前にふたたび空腹を感じないように、と考えてのことだ。加えて、再加熱してもフレーバーがあまり損なわれない食べ物であることも大事だ。そこでオリヴィエが提案したのが鶏肉のワイン煮、牛肉のブルゴーニュソース煮、仔牛のクリームソース煮だった（当時はまだ一九七三年だった！）。そうした料理はソースに漬かっているので、飛行機の中で加熱しても乾燥しにくいという利点があった。

有名シェフは一万メートルの上空でも才能を発揮できるか？

最近、航空会社が機内食を改善するためにシェフの力を借りることが増えてきた。しかも、著名なシェフを雇い入れる航空会社も多い。たとえばオーストラリアのニール・ペリーはカンタス航空と、ヘストン・ブルメンタールはブリティッシュ・エアウェイズと手を組んだ。また、かの偉大な故チャーリー・トロッターはユナイテッド航空に助言していた（トロッターが行った最高のアドバイスは、スパイスのきいたタイ風バーベキューソースをかけたショートリブだろう。スパイスとソースは上空での食事に適したすばらしいアイデアだと言える）。その一方で、エールフランスは選びきれないほど多くの優れたシェフと提携しているので、ローテーションを組んでいるほどだ。

しかしながら、彼らの名前がメニューカードに大きく書かれていないかぎり、飛行機の前のほうに座っている人ですら、自分たちが食べているものが有名シェフの手によるものだとは気づいていないと思われる。また、上記のようなプロの料理人の協力があったおかげで乗客の満足度が増した、という主張を裏付けする証拠はまだ見つかっていない。さらに付け加えると、トップクラスのシェフたちのアドバイスを求めた航空会社が、毎年発表される「機内食がおいしい航空会社のトップ10」リストに名を連ねることも少ない。シェフがミシュランの星をいくつもっていようとも、彼らがつくる料理は上空では（それほど）おいしくないのである。ただし、以前のようなお決まりのコース料理が廃止され、食べたいものをより自由に選べるようになったことや、食べる時間もある程度は融通が利くようになったことは、頻繁に飛行機を利用するビジネス客たちに高く評価されている。

これまで見てきたように、私たちが食べ物や飲み物から受ける印象は、食事をする状況や環境に大きく左右される。機内食も例外ではない。航空会社の多くは機内食製造会社と長期のケータリング契約を結んでいるのだが、これも機内食の改善の大きな障害となっている。というのも、航空会社または航空会社が採用したシェフが料理の内容を変えようとしても、長期契約があるために実行するのが難しいのである。その裏では、ケータリング会社が先進的なシェフの助言を直接仰ぐことも増えてきた。しかし、もっとも根本的な問題は、シェフたちのアドバイスはほとんどの場合で素材やレシピ、あるいは食材の調理方法の枠を出ないことにある。この先見ていくように、食べ物だけに注目していては、大きな改善は望めない。そろそろ、ガストロフィジクスの意見を採用するときがきたと言えよう。

飛行機の騒音とトマトの関係

さあ、話をトマトジュースに戻そう！　飛行機が巡航高度に達すると、乗客の耳はエンジンと座席の距離に応じておよそ八〇デシベルから八五デシベルの騒音にさらされる。この騒音が、私たちの味を感じる能力を抑制するのだが、すべての食品に一様に作用するのではない。トマトジュースとウスターソース（どちらもブラッディ・マリーの材料）の何が特別かというと、うま味が多く含まれることだ。うま味はタンパク性の味で、グルタミン酸ナトリウム（MSG）がそのもっとも純粋な形となる。うま味は東アジア料理ではずっと前からよく知られていたが、最近では世界のほかの地域でも多くのシェフから注目されるようになった。西洋でよく目にする食材でうま味を多く含んでいるのはパルメザンチーズ、マッシュルーム、アンチョビ、そしてもちろんトマトだ。では、その事実が飛行機の中でトマトジュース系の飲み物がよく注文される謎と、どう関係しているのだろうか？

二〇一五年、コーネル大学の研究者たちが、飛行機内の騒音がどの程度私たちのうま味を知覚する能力に作用するか、確かめることに成功した。実験のために、五つの基本味の一つを含む透明な飲み物が、それぞれ三段階の濃度で用意され、参加者は飲み物の味の強さを評価することが求められた。どの液体も、静かな環境と、録音された飛行機の騒音を実際の音量で聞きながらの、二通りの方法で試飲する。興味深いことに、騒音にさらされながら飲んだときのほうが、うま味が明らかにはっきりと感じられたのである。その一方で、甘味は感じ方が弱まり、塩味、酸味、苦味は騒音の影響を受けなかった。この結果を見るかぎり、ブリティッシュ・エアウェイズが二〇一三年にうま味を採り入れたメニューを機内食に導入したのは、理にかなったことだったと言える。

さて、もし味物質を溶かした液体ではなく、ちゃんとした食べ物を口にした場合はどうなるのだろう？　大きな白色雑音《ホワイトノイズ》――チューニングがされていないラジオの静的ノイズを想像してみよう――はポテトチップスのようなスナック菓子、ビスケット、そしてチーズの甘さと塩辛さの両方の知覚を抑制することが知られている。意外なことだが、サクサク感は（静かな環境よりも）騒音があるときのほうが強く感じられる。したがって、航空会社はもっとサクサク感のある、あるいはパリパリ、カリカリする食品を機内食に増やしたほうがいいと思われる。そうすることで、新鮮さや口当たりの印象もよくなるだろう。そのため、新鮮なフルーツを提供するのは悪いアイデアではない。サラダにゴマを振って口当たりを変えるのも、世界有数のシェフを雇うよりもはるかに安上がりな方法だ。

にわかには信じられないかもしれないが、ノイズキャンセリング・ヘッドホンで耳を覆ってしまうのも、上空で食べ物と飲み物の味をよくするもっとも簡単な方法の一つだろう。さあ、騒音に対処する方法はわかった。では逆に、どんな音を聞けば、味がよりよく感じられるのだろう？

超音速調味《スーパーソニック・シーズニング》

二〇一四年後半、ブリティッシュ・エアウェイズは長距離旅行客向けに「サウンド・バイト」というプログラムを導入した。機内食を選んだあと、乗客が座席のエンタテインメントシステムのチャンネルを合わせると、そこには料理の味を補うために慎重に選んだ音楽のプレイリストが用意されている。音楽の選択には、私のラボでの研究成果が参考にされた。曲の多くは料理の民族性や〝らしさ〟を高めるためのもの。ある料理を見たときに人々が連想する地域に合わせた音楽を聞かせることで、その料理の民族性に対する評価が上がることがわかっているからだ（第六章を参照）。ヴェルディのアリアを聞きながらラザニアやパスタを食べたり、スコットランドの音楽バンド、ザ・プロクレイマーズの曲を聞きながらスコットランド産サーモンを食べたりする姿を想像してもらえばいい。

《ザ・ファット・ダック》の研究キッチンで行われた実験の結果は、音響調味に実際に効果があることを示す最初の証明の一つに数えられている。当時の研究料理長ステファン・コッサーとジョッキー・ペトリーとともに、私たちは、甲高い音を多く含む音環境ではほろ苦いカルメラの甘さが、低音の音環境では苦さが際立つことを実証することに成功した。その効果はさほど大きくなかったが（五パーセントから一〇パーセント）、空中でもその違いを感じられるだけの差ではあった。ちなみに、効果的に甘さを強調する音は見つかっているのに、しょっぱさを強調する音をつくることには、まだ成功していない。

さあ、私のアドバイスを聞いたあなたは、きっとすでにノイズキャンセリング・ヘッドホンを買い、飲み物や食べ物のフレーバーを補いそして強化するのにふさわしい音楽を聞いていることだろう。では、次には何を？　飛行中の乗客の食体験をよりよくするために、ほかに何ができるのだろうか？　その料理がほんとうに味わうだけの価値があるのなら、映画を一時停止にしよう。第七章で紹介した地上での実験結果を見るかぎり、料理を楽しめば楽しむほど、少ない量で満足できるはずなのだから。

空気圧

空の旅の食事で、騒音と並んで問題となるのが、機内の空気圧の低さだ。最近では、飛行機内の空気はだいたい高度一八〇〇メートルから二五〇〇メートルぐらいの大気と同じぐらいの圧力になるように調節されているのだが、そのような条件下では甘さや酸っぱさ、あるいは苦さを感じるのが難しくなる。だから、機内食がおいしいと思えないのも、不思議な話ではないのだ。しかし、より大きな問題は、機内の空気圧が下がると、芳香分子が揮発しにくくなることにある。私たちの味覚が上空で衰えるのは、まさにそのためだ。

上空での食体験を改善する方法を、哲学者およびワイン評論家として活躍しているロンドン大学のバリー・スミス教授が提案している。スミスは、高地ワイン（アルゼンチン産の新世界マルベックなど）は地上で飲んだときの印象よりも、上空で飲んだほうがおいしく感じられる傾向があることに気づいたのだ。では、なぜそうなのだろうか？　ほかのワインとは違って、高地ワインの多くがつくられる（ブレンドされる）山岳地の気候条件は、ある意味、飛行機の客室の条件に近いからだろうと、スミスは推測している。もう一つ、機内でワインを選ぶときのヒントとしてスミスが提案しているのが、「フルーティーなものを選べ」。スミスが言うには、あなたの好みがどうであれ、タンニン（渋味）のきいた高級ワインだけは避けたほうがいい。そうしたワインを飲むと、口の中に強烈な渋味や苦味が残ってしまうからだ。

飛行機の中では空気の湿度が地上よりもはるかに低くなることも問題になる（地上では屋内の空気の湿度は三〇パーセントを超えるが、上空では二〇パーセントを下回る）。ただし、飛行機の前のほうは湿度が少し高いようだ。いずれにせよ、湿度の低さも味覚に影響する。湿度が低ければ鼻が乾燥し、揮発して漂う芳香分子を取り込みにくくなるからである。数年前、シェフのヘストン・ブルメンタールはこの問題に対して独自の解決策を思いついた。飛行機内で食事を楽しみたい人は水のスプレーで鼻孔を濡らせばいい、とブルメンタールは言う。この（冗談半分の）提案は、二、三分に一度客室内を循環する空気の湿度の低さを、鼻の穴の湿度を高めることで補う、というアイデアにもとづいている。恐縮ながら、あえて反論させていただくが、テレビのニュース番組はそのような提案に食いつくかもしれないが、実際にこのアドバイスを真剣に実践する人がいるとはとても思えない。鼻を濡らすことで望みどおりの結果を得られる可能性は高いが、同時にあなたは近くにいる乗客のにおいもより強く感じてしまうのだ。あなたはほんとうにそんなことを望んでいるのだろうか？

サービスのための簡単なヒント

数年前スイスのスキー客用の山荘にいたとき、自称ワイン通の私の兄弟が気づいたことがある。彼は飲むのをずっと楽しみにしてきたワインのボトルをついに開けることに決めたのだが、夜遅かったこともあり、バスルームにあるプラスチックカップしか容器がなかった。彼はそのワイン——キスラー・シャルドネ——がどんな味か、よく知っていた。なにしろ、数ケースまとめ買いしたほどお気に入りのワインだ。ところが、いつもと違う容器で飲むと、それほどおいしいと感じることができなかった。高価な飲み物をみすぼらしいプラスチックコップで飲んでがっかりした経験は、誰にでもあるのではないだろうか？　その中身がどれだけ高級なものでも、容器が安っぽいと味覚体験は損なわれる。

飲み物は適した容器で飲んだほうがおいしく感じることは、おそらく私たちの誰もが直感的に気づいているのだが、最近になってその直感が正しかったことを証明する研究データが発表された。想像してみよう。ワイングラスから飲む紅茶を、あなたは楽しめるだろうか？　無理に決まっている！　それを知ってしまうと、航空会社はいったい何を考えているのだろうと思わざるをえない。どういうつもりで、ビジネスクラスの乗客にサービスで出される無料のシャンパンを、あんなに軽くてみすぼらしいプラスチックコップに注ぐのだろう？　乗客の印象をほんとうによくしたいなら、私はやはりプラスチックではなく、ガラスのグラスを使うことをお勧めする。というのは、飲食体験には重さがとても大切だからだ。この点では、地上も上空も関係ない。

超音速飛行が行われていたころ、飛行機は一グラムでも重量を減らすことが重要だった。そこである日デザイナーたちに声がかかり、コンコルドのためにかっこよくて、しかもとても軽いカトラリーを考案することが求められた（ただし、いくら軽いとはいえ、プラスチックを用いるのは禁止された）。そしてデザイナーたちが生みだしたのが美しいチタン製のカトラリーだった。見た目がきれいで、それまで利用されていたほかのどんな金属よりも軽い。完璧な仕事だ！　そう彼らが考えたであろうことは、想像に難くない。ところが、実用試験に参加した人々が、軽すぎるという理由でそれを嫌った。結局、そのカトラリーが実際に機内で使用されることは一度もなかった。

最後に、機内で提供するカトラリーの素材の特性について、今まさに考えをめぐらせている先進的な航空会社が一つあることを紹介しよう。その会社はどうしてそんなことをしているのだろうか？　フォークと、そしてとくにスプーンの素材が食べ物の味を変えてしまうことがあるからだ。このテーマについて、私たちは数年前に、ユニヴァーシティ・カレッジ・ロンドンのマーケティング研究所とともに調査を行った。その際、銅や亜鉛で電気メッキしたステンレスのスプーンで少量の塩を加えたごく普通のヨーグルトを食べた場合、塩味が強く感じられることがわかった。先述したように、飛行機内の騒音で主に抑制されるのは甘さや塩辛さの知覚だ。だが、塩味や苦味、あるいは酸味を強調する金属の存在は知られているが、残念なことに甘味を際立たせる金属は、私の知るかぎり、まだ見つかっていない。鉛が甘味を強めるが、おそらく有毒なので、カトラリーに使うわけにはいかない。

マルチセンソリー体験のデザインは飛躍できる？

これまでのことはわかったが、近い将来に何が実際に変わるのだろうか、とあなたは疑問に思ったに違いない。今後、機内食はどう変わっていくのだろう？　私の情報源が教えてくれた明るいニュースによると、メジャーな航空会社の一つが、これまで私たちが慣れ親しんできた機内食など足元にも及ばないほどの料理や飲み物を提供する計画を立てているそうだ。一つの航空会社がそれをすれば、ほかの会社も遅かれ早かれ同じことを始めるに違いない。だから私は、誕生したばかりの航空会社が（裕福な乗客の）機内食サービスの質で互いに張り合っていた過去の状況が再現されるものと期待している。

そんなこと信じられないって？　頭ごなしに否定する前に、まず私に一九六〇年代が終わるころの飛行機の旅の様子を説明させてほしい。当時、トランスワールド航空（ＴＷＡ）はアメリカの主要都市を結ぶ「フォーリン・アクセント」という名のフライトキャンペーンを開始した。かつて『フォーチュン』誌の編集長を務め、ベストセラーとなった『未来の衝撃』の著者でもあるアルビン・トフラーの言葉をここで引用したい。「今後、ＴＷＡの利用者は料理、音楽、雑誌、映画、客室乗務員の服装などのすべてがフランス風である飛行機を選べるようになった。女性添乗員がトーガを身にまとった〝ローマ〟フライトを選ぶこともできる。〝マンハッタン・ペントハウス〟フライトもある」――信じるのもためらうほどだが――「女性添乗員が〝召し使い女〟と呼ばれ、内装がイギリスのパブを彷彿《ほうふつ》させる〝オールド・イングリッシュ〟フライトも選べる」。

トフラーは続ける。「TWAがもはや輸送だけではなく、念入りにデザインされた心理体験も売ろうとしているのは明らかだ。まもなく航空会社は光とマルチメディア投影技術を使って、乗客たちに劇的な経験を提供する完全な――ただし短時間の――環境をつくりあげると、我々は期待していい」。TWAはのちに消滅したが、同じようなことをした航空会社はほかにもあった。一九七〇年代の初期、短期間ではあったが、アメリカン航空のボーイング747機の数機の後部には、演奏可能なウーリッツァーの電子ピアノを備えたラウンジがあった。また、英国海外航空（ブリティッシュ・エアウェイズの前身）は、ロンドンに着陸する独身男性の乗客に〝科学的に選んだ〟女性とブラインドデートをする機会を提供することを計画していた。政府所有の航空会社が企画したこの「ビューティフル・シングルズ・オブ・ロンドン（ロンドンの美しい独身たち）」計画が、国会の批判を受けて中止となったのは驚きに値しない[注1]。結局のところ、空はマルチセンソリーな体験を味わいたいという人の欲求を完全に満たしてくれる場所ではないのだから。

第九章　記憶

あなたにとって、完璧な食事とはどんなものだろうか？　食事という体験のうち、どの事柄をよく覚えている？　何を食べたか？　それとも、誰と食べたか？　そして——あなたは何を忘れてしまった？　話が少し漠然としすぎる、と思うなら、最近レストランへ行った日のことを思い出してほしい。どこで食べたか、誰と一緒だったか、といったことはきっと覚えているに違いない。でも、食事の細かい点や独特なフレーバー、あるいは自分が食べた料理については記憶があいまいではないだろうか[*17]。もちろん、あなたが私と同じように、お気に入りの店でいつも同じものを注文するような人物なら話は別だが。

食事の記憶は——少なくともそれが楽しいものであった場合は——たくさんの喜びで満たされている。記憶は数日、数週間、ときには数年とどまりつづける。このことを、レストランを経営する者は肝に銘じておかなければならない。なぜなら記憶が、私たちが特定のレス

*17　もしあなたが私のような人間なら、最初の料理が届きはじめるころには、メインディッシュが何だったかをもう忘れているだろう。だからこそ、料理を運んでくるホールスタッフがそのつど説明するのが——料理が一般的なものでないときはとくに——大切なのである。

トランやチェーン店に繰り返し足を運ぶかどうかを決める主な要素になるからだ。フレーバーの記憶は、スーパーマーケットで買い物をしているときに特定ブランドの製品を買いつづけるか、ほかのブランドに乗り換えるかといった決断でも大きな役割を担っている。つまり、そうした決断もまた、製品の味の思い出や前回その製品を口にしたときの経験の印象にもとづいて行われるのである。

食の記憶

ある経験の詳細を一つ残らず記憶するのは（食事かどうかに関わりなく）、作業として単純に大変だ。だから脳は〝認知的な近道《ショートカット》〟を使おうとする。たとえば、最高の瞬間（ピーク）と最低の事柄（谷底）や、食事の始まりと終わりを覚えようとする（これを専門用語では「初頭効果と親近効果」と言う）。また別のショートカットとして、ある出来事に大きな変化がほとんどなかった場合は、時間の長さを記憶しない傾向がある。この傾向（「持続時間の無視」などと呼ばれる）は、食事の記憶にも当てはまることが実証されている。そのような精神的な仕組みは効果的で、私たちは生活の詳細をすべて覚えることなしに、要点だけを思い出すことができるようになっている。しかしながら、食事のどの側面（終わり、ピークなど）が記憶に残るかは、そのときの状況に左右される。

私の意見では、人々に記憶に残る飲食体験をしてもらいたいと願うなら、そうした〝精神のトリック〟について絶対に知っておくべきだ。そこで出番となるのが、〝エクスペリエンス《経験》・エンジニア〟たちだ。何が、どうして私たちの記憶に残るのかというテーマを研究する人々である。彼らの力を借りる主な目的は、あなたの料理を食べる人々に、食事のいい側面をもっとよく記憶してもらうことにある。本書の冒頭で紹介したライムゼリーの話を覚えているだろうか？　ワシントンＤＣのシェフ、バイロン・ブラウンもまた、二〇一一年に芝居がかった食事体験を創造した一人で、食事客の記憶に残ることが、そのイベントの主な目的だった[*18]。

一般的には、最高の飲食料品デザイナー――世界最高峰のシェフ、分子ミクソロジスト、料理アーティスト――は、人々のために究極の味覚体験をつくろうとしなければならない、と考えられている。しかし、彼らがほんとうに追い求めるべきなのは、もっとも記憶に残るものを創造することだ。私たちの飲食時の知覚と食事の記憶のあいだには、量と質の両側面において違いが生じる。実際の食事とのちの記憶はもちろん結びついてはいるが、そのあいだには特定の法則にしたがってずれが生じる。その法則を逆手にとって利用するのがガスト

*18　このプロジェクトのアドバイザーを務めたのが、かつて私のもとで心理学を勉強したエド・クックだと知って、私はうれしかった。授業の途中で、彼はずっと前に読んだ本の詳細を思い出すことができたことに私は驚いたものだ。

ロフィジクス研究者あるいはエクスペリエンス・エンジニアだと言えよう。

　何度も私と一緒に仕事をしたことがある一人のシェフが、独自の実験を行ったことがある。彼がつくるすばらしい料理のどんな点が食事客の記憶に残るのか、知りたいと考えてのことだった。そのシェフは、レストランで食事をしたゲストたちに、訪問から二週間後に電子メールでアンケートを送った。そして、ショックを受けた！　アンケートに答えた人々は、店での食事を楽しんだことは思い出したが、どんなものを食べたか、正確なことはほとんど覚えていなかったのである。おもしろいことに、回答者たちの印象にもっとも強く残っていたのは、彼らがテーブルについていたときにウェイトレスがアロマか何かを料理に吹きかけたことだった。要するに、人々の心に強く残ったのは、料理の味ではなく、芝居じみた、驚きに値する、あるいはいつもと違うサービスのほうだったということ。彼らが料理を思い出せないからといって、それはシェフの料理の腕とは関係ない。料理自体はすばらしいものだった。もし食事中に尋ねれば、誰もが印象深い料理だと答えただろう。しかし時間がたてば、料理は、あるいは少なくとも素材と味付けの組み合わせは、誰もちゃんと覚えていないことが、この実験で明らかになった。

　想像できると思うが、その結果を見たとき、実験を行ったシェフはひどく落ち込んだ。誰も何を食べたか覚えていない、ほかの店にはない自分だけの味付けも思い出せない、それなのにどうして自分はオリジナルな料理をつくることにこんなに苦労をしてきたのだろう、と力ない声でぼやいていた。私は、あまり自分を責めるな、これは心理学的に説明できることであって、君の料理の腕前とは何の関係もない、と言って彼を慰めるしかなかった。ここで注目しなければならないのは、人々の記憶に残るのは感情の動きであり、彼らが気に入るのは〝体験〟だ、ということである。

たいていの場合、私たちは味わっているものに対して注意を払わない。脳は何よりまず質をチェックして、食べ物や飲み物におかしな点がないか、期待（予想）どおりの味をしているかを確認する。それが安全だとわかれば、認知能力（心理学でいう〝注意〟）をほかのこと――よりおもしろいもの――に向ける。食事相手、テレビ、着信メッセージなどだ。つまり、食べているものに集中する必要はない、と考えるのである。そして――心理学者はみな、うなずくだろう――注意の向かない先（たとえば料理）がのちに思い出されることはほとんどないのである。数分後ですでにそうなのだから、数週間や数カ月後はなおさらだ。

実際、人々が何かを食べている最中にその風味を変えても（ほんとうにそんな実験が行われたことがある）、彼らの多くは気づきもしない。興味深いことに、食品企業が数年前からこの点について研究し、自分たちの製品のために（願わくは私たち消費者のためにも）利用しようとしている。ある食品の最初と最後の一口にあたる部分に不健康だが味のよい成分を多く使い、消費者の注意が食体験にあまり払われない中間の部分では減らすことができるのではないか、というのがその考えの根底にある。塩分が外に向かうほど多くなっているひと塊のパンを想像してみよう。消費者がそのパンを一口かじるといい味がする。すると脳が、パンの残りの部分も同じ味がするものと解釈して、塩分を想像で〝補って〟くれるのである。この戦略は、人々がそのパンの耳を落としてキュウリサンドイッチにして食べないかぎり、うまくいくだろう！　また、一枚のチョコレートのような食品にも有効に違いない。ほとんどの人が外側から食べはじめて、反対側で食べ終わるからだ。真ん中から最初に手をつける人はまずいない。実際に、ユニリーバはこの分野でたくさんの特許をもっている。

最新のガストロフィジクス研究は、そうした〝精神のトリック〟を理解することで、飲食料品メーカー（のうちのとくに先進的な企業）は、摂りすぎると体によくない成分――砂糖、塩、脂肪など――を大量に使うことなしに、消費者が期待するすばらしい味をつくれるようになると考えているのである。

選択盲

色と口当たりが似ている二種類のジャム、あるいは二つの異なるフレーバーの紅茶の違いに、あなたは気づくだろうか？　ほとんどの人々は「気づく」と答えるに違いない。結局のところ、違いがわかるからこそ、私たちは特定のジャムをほかのものよりも頻繁に買うし、多種類の茶葉を自宅にストックしておくのではないだろうか？　しかし、ガストロフィジクスの研究を通じて、私たちの知覚能力に憂慮すべき限界があることが明らかになった。私たちは口にしたものの味を――たとえ数分前のものであっても――驚くほど覚えて（あるいは意識して）いないことがわかったのである。心理学で「選択盲」と呼ばれるこの現象を実証する試みとしてスウェーデンで行われたある有名な実験をここで紹介しよう。スーパーマーケットを訪れた買い物客（およそ二百人）に実験に参加するよう頼んだ。まず、参加者に色と口当たりが似た二種類のジャム（カシスとブルーベリー）を評価してもらった。彼らがお気に入りを選んだあと、同じものをもう一度食べてもらい、どうしてそれを選んだのか、もう一方のジャムに比べて何が優れているのか、説明してもらった。すると買い物客たちは、どうしてそれが気に入ったのかといった説明や、トーストに塗るととくにおいしいといった話を調査員に熱心に話して聞かせたのである。

だがじつは、彼らが〝お気に入り〟のジャムを二回目に食べるとき、調査員がそれを別のジャムとすり替えていたのだ。ところが、買い物客の多くはそれに気づかなかった。調査員が手にもつジャムの瓶は、半分はカシスの、もう半分にはブルーベリーのジャムが入っていたので、誰にも気づかれずに、ジャムを交換することができたのである。言い換えるなら、買い物客は何の疑いも感じないまま、ついさっき気に入らないと評価したばかりのジャムを食べながら、どうしてそのジャムを気に入ったのか話したということになる。それとまったく同じことが、フルーツティーを用いた実験でも起こった。全体として、すり替えに気づいた人は三分の一にも満たなかった。味がまったく違うものを使った例――シナモンアップルジャムとグレープフルーツジャム、甘い香りのマンゴー茶と香りの強烈なアニス茶――でも、すり替えに気づいた人は半分ほどにとどまった。この実験結果は、人々の多くは今食べたばかりの食品のフレーバーをはっきりと覚えていないことを物語っている。

　この結果には驚かざるをえないが、それでもブラインド・テイスティング《目隠し試食》に関する研究成果と一致している。ブラインド・テイスティングでは、ラベルを隠した状態で同種の食品を複数用意し、消費者に自分のお気に入りのブランドを見つけてもらうのだが、通常人々は自分の好きなブランドを見分けることができると確信している。一つひとつ候補を減らしていき、最後に一つの製品を選んで、それが間違いなく自分が普段から好きなブランドだと主張する。ところが多くの場合、彼らが自信をもって選んだものは、普段購入するブランドとはまったく別なのだ。つまりは、味の記憶とは、それほどあやふやだということになる。

　でも、すべての製品で同じことが言えるわけではないだろう――という声を私はよく耳にする。私の同僚のなかにも、ワインの世界はまったく別だと言う者が多い。彼らは、一般の人々だけでなくワインの専門家もかなり低い正解率を示すワインの利き酒に関する調査結果などを信じるべきではないと主張する。実際、ワインの利き酒で驚くほどすばらしい結果が確認されたことがあるし、私がその結果を疑っているわけでもない。そうした利き酒会でのワインの認識率の高さは、ワインの特徴にもとづく推理と冷静な計算の結果であって、味やフレーバーの記憶にもとづくものではないと、私は推測している。

〝スティックション〟とは？

「経験管理《エクスペリエンス・マネジメント》」の文脈において、〝スティックション〟とは記憶され、不快になることなくときどき思い出されるほど特徴的な数少ない刺激を意味している。ある経験においてスティックションは際立っているが、ほかの要素を圧倒するほどではない。むしろバランスがとれていて、忘れるに忘れられないうえに、経験の〝主題《モチーフ》〟と深く結びついている［注1］。食事客（あるいは友人）の飲食体験を思うままに操りたいと願う者にとっていい知らせは、記憶をより長続きするもの、よりポジティブなものにして、また来たいと思わせる（あるいは自宅で料理の腕を振るう人にとっては、友人にあなたの料理のすばらしさについて思い出話をさせる）ための方法がたくさん存在するということだろう。その方法の一つが、思いがけないプレゼントだ。たとえばアミューズ・ブーシュ――食事客が注文も予想もしていなかった少量の前・前菜――を出すなんてどうだろう。そうしたポジティブな驚きは、人々の記憶に長くとどまりつづけるに違いない。

同様に、たくさんの料理からなるテイスティング・メニューのコースを増やすことでも、記憶に残りやすい食事体験をつくることができる。各料理を初めて口に入れるたびに、それが〝新しいフレーバーの発見〟につながる可能性があるからだ。一方、同じ料理を大きな皿で一度に出すのは、絶対に避けるべきだ。人々には、最初の二口か三口の記憶しか残らない。これは、すでに紹介した〝持続時間の無視〟の働きによるものだ。残りの料理は、皿がテーブルから片づけられるやいなや、記憶から消えてしまうだろう。これでは、せっかくのチャンスがだいなしだ！

〝すばらしい味の記憶〟をデザインしようとするなら、初頭効果に（そして親近効果にも）気を配るべきだろう。たとえば、もし私がメニューに載る料理の名前など、いくつかの項目からなるリストを覚えるように求めたら、あなたはリストの最初と最後の数項目は思い出せると予想できる。つまり逆に言うと、リストの真ん中の項目はもっと目立たなくてはならない、ということになる。この意味では、シェフの多くがコース料理の一品目に（それともちろんアミューズ・ブーシュにも）とくに工夫を凝らすのも不思議ではない。どの料理が人々の記憶にもっとも残りやすいかわかれば、その料理の腕前を上げようとするのは、人々にできるだけいい印象（または記憶）をもって店を出てもらうための有効な時間の使い方だと言える。

記憶に残りやすい食体験をつくることにともなう問題のいくつかを挙げよう。あるレストランで行われた調査では、食事客の三分の一が――数分前に食べたばかりなのに――パンを食べたことを思い出せなかった。ということなので、あなたも食体験におけるパンの存在にどれだけの力を注ぐべきか考え直したほうがいいだろう。実際に、ニューヨークのような都会では、パンを出さないレストランが増えてきているようだ。興味深いことに、この問題は初頭効果の考え方にも反しているように見える。しかし実際のところは、人々はおそらく単純にパンを料理の一部とはみなしていないだけの話だろう。パンは、前面の食体験の一部としてではなく、テーブルクロスと同じように背景の一部と理解されていると思われる。

一般的なレストランにおける人々の記憶を調査したエクスペリエンス・エンジニアたちは、私たちの思い出が料理を中心に展開することはまれであることを発見している。次の例がその証拠とみなせる。イギリスにある《ピザハット》の店舗を訪れた百二十人以上に、訪問から一週間後にアンケートをとったのだが、レストランスタッフとの最初の会話の熱意――従業員が自己紹介する際のエネルギーと温かさ――がもっとも強く記憶に残っている項目だった。また、自分が入店したことをスタッフに気づかれるまでの時間の長さも重要な要素だった。つまるところ、客たちの記憶にもっとも残りやすいものが何かを知れば、それに合わせてサービスを修正することができるようになるのである。あなたがミシュランの星をもつレストランのシェフだろうが、パブの店主だろうが、関係ない。知識は力なのだ！

何を注文したか覚えている？

以前に食べた料理の具体的な味やフレーバーは記憶から消えてしまうとしても、少なくともお気に入りの料理や、地元の飲食店の料理人が得意としている料理くらいは覚えているぞ、とあなたは思ったかもしれない。たとえば私の場合、近所のイタリア料理店の自慢のメニューは揚げたシラスとカネロニ・コン・カルネ（肉詰めカネロニ）だ。私にとって、忘れようにも忘れられない料理である[*19]。また、インド料理レストランに行くたびに私が注文するのは、チキン・ジャルフレージー、ピラフライス、そしてペシュワリ・ナン（アーモンドやココナッツの入ったナン）。いつも同じものを注文する。

ロンドン北部のイズリントンにあった《ザ・ハウス・オブ・ウルフ》のようなレストラン

が成功しなかった理由は、ここにあると言えよう。このレストランのビジネスモデルは、期間限定のシェフや料理アーティストに、四週間から六週間のサイクルで料理をする場を提供することにあった。キッチンで腕を振るうシェフたちは、個人としてはみなかなりの腕前なのだが、それぞれまったく違うタイプの料理人だ。そのため、客として店に行ったときのシェフを気に入ったとしても、もう一度その店へ行こうと思うだけの特別にポジティブな料理の記憶は残らない。シェフが変わるのだから、次回の訪問を楽しみにできる具体的な理由がないのである。マネジメントの専門家は、そのことをよく理解している。したがってほんとうに繁盛しているレストランには必ず人気メニューや名物料理といったものがある。人々が記憶にとどめ、また味わいたいと思って繰り返し店に足を運ぶ料理のことだ。そして実際に《ザ・ハウス・オブ・ウルフ》は、メニューがころころ変わるほかのレストランと同様、長続きしなかった（屋根が雨漏りしていたのも、短命に終わった原因だろう）。私は《ザ・ハウス・オブ・ウルフ》で〝店の教授〟としての役割を楽しんでいたので、ほんとうに残念だ。

その一方で、基本的にメニューが固定されている《ラントルコート》のようなレストランチェーンはどうだろうか？　それこそまさに、客たちがもう一度訪問しようと考える理由だ――前回訪問したときの記憶とまったく同じものを食べるために、人々はその店に足を運ぶ。

*19　だがよく考えてみると、私はその料理の一般的な味を知っているだけなのか、それともその店に行ったときに口にした味を覚えているのか、はっきりと言うことは難しい。

なかには——私の妻の家族のように——テーブルの予約を受け付けていないため、いつも店先には長い行列ができているのに、《ラントルコート》に四十年以上も通いつづけている人もいる（第十章を参照）。おそらく、行列に並ぶことも〝体験〟の一部なのであり、社会的な価値のようなものを生みだしているのだろう。

何を食べたか覚えている?

食事を記憶に残るものにするもう一つの方法は、料理にまつわる物語《ストーリー》を話して聞かせることだ。その優れた例として、《ザ・ファット・ダック》を挙げることができる。《ザ・ファット・ダック》では、食事客に一枚のマップ、ルーペ、そしてアヒルの足が渡される（図9・1）。すると、たとえ料理の多くがいつもと変わらないものであっても、なんだか旅行をしているような気分がしてくる。物語を付与することで、実際にはシェフの得意料理の寄せ集め（あるいはその日の気分で選んだ料理）かもしれないコース料理に、ある種の意味的なつながりが生じる。大筋のストーリー、あるいは物語の枠組みといったものを提示すれば、食事客はその食体験を構成要素、いわゆる〝チャンク（記憶を容易にするために個別の項目をひとまとまりにグループ化したもの）〟に分解しやすくなる。そして、チャンクになった体験ほど、

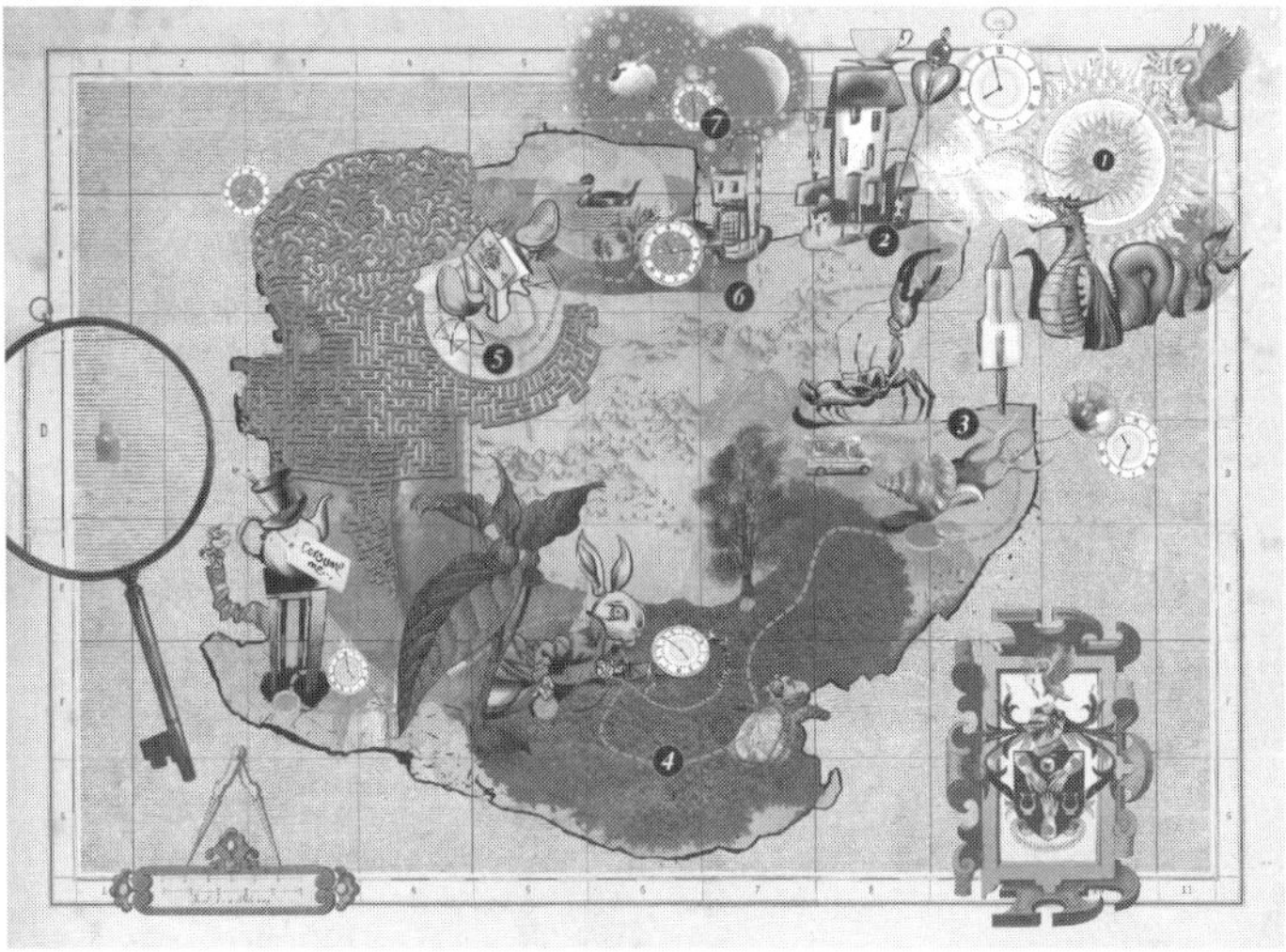

図9.1　《ザ・ファット・ダック》にやってきた食事客には、このマップ（とルーペ）が手渡される。

記憶されやすくなる。このことは、三品コースや五品コースといった伝統的なコース料理の構造が失われつつある今、とくに重要である。

特別な料理の場合は、食事客にメニューのコピーを持ち帰り用に手渡すのもいいだろう。私の自宅のキッチンの壁にはすばらしかった料理のメニューが、額縁に入れて飾られている。ブレーにあるヘストン・ブルメンタールのレストランを最初に訪れたときのメニューもそこに含まれている。もう十五年近くになるのに、壁にあるメニューの料理の説明を読むだけで、楽しかった思い出がよみがえるほどだ（必ずしも味の記憶ではなく、むしろ食事全体の思い出と、料理はこんな味だったかな、といった想像が刺激される）。この意味では、メニューは説明が詳しければ詳しいほど好ましい。

食事の最中にメニューを提示するのも、印象を長続きさせるという意味では、とても効果的だ。私も、上質そうな封筒に入ったメニューを取り上げて、すでに食べ終えた料理と次にくる料理のことをずっと覚えていたいと願った日のことを今でも昨日のことのように覚えている。その封筒の肌触りには驚いたものだ――表面に特殊な加工が施されていたのである。まったく予想していなかったことだったので、その〝思いがけない驚き〟のことを、その日以来、忘れたことがない。すでに述べたように、それが何か、何が起こっているのかなどといったことを理解しなければならない瞬間――この瞬間がもっとも思い出になりやすい。理解するために頭を使って深く考えなければならない出来事（そして料理）こそが、ほんとうに長く記憶に残る。これは心理学では「処理の深さ」と呼ばれる現象で、処理が深ければ深いほど、記憶は長続きすることが知られている。

食事の記憶をよりよくするための最後の提案は、「終末効果」として知られる現象と関係している。どんな経験においても、記憶というものは最後に起こった物事に大きく左右される。食事も例外ではない。したがって、食事を高評価なもので終えると、楽しい思い出になる。終末効果を実証する単純な実験として、研究者は八十人の参加者にまずオート麦のクッキーを、そのあとでチョコレートのクッキーを与えた。別の八十人には同じものを逆の順番で。三十分後に質問したところ、より食べやすいチョコレートクッキーをあとに食べた人のほうが、クッキーをおいしかったと記憶していた。〝食べ放題〟の食事があまり深く記憶に残らない理由も、この終末効果で説明できると思われる。私の個人的な（学生のころに積み重ねた）経験から考えるに、食べ放題の例では、人は食べすぎによる不快感や必要以上に食べてしまったという罪悪感を覚えながら食事を終えてしまうのである。その一方で、食事の終わりにリモンチェッロ《レモンリキュール》などを出すイタリアンレストランは、最後に予想外の、そしてムードをよくするプレゼントをゲストに渡していることになるため、ポジティブな思い出をつくりだすことに成功していると言える。あなたも、席を立とうとするゲストを驚かせる方法を考えてみてはいかがだろうか？

忘れられた食事

〝食事の記憶〟は何も（経済的なあるいは商業的な利益のために）特殊な思い出を――映画『トータル・リコール』のように――人々の脳に焼き付けたいと願う者にだけ重要なわけではない。この研究は、不幸にも最近の出来事を思い出す能力を失いつつある、あるいは完全に失ってしまった人々――食べ終えたばかりの三品コース料理の皿がテーブルから片付けられるやいなやその記憶をなくしてしまう人々――にとっても大切な要素を含んでいる。たとえば、（主にアルコール依存症に起因する）コルサコフ症候群を患う健忘症患者は食べたあとすぐに食事の記憶をなくしてしまうため、食後につかのまでもほかのことに注意が向いた場合、目の前に料理が置かれれば二度目の、ときには三度目の食事を始めてしまう。これに対する対処法の一つは、今食べたばかりであることを示す証拠となる食事のなごりを、視覚的な刺激としてテーブルに残しておくことだ。

そのことと関連して、私は以前、食事するのを忘れてしまう初期のアルツハイマー病および認知症患者に対する新たな取り組みを開発しようとするロンドン在住の香りの専門家とデザイン代理店に協力したことがある。その際、患者たちに食事することを思い出させることができれば、彼らはほかの患者よりも多くの時間を今よりも自立して過ごせるのではないか、という考えが根本にあった。私の仲間が考案した解決策は、朝には朝食の、昼には昼食の、そして晩には夕食の香りを放つ器具だった。その製品は実際に数年前から販売されている。この場合のガストロフィジクスの課題は、どのアロマを使うべきかを決めることにあった。一例を挙げると、焼いたベーコンの香りは一部の人には朝食を連想させるだろうが、特定の宗教に属する人にはもちろん効果がない。それに、私たちが口にする食べ物も、時間とともに変化し、数十年前とは大きく変わっている。そのため、定年を迎える年齢になる人々がほとんどである患者にとって意味をもつアロマを見つけなければならなかった。

現在、全世界でおよそ五千万人が認知症に苦しんでいるのだから、このような知覚的な対策がいかに大切か、あなたにもわかるだろう。小規模なテストで、五十人の認知症患者（とその家族）が「オード」と名付けられたその製品を三カ月にわたって試用した[注2]。その結果、参加者の半数を超える人々で、体重が安定したか、平均して二キロ増加した。スモールビジネスカップで二〇一三年の「もっともイノベーティブなブリティッシュ・ビジネス」に選ばれたのも不思議ではない。

食の記憶のハッキング

人々の食生活を偏らせることを目的とした、食べ物の記憶の〝ハッキング〟に関する興味深い研究も進んでいる。たとえば、食品に対する人々の態度や行動は、食に関する経験の〝偽の〟記憶（前回ビーツを食べたあと病気になったと言い聞かせるなど）を埋め込むことで変えられることがわかっている。そうした偽情報や、それにより生じた誤った記憶は行動の大きな変化（ビーツを嫌いになって食べる量が減る、など）につながる可能性がある。この種の研究は現在のところラボで行われているだけだが、その技術を人々の食生活をより健康にするために利用できないかという関心が高まってきている。一例を挙げると、子どもたちに野菜を食べていいことがあったという偽のしかしポジティブな記憶を植え付けることで、野菜をたくさん食べるように誘導できるのではないか、といった考え方だ。だが、もし可能だとしても、倫理的に許されることなのだろうか？

忘れないで……

結局のところ、食事を終えたあとの私たちに残っているのは、ほんの少しの記憶でしかない。主にすばらしいひとときの記憶、あるいはひどい体験の思い出、などだ。その中間にあるものは……ほとんどが忘れられてしまう。少しでも未来のことを考えるシェフは、より記憶に残りやすい食体験をつくろうとするだろう。シェフとして長期的に成功できるかどうかは、それができるか否かにかかっている。

どのレストランに行くか、どの食べ物や飲み物のブランドを買うか、どれだけの量を食べるかといった決断は、味やフレーバーの記憶にもとづいて行われる。ある日におけるスナックの消費量は、同じ日に何を食べたかを思い出した人では、前日に何を食べたかを思い出した人に比べて、実際に少なくなることも知られている。つまり、私たちが思っている以上に、最近何を食べたかを思い出すことは大切なことなのである。ありがたいことに、食事についてもっとたくさん思い出したい人に、そしてもはや思い出すことができない人の生活の質を高めることにも、ガストロフィジクスの研究が役に立てるようになってきた。

ここで深入りすることは避けるが、かの有名な「プルーストのマドレーヌ」のケースのように、食べ物自体が記憶を呼び戻すきっかけとなることもある。アメリカの感謝祭《サンクスギビング》のような、いわゆる〝メモリー・ミール〟の存在も忘れてはならない。

最後に、一八二五年に出版された古典的名著『美味礼賛』から、高齢者における味覚とフレーバーに関するジャン・アンテルム・ブリア゠サヴァランの言葉を引用したい。有名なフランス人グルメとして知られるブリア゠サヴァランはこう書いた。「どの時代、どの年齢層、どの国、そしてどの一日にも食の喜びというものがあり、それらはほかの喜びとともに持続し、ほかの喜びが失われたときには私たちを慰める［注3］」。博識であった彼は、食事が人生でもっとも楽しい経験の一つであることを知っていたのである。この喜びの記憶が失われてしまったら、あとに何が残るのだろうか？

第十章　個人食

欧米の《スターバックス》では、コーヒーを注文するたびに、名前を聞かれる。そして注文したものを受け取ると、カップの側面には、自分の名前が書かれている。混雑時に混乱を避けるためと思えるかもしれないが、この習慣は利便性のためだけに行われているのではない。このような〝個人化〟が《スターバックス》の企業方針なのだ。個人化をすることで、顧客の体験がよりよいものになると考えているのだ。確かに、自分の名前が書かれていれば、その飲み物が自分のためにつくられたような気がする。ここでガストロフィジクスが知りたいのは、このような個人化によって私たちが口にするものの味がよくなるのか、という問題だ。

みんな個人化が大好き

個人化した商品がよく売れることをはっきりと証明して見せたのは、二〇一三年から二〇

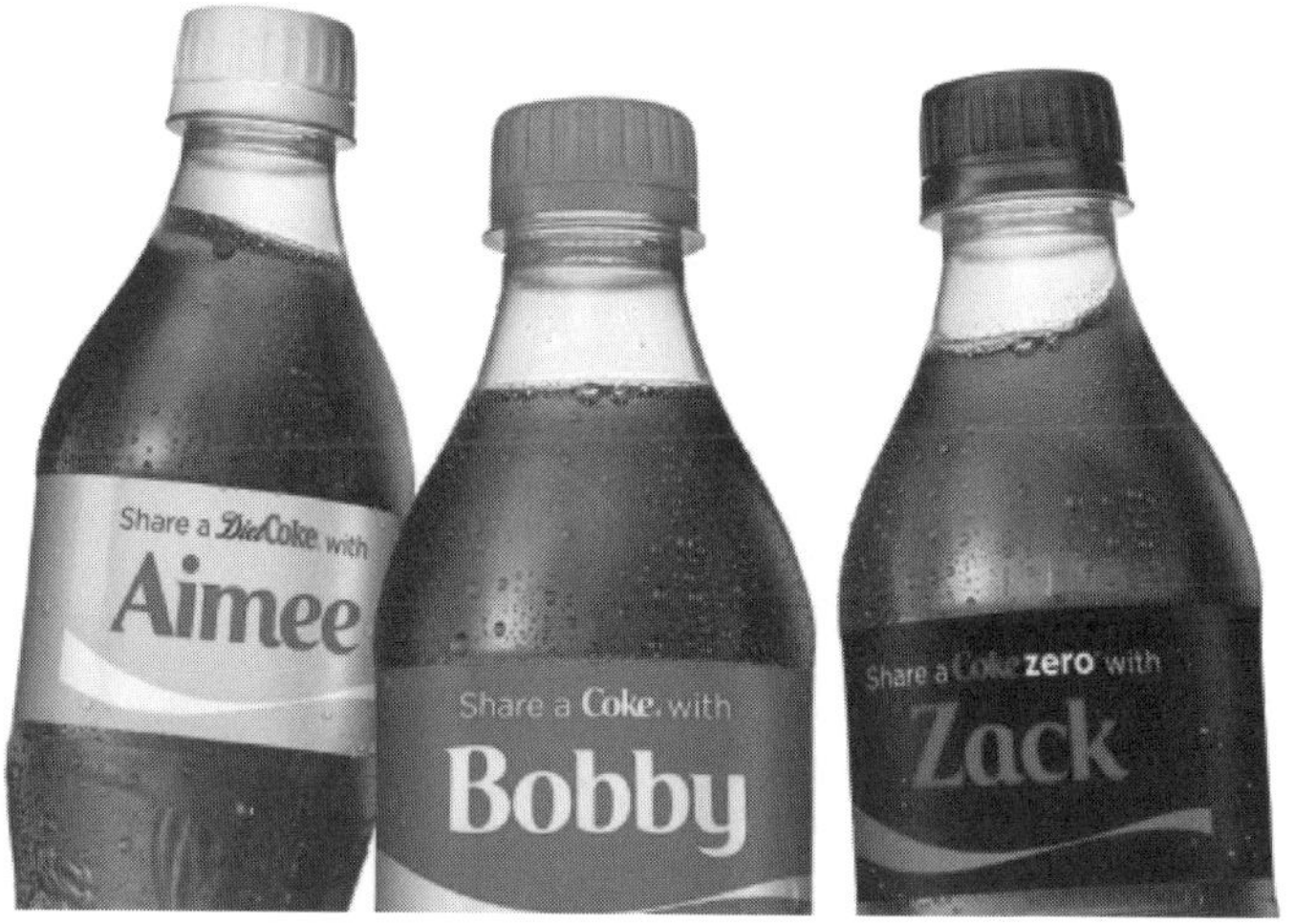

図10.1　2013年と2014年の夏、コカ・コーラ社は70の国で同社の有名なブランドロゴを消費者の名前に置き換えるというマーケティング戦略を用いて、世間の関心を集めた。このキャンペーンはもともと2011年にオーストラリアで行われたものだった。

一四年にかけて行われた「シェア・ア・コーク」キャンペーンであり、同キャンペーンでは、消費者は自分の名前がプリントされたラベルが貼られたボトルのコカ・コーラを買うことができた（図10・1）。ドリンクそのものは、全世界でだいたい同じ味だ。それでもラベルに自分の名前を見ることで、あなたの体験はいつもと違うものになる。とても簡単で単純なのに、非常に有効な手段だと言えよう。このキャンペーンのおかげで、コカ・コーラの売上は十数年ぶりに上昇した。

だから、飲食料品メーカーがコカ・コーラの成功例をまねしようと、独自の個人化方法を考えはじめたのも不思議ではない。『フォーブス』誌の記事は、こう表現している。「個人化は傾向などではない。マーケティング界の大波だ」。たとえば、シャンパンメーカーのモエ・エ・シャンドンは二〇一五年の後半、イギリスの百貨店チェーンであるセルフリッジズの各支店にたくさんのフォトブース《写真ボックス》を設置し、顧客が撮ってアップロードした写真を、モエのミニボトルのラベルに印刷できるようにした。完璧なクリスマスプレゼント、というわけだ。ベルギービールのヴェデットもビアボトルを顧客の写真でカスタマイズできるようにしたし、フリトレーも同様に一万食のポテトチップスの袋を人々の〝夏の思い出〟で個人化できるようにした。二〇一六年、ケロッグは指定された数のシリアルを購入して応募した人に、名前などを刻んだスプーンをプレゼントした[*20]。

〝自己優先化効果〟とは？

人はどうして、自分自身に関連している製品に対して、いつもと違う反応をするのだろうか？　その理由の一つとして考えられるのが、「自己優先化効果」と呼ばれる現象だ。オックスフォード大学の心理学者たちは、任意の視覚シンボル（円、四角形、三角形など）は、それ自体には意味がないにもかかわらず、個人と結びついたとたんに特別な意味をもつことを発見した。典型的な実験では、一つの任意の視覚刺激（たとえば青い三角形）が自分に、ほかの刺激が友人やほかの人に関連付けられる。ラボにいる参加者は、自分のシンボルが見えたらできるだけ早くボタンの一つを、ほかの人に関連する刺激（黄色い四角形や赤い丸）を見たときには別のボタンを押さなければならない。そのような実験が数多く行われ、自分に関連付けられた視覚刺激はすぐに優先化されることが明らかになった。つまり、人々はほかの人に振り分けられた視覚刺激よりも自分のものをより早く見つけ、反応するのである。言い換えれば、自分に結びついた、あるいはある意味〝自分のものになった〟シンボルは、ほかのシンボルよりも目につくようになる。

自分の名前が書かれた発泡スチロールのコーヒーカップやコカ・コーラのボトルを見た人々にも同じような現象が起こるのではないかと、私は疑っている。また同じ理由から、バースデーケーキも、誕生日を迎えた当人のほうが、ほかの人よりもおいしく感じているのではないかと考えられる。

程度は小さいかもしれないが、お気に入りのマグカップで飲んだときのほうが飲み物をおいしく感じるのも、自己優先化効果で説明できると思われる。北米マーケティング界の伝説的存在、ルイス・チェスキンが五十年以上前に提唱した〝感覚転移〟の一種だと考えること

*20　記者のウィル・セルフは不作法な（子どもじみたと言うべきだろうか？）語句を印字したスプーンを手に入れることに成功した。参照：W. Self, 'Finally my personalised spoon from Kellogg's® has turned up — and it's way better than I thought', *New Statesman*, 29 September 2015 (http://www.newstatesman.com/culture/food-drink/2015/09/finally-my-personalised-spoon-kellogg-s-has-turned-and-it-s-way-better-i)

もできるかもしれない。私たちがカップ——自分だけのカップやマグカップ——に覚える感情（所有感や親近感から得られる温かい気持ち）が、その中の飲み物の知覚に投影（転移）されるのである。また、〝授かり効果〟も影響していると思われる。行動経済学者の多くが信じる授かり効果は、自分が所有しているというだけで、人はそれをほかのものよりも価値があるとみなすようになる、という考え方だ。この現象は、〝現状維持バイアス〟としても知られている。

ガストロフィジクスの専門家として、私はこのような個人化は食体験の喜びに差を生むと固く信じている——その差は小さなものかもしれないが、大切なことに変わりはない。

レストランにおける個人化

人々の食体験をよりよいものにするために、レストランにできることはたくさんある。比較的簡単な例として、スペインのバルセロナにあるリカード・カマレナの《アロップ》を挙げることができる。そこではホールスタッフが、テーブルにもたらすバスケットに入ったパンのどのタイプをあなたが選ぶかを記録する。そして次にテーブルにやってきたとき、彼らは意図的にあなたが選んだパンを指さし、同じものが欲しいか、それとも今回は違うものがいいか尋ねるのである。そうすることで、客の一人ひとりに注目していることを気付かせるのだ。繁盛しているほかのレストランの多くも、同じようなことをしている。

これまでにすでに何度か紹介している三ツ星レストラン《ザ・ファット・ダック》もよく考えている。ホールスタッフが食事客を観察して、彼らの利き手を見極めるのだ。そして左利きの人物を覚えて、以降はそれに合わせてサービスする。ただし、客に直接尋ねたり確認したりすることはない。客の大半は観察されていたことに気付かないので、その店での食体験を非常にスムーズなものに感じる。そうした個人化の試みに気付く客はわずかだが、店の努力を評価し、自分のために特化された食体験を楽しむことだろう。

誰もがあなたの名前を知っている場所

お気に入りの店に入ったら、店が自分のことを覚えていた——悪い気分になる者はいないだろう。あなたも体験したことがあるはずだ。「これはこれは、スペンスさん、いらっしゃいませ。いつもありがとうございます」。これは一九八〇年代のコメディードラマ『チアーズ』にちなんで「チアーズ効果」と呼ばれている。あなたの近所の《ピザハット》のスタッフ全員があなたの名前を覚えているとは考えられないが[*21]、超高級レストランはゲストを特別な気

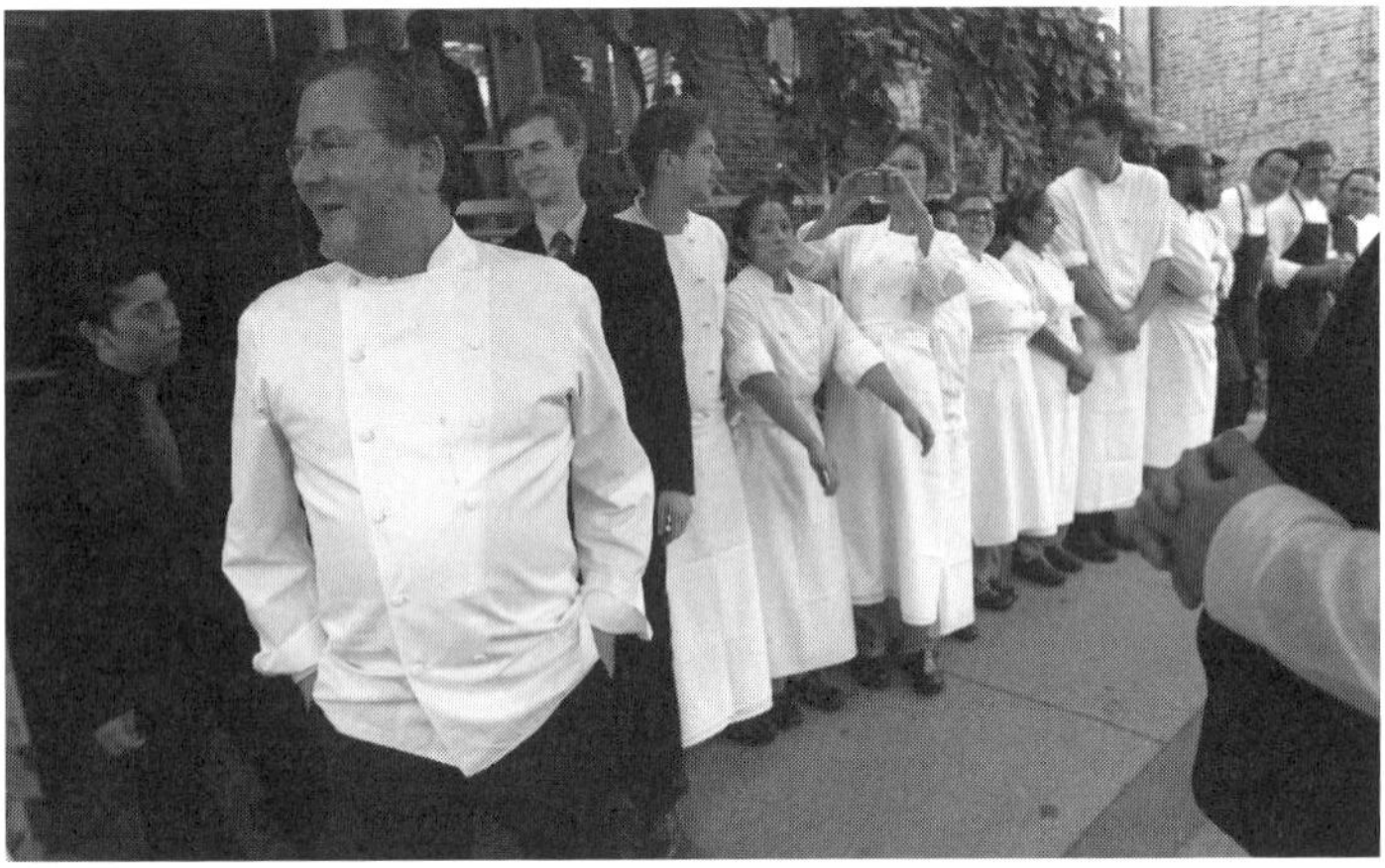

図10.2　スタッフとともにVIP客（写真のケースではシカゴ市長のラーム・エマニュエル）の到着を待つチャーリー・トロッター。このようなもてなしは、食事客を間違いなく特別な気持ちにさせる。

分にさせるという点で、新しいレベルの試みを始めている。その最たる例はチャーリー・トロッターの有名な決まり文句「カーブサイド《街頭》！」だろう。この言葉はシカゴにある同名のレストラン《チャーリー・トロッターズ》のキッチンで鳴り響いた。《チャーリー・トロッターズ》で働いたことがあり、今はロンドンに拠点を置いているジェシー・ダンフォード・ウッドによると、「カーブサイド」は大切な客人がもうすぐ到着するという合図だった。その言葉が発せられると、スタッフ全員がレストランの前に並び、客人を出迎える（図10・2）。

ニューヨークの超有名レストラン経営者ダニー・マイヤーは、二〇〇八年にレストランビジネスにおける回顧録として『おもてなしの天才——ニューヨークの風雲児が実践する成功のレシピ』を出版して、ちょっとした旋風を巻き起こした。マイヤーは、《ユニオン・スクエア・カフェ》、《グラマシー・タバーン》、《イレブン・マディソン・パーク》などを含む一連の有名店の経営を任されていたのだが、その彼が本の中で、レストランにおけるサービスの個人化の大切さを繰り返し説いている。長年にわたり、マイヤーの携わるレストランでは、初めての予約が入ったその日から食事客に関する情報を記録しつづけている。食事客が到着したときに心からのもてなしができるようにするためだ。常連客や彼らの好みをまとめたファイルもある。このお客さまはこうこうで窓側に座るのを好む、あるいは人目に付かない奥まったテーブルがいい、といった情報が記載されている。彼らのファーストネームはもちろん、より重要な情報として、彼らが名前で呼ばれるのを好むか、匿名でいることを望むか、といったことも書かれている。食の好みについても、スーパートスカーナを好むか、それともブルゴーニュの白ワインに目がないか……細かく記載がある。

マイヤーが手掛けるニューヨークのレストランがもてなしと個人化サービスの最先端を行っていると言われることが多い一方で、数多くのほかのレストランも、同様の方針を採用している。シカゴの有名店、《アリニア》、《ネクスト》、《モト》、《iNG》なども、そこで食事をする人がどんな人物なのかを知ろうとしている。《アリニア》、《ネクスト》、《ジ・エイ

*21 ただし、第九章で見たように、ありふれたチェーン店であっても、客を温かく出迎えることは、彼らがもう一度やってくる可能性を高めるいちばん重要な要素である。

ヴィアリー》の共同オーナーであるニック・ココナスは、開店以来店舗を訪れたすべての食事客のデータベースを維持している。ココナスが言うには、データを記録しはじめたころの目的は、ゲストの顔を覚えて、まるで自宅に旧友がやってきたときのように名前であいさつすることだったそうだ。ところが、時間がたつにつれ、食事客の体験をより個人的なものにするための手段に変わっていった［注1］。驚いたことに、そのような情報を使えば、しばらく店に姿を現していない常連客の追跡が可能なことも示唆されている。

初めて訪れた客人をもてなす方法

顧客の情報がいっぱい詰まったファイルや、デジタル技術をすでにもっているレストラン経営者にとって、常連客に特別なサービスをすることはそれほど難しくないかもしれないが、初めて足を踏み入れた人に特別な気分になってもらうには、どうすればいいのだろうか？

想像してみてほしい。初めて訪れる街でとあるレストランに入ると、ドアマンがあなたの名前を呼んで迎え入れる。そして席に着くと、その晩あなたのテーブルを担当するホールスタッフが遠く離れたあなたの故郷と同じ故郷出身の人物だ。もしそんなことがあったら、あなたはどう思うだろう？　心配しなくていい。相手は超能力者の集団などではない。そのレストランが、あなたが到着する前にグーグルで調べただけのことだ。たとえば、《イレブン・マディソン・パーク》の支配人ジャスティン・ロラーは、食事客たちに（まるで自分の家にいるように）快適で特別な気持ちになってもらうための情報を見つけてスタッフに役立ててもらうために、食事客の一人ひとりを前もってネットで検索することで有名だ。「もし、あるカップルに記念日が近づいていることを知ったら、ロラーはそれがどの記念日なのかも知ろうとする。［……］支配人が初めて店に来たカップルを名前で呼んで、二人のコートを脱がせながら十周年を祝う言葉を述べたとき、検索の苦労は報われる［注2］（〝おかえりなさい〟という気分を届けたい、と［ほかのスタッフ］は言う）」。マイヤーのレストランが成功した大きな理由は、他に類を見ないカスタマーサービスがあるからだ、と評論家たちが口を揃えて言うのも当然だと思える。

初めて行く店が前もってあなたのことを検索していたら、あなたは嫌な気がするだろうか？　それとも、自分だけの特別なサービスが受けられるなら大歓迎？　二〇一〇年に行われた調査の結果によると、北アメリカ人のほぼ四〇パーセントが、それが特別なサービスにつながるのなら検索されてもかまわないと答えている。加えて、あまりいい気はしないが検索されても問題ないと思う、と答えたのが一六パーセント。しかし、一五パーセントは「まったく気味が悪い」と回答している［注3］。ここでは、個人化による食体験の向上と、プライバシーの侵害のあいだの境界線をどこに引くかが問題になっているのだろう。あるレストラン・コンサルタントが『ニューヨーク・タイムズ』紙のインタビューでこう語っている。「もしレストランが『あなたが一九七〇年代のブルゴーニュの白ワインが好きなことを知っている』と言えば、それは確かに不気味だ。しかし、レストランが客にどんなものが好みか尋ねながら、彼をブルゴーニュの白ワインのほうへそれとなく誘導したらどうだろう［注4］?」

最近、《ザ・ファット・ダック》が食事客のことを検索しているという記事が発表されたのだが、それにより数百の予約がすぐにキャンセルとなった。一日に三万の予約電話がかかってくるほどの評判店にとって数百のキャンセルぐらいどうってことはないが、やはりそんな問題はないに越したことはない。ここでの皮肉は、《ザ・ファット・ダック》は、ほかの北アメリカの最高級レストランと同様、もう何年も前から客人のことを検索しているのである。しかし、この出来事の本質は、別のところにある。ほんとうに興味深いのは、北アメリカの人々とイギリスの人々が見せる反応の大きな違いだ。おそらく、イギリス人のほうが少し保守的なのだろう。

個人化の未来

高級レストランの多くは、サービス哲学を店舗経営の基本とみなしている。その主な目的は、優れたサービスを提供することで、人々にそのレストランにまた来たいと思ってもらうことにある。毎年、食事客が挙げるレストランに対する不満の第一位が「ひどいサービス」であることを忘れてはならない。もちろんスタッフがプロフェッショナルであることも大切だし、料理がおいしいに越したことはない。しかし、鍵を握るのは何と言っても〝個人化〟だ。個人化こそが、食事客それぞれに特別な思いをしてもらう最高の方法である。サービスが個人的なものであればあるほど、私たちがその食事を楽しむ可能性が高くなり、料理は記憶に残りやすくなる。店を出るときに払うチップの額も高くなるだろう（ちなみにチップも北アメリカ人に比べイギリス人のほうが控えめだ）。

「あなたの誕生日を教えてくれたら、あなただけのために特別な料理をつくって差し上げましょう」といった内容の一文が、十年ほど前、テイスティング・メニュー以外にも選択肢があったころの《ザ・ファット・ダック》のメニューに書かれていたのを、私はいまだによく覚えている。今では、同レストランではより系統だった手法が採り入れられるようになった。そのひとつが、郷愁をくすぐるものだ[22]。そして、食事客のことをネットで検索するよりも

*22 少し宣伝っぽい部分もあるが、《ザ・ファット・ダック》での食事における郷愁的な要素があるカップルを離婚の危機から救ったことがある。詳細は次の記事を参照。J. Tweedy, 'How dining at The Fat Duck saved a couple from divorce: Heston reveals warring lovers were reunited after eating "nostalgic" meal', *Daily Mail Online*, 16 December 2015 (http://www.dailymail.co.uk/femail/article-3362700/Heston-Blumenthal-says-dining-Fat-Duck-saved-couple-divorce.html).

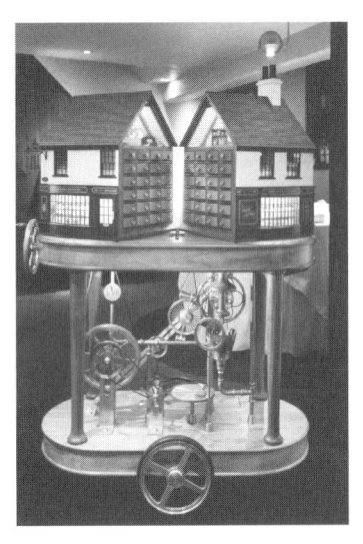

図10.3　個人的なプレゼントが、《ザ・ファット・ダック》で食事を終えたあなたが「スウィート・ショップ」の引き出しを開けるのを待っている。

むしろ（あるいはそれと同じぐらい）、同レストランのスタッフが直接質問するようになった。あなたが予約にこぎつけた瞬間から（通常は二カ月前）、ブレーの人々は舞台裏で、テーブルでの食体験を個人的なものにするために情報集めを始める。前回、私が妻と行ったときには、私は子ども時代のことを質問するメールを前もっていくつも受け取った。

　そのような形で提供した情報の一部は、食事の終わりに生かされた。煙突からかわいらしい煙の輪っかを立ちのぼらせた、車輪付きのミニチュアの菓子店《スウィート・ショップ》がテーブルに置かれたのだ（図10・3）。その出来栄えは驚きに値するもので、まるで精巧な人形の家のよう（それ一つがロールスロイスよりも高価だといううわさもある!)。手渡された一枚のコインをスウィート・ショップに入れる。すると、一見でたらめな順番で引き出しが開いたり閉じたりする。

そして最後に、そのからくり機械[*23]は引き出しの一つを開けっぱなしにする。どの引き出しが開くのかは、偶然のように見えるが、もちろん偶然ではない。スタッフが、開いた引き出しの中から、二つと同じもののない菓子の入った袋を取り出して食事客に手渡すのである。受け取った袋の中の菓子は、子どものころに食べたものを食事客に思い起こさせることを目的として選ばれている。この例では、個人化をより一般的なものにするために郷愁が利用されている(特定の年齢層の人々、つまり生まれた年代によって、共通の郷愁というものがある)。このような仕組みを通じて、子どものころのポジティブな思い出と感情がよみがえり、店での食事が全体として生き生きと記憶に残ることが望まれている。郷愁や物語を用いた手法は、まだまだ発展の余地があるだろう。

現在のところ、このレベルの個人化を行うのは高級レストランにかぎられているが、その状態も長くは続かないだろう。すでに、ビジネスインテリジェンス・ツールのヴェンガ(Venga)やレストラン予約システムのオープンテーブル(OpenTable)のようなオンライン

*23 ちなみに、私のお気に入りの自動機械(オートマトン)は、アウクスブルクのハンス・ヤーコプ・I・バックマンが作成したダイアナとケンタウロスを模した自動機械だ。(一六〇二年〜一六〇六年、https://artdone.wordpress.com/2016/05/10/celebration-125-years/hans-jakob-i-bachmann-table-automaton-featuring-diana-and-a-centaur-augsburg-ca-1602-06-khm-vienna/)

サービスを利用して、食事客に関する〝情報〟を入手する一般的なレストランが増えてきているそうだ。そのようなゲスト管理法やロイヤリティ・プログラムを、レストランの店舗販売時点情報管理《ポイント・オブ・セール》システム（POSシステム）と組み合わせることで、スタッフは各顧客の平均支出額、お気に入りメニュー、好きなアルコールなどを知ることができるようになる。ヴェンガのシステムを利用するのは安くはないが（現在のところ、一店舗につきだいたい一四九ドルから二四九ドルのあいだ）、食事客をVIP待遇するためにはそれだけの額を払っても惜しくないと考えるレストランは増えつづけている。ここで、関心を引きそうな情報をもう一つ。「ワシントンDCの《ピン・ポン・ディム・サム》では、店のドアを通り抜けたときには、マーケティングマネジャーのマイカ・フェラーはその客が何を注文するか、ほぼ確実にわかっている［注5］」。そのような予想を可能にするソフトウェアを使えば、現在ほとんどのレストランで生じているおびただしいほどの食物廃棄を減らせることができるのではないだろうか？

シェフのテーブルにて

ここで紹介するコンセプトは、現代風な食の楽しみ方として人気を博している。シェフが調理、あるいは最後の仕上げをする中央の空間を囲んで少数の食事客が座るのである。一人客にも見るものがあるし、話しかける相手もいることになる。また、自分が注文した料理が、その場で調理されていることもわかる。シェフによっては劇的な演出を期待することもできるだろう。重要なのは、この形の食事にはより多くの個人化の可能性があるということだ。ニューヨークの三ツ星レストラン《ブルックリン・フェア》や、上海の《12チェアズ》など、〝シェフのテーブル〟の多くは固定価格のメニューとなっている。シェフの目を見ながら食事ができるのだから、これが個人的でないはずがない。

　個人的な食事の究極の形はプライベート・シェフ《貸し切りのシェフ》だろう。プライベート・シェフと言えば、大金持ちや有名人が自宅でやっていることというイメージがあるかもしれないが、身の周りを探してみれば、同じようなサービスを提供しているレストランがいくつか見つかるはずだ。ヒューストンの《フアーズ》もそうした店の一つ。料理長のジョセフ・マシュコーリがあなたのテーブルにやってきて、どんなものが食べたいか尋ねる。マシュコーリがアドバイスをすることもあるが、基本的にはあなたが食べたいと願うもの——シャトーブリアンからフィラデルフィア風ステーキサンドイッチ《フィリーサンドイッチ》まで——を料理してくれる。一方ニューヨークでも、ジェヘンジャー・メフタが同じようなことを《ミー・アンド・ユー》で行っている。同店のウェブサイトは、食事客にこう約束する。「他に類を見ない、ユニークでプライベートな食体験。どの料理もあなたの好み次第。お客さまのお口を刺激し、活力を与えます」。イタリアのヴァコーネにあるレストラン《ソロ・ペル・デュエ》もとても個人的な食体験を提供している。その店には、二人がけのテーブルが一つしかないのだ。

選択の問題

食体験の個人化と、テイスティング・メニュー[*24]の流行。同時に進んでいるこの二つのトレンドは、矛盾しているように思える。テイスティング・メニューでは、スタッフが食事客に尋ねることといえば、アレルギーや食事制限の有無ぐらいだ。実際、ほとんどの場合、食事客が自分で下す決断があるとすれば、どのワインを料理に合わせるか、といった程度。では、テイスティング・メニューの人気の高まりはどうすれば説明がつくのだろうか？　個人化のまったく逆を行く行為ではなかろうか？

評論家のなかには、テイスティング・メニューをシェフやレストラン経営者が自分たちの料理をより強く印象づけるための試みとみなしている者もいる。第九章で見たように、たくさんの種類の料理を食べれば食べるほど、食事客には〝スティックション〟を得る機会が多くなる。テイスティング・メニューでは、普通のアラカルト・メニューで注文するよりも食べる品目が多くなるのが一般的だ。また、誰もが同じものを同時に食べることになるので、食べ物を共有しているという感覚も強くなる（第七章を参照）。それに、シェフの視点から言えば、期間限定で自信のある料理を出すことで、普段のメニューにおける選択肢不足も解消することができる[*25]。当然、テイスティング・メニューは客から金を巻き上げる新しい方法に過ぎないと指摘する声もある。テイスティング・メニューには少し高めの価格がつけられていることが多いからだ。レストランが高級になればなるほど、選べるメニューは少なくなるという業界の暗黙のルールとも関係しているのかもしれない［注6］。

世間には、選択する機会が失われると気を悪くする人がいる。『ファイナンシャル・タイムズ』紙の記事で、ティム・ヘイワードはこう書いている。「選択肢のないメニューは、食事の教義に対する冒涜だ［注7］」。しかしながら、食事客の選択範囲が制限されているのは、テイスティング・メニューだけではない。アラカルトレストランから一品料理しか出さないような定食屋まで、さまざまなスタイルの店で選択肢が減りつづけているような気がする。ある意味これは、フランスをはじめとしたヨーロッパ諸国で浸透している均一価格メニュー

*24　さらに悪いことに、テイスティング・メニューがまだオプションである多くのレストランでは、あるテーブルにつく全員がテイスティング・メニューを食べるか、誰も食べないかのどちらかが強いられる。

*25　また、アレルギーや不耐性を理由に、食材の制限が非常に厳しくなった昨今において、シェフが自分の手に主導権を取り戻そうとする試みだと考えることもできるだろう。料理人の友達が食材の制限などと格闘しているのを見ていると、彼らはそもそもどうやってすべての条件を満たしているのか、と感心せざるをえない。

やターブルドット（コース料理）の考えを拡大したものと言えるだろう。ちなみに、選択肢を制限して長期的に大成功を収めた代表例は、フランスの《ラントルコート》チェーンだ（ロンドン、ニューヨーク、ボゴタなどにも展開している）。ドリンクとデザートにはメニューがあるが、前菜と主菜に関しては選択肢が一つしかない。サラダとステーキだ（ステーキの焼き加減だけは客が選べる）。ほかには、おいしいソース（レシピは企業秘密）と、追加としてフライドポテトしか載っていない。選択できない、個人化もない、それなのに人々が殺到し、ときにはテーブルにつくまでに一時間も行列に並ぶ（店は予約を受け付けていない）。ここで生じるのは、実際のところ、人々はいったいどの程度まで自分で選びたいと思っているのだろうか、という疑問である。

まず、これまでマーケティングの専門家たちが言ってきたこと——選択肢は多ければ多いほどいい——は（かつてはそれが真実だったとしても）もはや真実ではないと言えるだろう。選択肢が多すぎると、人はストレスを感じる。食事客に選択肢を与えるなら、〝7〟が魔法の数字だと覚えておこう。七種の前菜、七種から十種の主菜、七種のデザート。それ以下だと少なすぎるリスクがあり、それ以上だと食事客は一つの料理になかなか決められなくなる。だが、もっとたくさんの選択肢を提供したいと願うレストランにも、有効なトリックがある。メニューをいくつかのセクションに区分けすればいいのだ。セクションはいくつあればいいのかって？　もうおわかりだろう。答えは〝7〟だ。

オグルヴィ・アンド・メイザー・グループのイギリスの副会長、ロリー・サザーランドによると、航空会社がディスカウント路線の数を減らしはじめたとたん、ディスカウントチケットの販売数が増えたそうだ［注8］。このケースも、経済原理に反しているように思える。もちろん、選択肢が多ければ多いほど、顧客が自分の望む目的地を見つける可能性は高くなると考えられる。ところが、売上データがその逆が真実であることを証明している。行動経済学者が言うように、私たちは選択肢が多すぎるとほんとうに麻痺してしまうのである。

〝イケア効果〟

あなたにも心当たりがあるだろう。友人のために料理を準備し、ほんとうにうまくいったと満足しているとする。完璧な料理ができた。あなたの客人はいつものように礼儀正しく、すべておいしかったと言ってくれた。でも〝本音〟なのかどうか、気になるはずだ。ガストロフィジクス研究者として言わせてもらうと、客人の言うことを信用するよりも、彼らの行動を観察するほうがいい。それでも、彼らが親切心からおいしいと言っているのか、それとも自分ではつくれない料理を食べて、味の違いに気付いてそう言っているのか、はっきりとはわからない。

人は自分でつくったものは、ほかよりも価値が高いと考える傾向がある。マーケティングの専門家たちはこれを「イケア効果」と呼んでいる。言い換えると、自分で組み立てた木のテーブルは、それを組み立てた者にとってはもとから組み立てられている製品よりも価値が高いのだ。しかし、私たちが知りたいのは、同じことが手料理にも当てはまるのかどうか、ということだ。さらにその答えは、自分で一からつくった場合と、食材セットからつくる場合や部分的にすでに調理された食材からつくる場合で異なるのだろうか？

ノルウェーの研究者たちは、この問いに対する答え探しを始めている。一連の実験を通じて、彼らは多くのグループ（念のために言っておくが、学生ばかりではない）にラボで食材セットから料理をつくってもらった。その後、研究者が人々にどれが自分でつくった料理で、どれがほかの人のつくった料理かを教えてから、味を評価してもらう。興味深いことに、彼らは自分でつくった料理（正確には自分がつくったと教えられた料理）を、ほかの人がつくったと教えられた料理よりもはるかにおいしいと評価したのである。全員が同じものをつくったのに、だ（どうしても知りたい人のために言っておくと、ティッカ・マサラというインド料理だった）。さらに、パッケージの側面に書かれている調理手順どおりに肉を揚げてから調理した人は、ただ加熱してかき混ぜた人よりも、味を高く評価した。つまり、手間をかけて調理すればするほど、（少なくとも本人には）味もおいしく感じられるということになる。

あなたがつくった料理は、あなたにとってはいつもよりおいしく感じられ、その違いは（すでにある程度調理されている食材を使って手を抜いたりせずに）手間をかければかけるほど大きくなる。しかし残念ながら、ほかの人たちはあなたほどその料理をおいしく感じないだろう（自分でつくったのではないのだから）。だから、友人にもいつもよりもおいしく食事をしてもらうには、彼らに料理を手伝ってもらうのがいいと結論できる。

ケーキづくり

ここで、マーケティングの専門家たちがよく話題にする、興味深い出来事を紹介しよう。前世紀の半ばに販売が開始されたころ、ベティ・クロッカーブランドのケーキミックスはあまり売れなかったそうだ。しかし、あるマーケティング要員が、消費者が調理するときに自分で卵を加えるように作り方を変えるべきだと提案したことで、商品に未来が開けた［注9］。そんなことをしてはケーキづくりの手間が増えてしまうので、合理的なアイデアだとはとても言えない。それなのに、売上は順調に伸びていった。卵を自分で加えるという提案により、調理する人にはすることが増えた。そのため、自分がつくっているという感覚が強くなったのだ！　手間暇かけたものはおいしくなる――そう、イケア効果のおかげだ。

ベティ・クロッカーの逸話は、さまざまな場所で紹介されている――アメリカ随一のフードライターであるマイケル・ポーランですら、自身のベストセラーのなかの一冊で扱っているほどだ。あまりによくできた話なので、実話だとは思えない？　そう、二〇一三年の『ボナペティ』誌に掲載されたケーキミックスの歴史に関する記事によれば、この話は実話ではない。それによると、粉の中に卵の成分が含まれていない、つまり消費者が新鮮な卵を加えるタイプのケーキミックスの特許は、すでに一九三五年にP・ダフ&ソンズという会社が取得していた。一九五〇年代、（卵の有無に関係なく）ケーキミックスの売上は低迷していた。この危機を救ったのは卵ではなくアイシング《糖衣がけ》だったのだ。つまり、アイシングによりケーキや菓子パンを楽しいデザインで〝自分好みに〟飾ることができるようになったことで、売上がふたたび上昇したのである。要するに、ベティ・クロッカーの物語は嘘だったということなのだが、それでも個人化が大切であるということに変わりはない。

ここで、一つ疑問が生じる。自分好みに手を加える、つまりカスタマイズしてもいい料理がある一方で、それが許されない料理があるのはどうしてだろうか？　カスタマイズは個人化の一つの形とみなせる。ケーキにアイシングをするのもカスタマイズの機会であり、そのおかげでケーキミックスの売上は伸びた。食事の場合、顧客が調理や味付けに意見すること

——カレーのスパイシーさからバーガーの焼き加減まで——は、すべてカスタマイズの一種だと言える。イタリアンレストランでパスタにパルメザンチーズを振りかけるようウェイターに頼んだり、ステーキハウスで無意識のうちに塩やコショウに手を伸ばしたり——これらはすべてカスタマイズの例だ。では、私たちはどんなときに料理を自分好みにカスタマイズしてもいいと考えるのだろうか？　ここで、レストランにまつわる悪名高い物語を紹介しよう。

「ちょっと、塩とコショウをちょうだい」

ミシュランから三ツ星を授与されたイギリス人有名シェフのマルコ・ピエール・ホワイトは、私の故郷でもあるイングランド北部リーズの出身だ。彼の書いた料理本『White Heat』を、私は十六歳の誕生日のときに姉からもらった。それが、私が料理を習うときに使った、最初の料理本の一冊だった。ほんとうにすばらしいレモン・タルトのレシピが載っているので、その本は三十年近くたった今も私の本棚に並んでいる（棚から取り出されることも多い）。しかしホワイトは、塩とコショウをくれと言ってきた厚かましい客を店から追い出したことで一躍有名になった（悪名を轟かせたと言ったほうが正確だろうか？）。ホワイトは、自分のレストランに来て料理に調味料を使おうとする（カスタマイズしようとする）のは、ほかの食事客に対する侮辱だと言った。しかし味付けは、結局のところ、シェフの権限ではないだろうか？　もしそうなら、塩とコショウをくれと言う客は、シェフを侮辱していることになる。その行為にはキッチンがちゃんと仕事をしなかったという意味が込められてしまうからだ。

今になって考えてみると、この出来事はスターシェフ（あるいは虚栄心の強いシェフ）——人目につかない暗くて暑いキッチンでほとんど誰からも見られずに仕事をすることに満足ができなくなり、食事客に自分の存在を認められたいと願うようになった人々——が登場しはじめる兆候だったとみなせるだろう。現在では、有名シェフがレストランの正面にあるオープンキッチンで人に見られながら調理するのが一般的になったが、ホワイトの一件がその予兆になっていたと私には思える。言い換えれば、現在ではシェフがショーの主役なのである。シェフが号令を出し、私たち食事客はそれにしたがわなければならない！

ところで、最近ではイギリスのレストランで塩とコショウが姿を消しはじめているような印象を受ける。最高級のモダニスト・レストランで目にすることは、ほとんどない[*26]。これは、シェフが料理の選択肢だけでなく、食事客が自分の料理を自分なりに味付けする機会も制限しようとしていることの表れだろうか？

カスタマイズする料理としない料理の違いは？

よく考えてみると、私は《ザ・ファット・ダック》で塩とコショウを要求しようなどとは夢にも思ったことがなかった。キッチンにいるシェフの腕と料理スタッフの働きを信頼しているからに違いない。しかしその一方で、出される料理の性質とも関係していると思える。料理の多くは私が（たぶんあなたも）それまで味わったことのないものなので、シェフやスタッフたちがどんなものを思い描いて調理したのかを知るのは難しい。しかるに、私には比較対照がないのだ。わかっていることは、それがおいしいということだけ。自分が食べているものが、どんな味を〝していなければならないのか〟がわからないのだから、自分で調味料を足してどんな味にすればいいかもわからないのである。

対照的な例として、ステーキを食べに行ったと想像してみよう。それもただのステーキではない。ロンドンのパークレーンにあるザ・ドーチェスター・ホテル、オーストリア人のスターシェフ、ウルフギャング・パックが腕を振るうレストラン《カット》の和牛リブ・アイ・ステーキ八オンス（約二三〇グラム）、価格にして一四〇ポンドのステーキだ。この例では、私はまず間違いなく、肉の焼き加減の好みを尋ねられるだろう。そして、手の届くと

*26 私が思うに、シェフや店の自己主張と塩やコショウの存在（あるいは不在）はおそらく関係している。

ころに塩とコショウがなければ、暴動を起こすに違いない[*27]！　《カット》と《ザ・ファット・ダック》は、価格的にはそれほどの差がない。にもかかわらず、《カット》ではカスタマイズが当たり前なのに、《ザ・ファット・ダック》ではそんなことをしようとは思わない。だから、自分好みにカスタマイズするかしないかの判断は、価格やキッチンの腕前の問題ではないということがわかる。

それでは、いったい何がこの差を生んでいるのだろうか？　私はこれまでに何度もステーキを食べたことがあるので、私の頭にはステーキはこうでなければならない、というある種の基準がある。記憶はあやふやかもしれないが（第九章を参照）、それでも味の見当はついている（と思う）。コショウ挽きがそこにあれば、私は味見もせずに、すぐにステーキにコショウをたっぷりと振りかける。このような行動を、どう説明すればいいのだろうか？　この単純な作業を通じて、私はステーキを自分のものにして（つまりカスタマイズ）、無意識のうちに味をよりよくしようとしていると考えられる。あるいは、私たちは誰もが自分の味の好みが味覚範囲の端のほうにあることに気付いている一方で（私の場合は、ほかの人よりもスパイスのきいているものが好きだ）、料理のほとんどは多くの人々の好みに合わせてつくられているため、自分好みの味を加えたほうがおいしくなるとも考えられる。そうは言うものの、おそらくほんとうの違いは、生の食材が料理になって私たちの皿に載せられるまでに、どれだけ手が加えられているかによるのだろう。だから、ステーキのようにあまり加工されていない料理の場合は、調味料を使うことが許され、ときには期待されてもいるのである。しかしソースの中で煮られた肉や、ソースをかけて食べる肉料理の場合は、自分で味付けを加える根拠が——とくにトップシェフが料理したときは——薄くなる。《ザ・ファット・ダック》が出す極めて手の込んだ料理は、どんな食材が使われているのかわからないほど加工されていて、見たこともない姿をしている。そんなとき、カスタマイズしたところでどんな味になるかわからないので、そうする気が単純に起こらないのだ。ただしここで指摘しておくが、そのようなレストランで個人化ができないわけではない。個人化は、サービスや食事のほかの側面で行われるのである。

私の個人的な答え

章の最後に、食事客には料理に味を足す権利がないというマルコ・ピエール・ホワイトの主張は正しいかどうか、もう一度考えてみよう。料理の味付けはシェフ（彼らがミシュラン

*27　今では、マルコ・ピエール・ホワイトもステーキハウスのチェーン店を所有していて、私が住むオックスフォードにも支店がある。塩とコショウをくれと言ったら何が起こるか興味津々だった私は、その店に行ってみようと思ったのだが、実際のところ、ホワイトの名やイメージを担っているレストランの多くはホワイト自身とは何の関係もないことがわかった。そうしたレストランはただのフランチャイズ店なのだ。

の星をもっていると仮定して）に任せればいいのだろうか？　それとも、結局のところ、客がつねに正しいのだろうか？　第一章で見たように、人は誰もがそれぞれ異なった味覚世界に生きている。ということは、将来的には、レストランで出される食べ物や飲み物は、人それぞれの味覚プロフィールに合わせたものになっていくのだろうか？　この考えもまた、未来派の人々が予想した遠い未来像の一つである。運動の提唱者であるF・T・マリネッティはこう書いている。「私たちは個人の性別、性格、職業、感性を考慮して、さまざまな質の料理をつくることになるだろう［注10］」。最近では、チョコレート（メゾン・カイエ）やシャンパン（デュヴァル＝ルロワ）など、顧客が味を自分好みに変えられる食品が増えてきた。イリーは同社のコーヒーの味を顧客が自分で調節できるシステムを開発している。

これらすべてをひっくるめて考えた場合、あなたが次回ディナーパーティーをするときには、塩とコショウをテーブルに置いておくのがいいだろう。どれだけうまく調理したかとか、食材をどう使ったかとかは、関係ない。ガストロフィジクス研究者として言わせてもらうと、客人が料理に調味料を加えるのは料理をつくった者への侮辱ではなく、むしろ私たちがそれぞれ異なった味覚世界に生きることを証明するカスタマイズの一つの形だとみなすべきなのだから。

第十一章　新しい食体験の世界

「体験はお気に召しましたか？」これはロンドンのホテル、カフェ・ロイヤルで開かれたアルバート・アドリアの「アバウト50デイズ」イベントで、サービススタッフが繰り返し口にした質問だ。でも、いつからそのような質問がされるようになったのだろう？　どうして「料理はお気に召しましたか？」と尋ねないのだろう？　その理由を探るのが本章のテーマだ。これは、アルビン・トフラーが一九七〇年のベストセラー『未来の衝撃』で予言した「経験経済《エクスペリエンス・インダストリー》」の出現と関係している。

雰囲気こそが〝経験経済〟を市場にもたらす要素になるとするフィリップ・コトラーの一九七四年当時の考えにもとづき、B・J・パインⅡ世とJ・H・ギルモアは、消費者は食べ物や飲み物、あるいは製品やサービスを買うのではなく、彼らが求めているのはむしろ喜びであり、〝経験〟を共有することだと考えるようになった。ここで言う経験とは基本的に、マルチセンソリーな体験のことだ。

世界各地の高級レストランを見てみると、マルチセンソリーな食体験を提供すると約束するシェフやレストランが増えてきているのがわかる。たとえば、現在はサン・セバスティアンの《ムガリッツ》でシェフを務めるアンドニ・アドゥリスは、《エル・ブジ》のフェラン・アドリアのもとで修業していた当時のことをこう振り返る。「アドリアにとって、もっとも大切なことは体験、つまり《エル・ブジ》で食事をする人が何を感じるかだった。その体験をつくりだすために、あらゆる手段を利用した〔注1〕」。もう一例として、マルコ・ピエール・ホワイトの旗艦店に関する新聞記事を紹介しよう。「二年前にオープンしたそのステーキハウスのウェブサイトには、その店では『豪華で快適な店内で友人や家族とともにすばらしい体験や雰囲気が堪能できる〔注2〕』と書かれている」。

芝居がかった食事

本章で見ていくように、レストランの料理の役割は、かつての栄養補給――ちなみに「レストラン」という単語は「レストレーション《回復》」に由来する――から、芸術的な表現の方法へと変わりつつある。いわば、レストランは舞台になった。世界トップクラスのレストランのホールスタッフやシェフは、役者やマジシャンの役割を演じるようになったのである。最初に雰囲気があり、次に芝居が始まり、ストーリーが語られ、最後には食事という魔法が披露される。これこそが、〝オフ・ザ・プレート・ダイニング《料理を超える食体験》〟の意義であり、魂だ。サンペレグリノの「世界のベストレストラン50」リストで順位を争うようなシェフたちは、この芝居に熱中している［注3］。だが、誰もが喜んでいるわけではない。ある評論家はこうコメントしている。「ワイン業界をパーカーポイント（ロバート・パーカーが考案したワインの評価法）の影響を受けすぎているとみなすなら、レストランはサンペレグリノに強く影響されていると言えるだろう」。（《モモフク》で有名な）デイヴィッド・チャンはサンペレグリノの「世界のベストレストラン50」に選ばれるようなレストランをこう描写する。「リストに載る典型的なレストランは、アドリアやレゼピやケラーのもとで仕事をしたことがある男が腕を振るう中国料理レストランだ。そいつは炎の上で料理する。すべてがそいつの土壌《テロワール》の物語だ。そいつは自分の農地をもっているし、ウニを手づかみもする」。実際に、体験を売ることの重要さを知ることが、現在の高級飲食業界のトレンドを動かす原動力になっていると指摘する人も少なくない。

　イビサ島の《サブリモーション》は、現在世界でいちばん高価な料理を出すレストランとして知られている。幸運にも席が予約できた者は、一人当たり一五〇〇ユーロを覚悟しておかなければならない。もちろん、料理はすばらしい。それは最低条件だ。しかし、それ以上に価格に見合う何かがなければならない。ここでは、食事客が料理――それがどれだけすばらしいものであろうとも――以外の体験にたくさんのお金を支払うことに納得する、という考えが根底にある。

〝シェフのテーブル〟コンセプトはもちろんのこと、オープンキッチン形式の店が増えはじめているのも、食材の調理をある種の〝芝居〟に変えようとする試みと理解できる。それを証明するかのように、多くの最高級レストランでは、キッチンツアーを食事の一部に採り入れはじめている。『インデペンデント・オン・サンデー』紙のジュリエット・キンズマンはこう言う。「昔、経営者に向かって、料理チームが働いているさまを見せろと食事客が要求する日がそのうちやってくると言えば、彼らは青ざめたことだろう。それが今では食肉の処理が前面に押し出され、労働がフレーバーの一部となった――私たちは食事しながらショーを見たいのである。バルセロナの《ABaCレストラン&ホテル》では、二〇〇平方メートルのキッチンから緊張と興奮がテーブルに届けられる（ミシュラン二ツ星のスターシェフ、ジョルディ・クルスの十四品または二十一品のコースメニューが味わえる）。また、ロンドン東部の《タイピング・ルーム》では、リー・ウェスコットがマロンクリームをボウルに絞っているのを見ながら食べたことで、私は出された料理をよりおいしく感じた［注4］」。

このような現象はまだ始まりに過ぎないと、私は確信している。できることはまだまだた

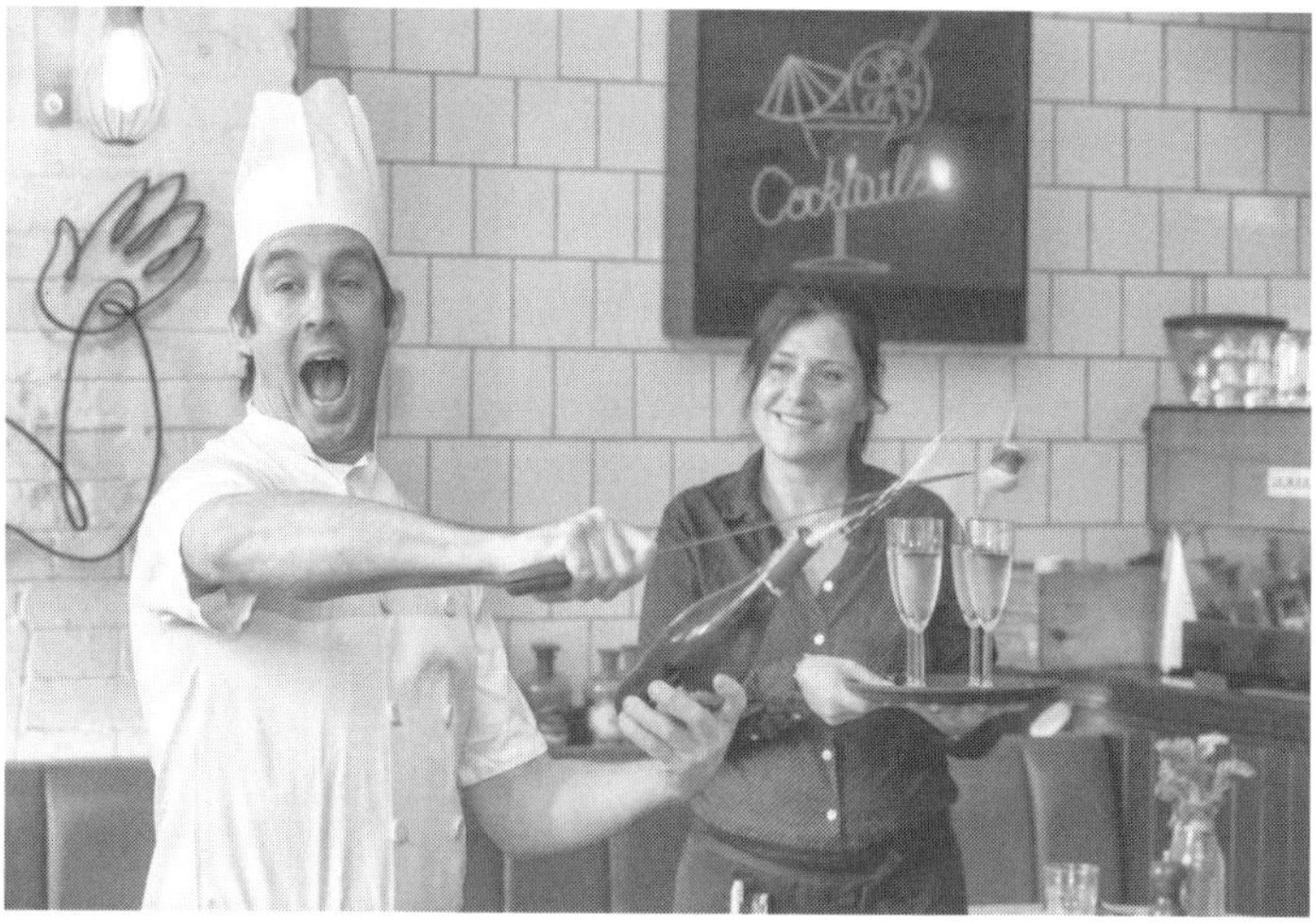

図11.1　スパークリングワインのボトルのふたをサーベルで開けるジェシー・ダンフォード・ウッド。ロンドン北部の《パーラー》のシェフテーブルの食事はこのような大げさな演出で始まる。

くさんある。二〇一一年に出版されたレストランのデザインに関する教本には、レストランの五〇パーセント以上が芝居でできていると書かれている（図11・1）。私の知るかぎり、その比率は年々増加している。

凝った演出の盛り付け？

最近、食べ物を供する方法をもっと演出しようとする試みも増えてきた。テーブルで直接盛り付けされることが多くなったのだ。たとえばシカゴの《アリニア》では、デザートの多くが数分間のパフォーマンスの末、ようやく完成する。一例を挙げると、スタッフが防水加工されたテーブルクロスをテーブルに広げ、その上にソースや素材を並べる。次に、〝テーブルの盛り付け〟をするためにシェフの一人がキッチンから出てきて、驚いている客たちの前で食べ物を切り分けてソースで色づけする（画家ジャクソン・ポロックのようにソースを上から滴らせる）のである。相当練習したに違いない、彼らはテーブル上でみごとにデザートの絵画を描いてみせる。上海の《サブリモーション》でも同じようなことが行われていて、そこでは「材料を載せたパレットをもったスタッフが現れて、食べられるグスタフ・クリムトの『接吻』をテーブルに〝描く〟」。シェフたちが描き終えたら、食事客はテーブルから直接食べはじめるのだ。

イギリスでも、私の協力者でもあるジェシー・ダンフォード・ウッドが、ロンドンはケンサル・ライズの《パーラー》にあるシェフテーブルの上で、デザートを芝居がかった方法で盛り付けすることで知られている。ジェシー・ダンフォード・ウッドはその際、危険な武器を利用する。ガスバーナーだ！　そのとき、食事客には、慣れ親しんだ、感情を揺さぶる音楽を流すヘッドホンが手渡される。前回私が訪問したときは、まず『2001年宇宙の旅』のテーマ曲が、次に『夢のチョコレート工場』の曲を歌うジーン・ワイルダーが流れていた。そして、いい香りの煙が壁の穴から漂ってくる――それは、ほんとうの意味でのマルチセンソリーな体験だった。

もちろん、このような試みには、演出が度を超してしまうリスクも潜んでいる。スティーヴン・スピルバーグがロサンゼルスで手がけた、潜水艦をテーマとしたレストラン《ダイブ》を一例として挙げることができるだろう。訪れた人々によると、照明がとにかく強烈だったそうだ。店の片側ではたくさんのモニターを並べた壁が点滅し、潜水艦をモチーフとした短編映像を映し出していた。店の中での出来事を、ある人がこう説明している。「ときどき、すべての照明が消えて赤いライトだけがブーンと音を出しながら点灯し、スピーカーから『ダイブ《潜水》！　ダイブ《潜水》！』という叫び声が聞こえてくる［注5］」。想像しただけで、少し刺激が強すぎると言えるだろう。《ダイブ》が閉店に追い込まれたのも無理もない。

　非常に強い印象を与える場所や、普段絶対に食事することのないようなロケーションに人々を招待することも、思い出に残る食体験を提供する方法の一つに数えられる。たとえばモルディブの水中レストランや〝ディナー・イン・ザ・スカイ《空中ディナー》〟コンセプトなどは記憶に残りやすい（図11・2）。空中ディナーのコンセプトを応用しながら、極端さを抑えた例として成功したのが、《ジ・エレクトロラックス・キューブ》だろう。期間限定のレストランで、ロンドンのサウスバンク地区にあるロイヤル・フェスティバル・ホールの屋上に透明な建物が設置され、十八人のゲストをもてなすためにミシュラン星付きのイギリス人シェフたちが腕を振るった。美しい景色のおかげで、そこでの体験は、ほかの期間限定レストランでは味わえないほどすばらしいものであったことは間違いない。その後、キューブはほかのヨーロッ

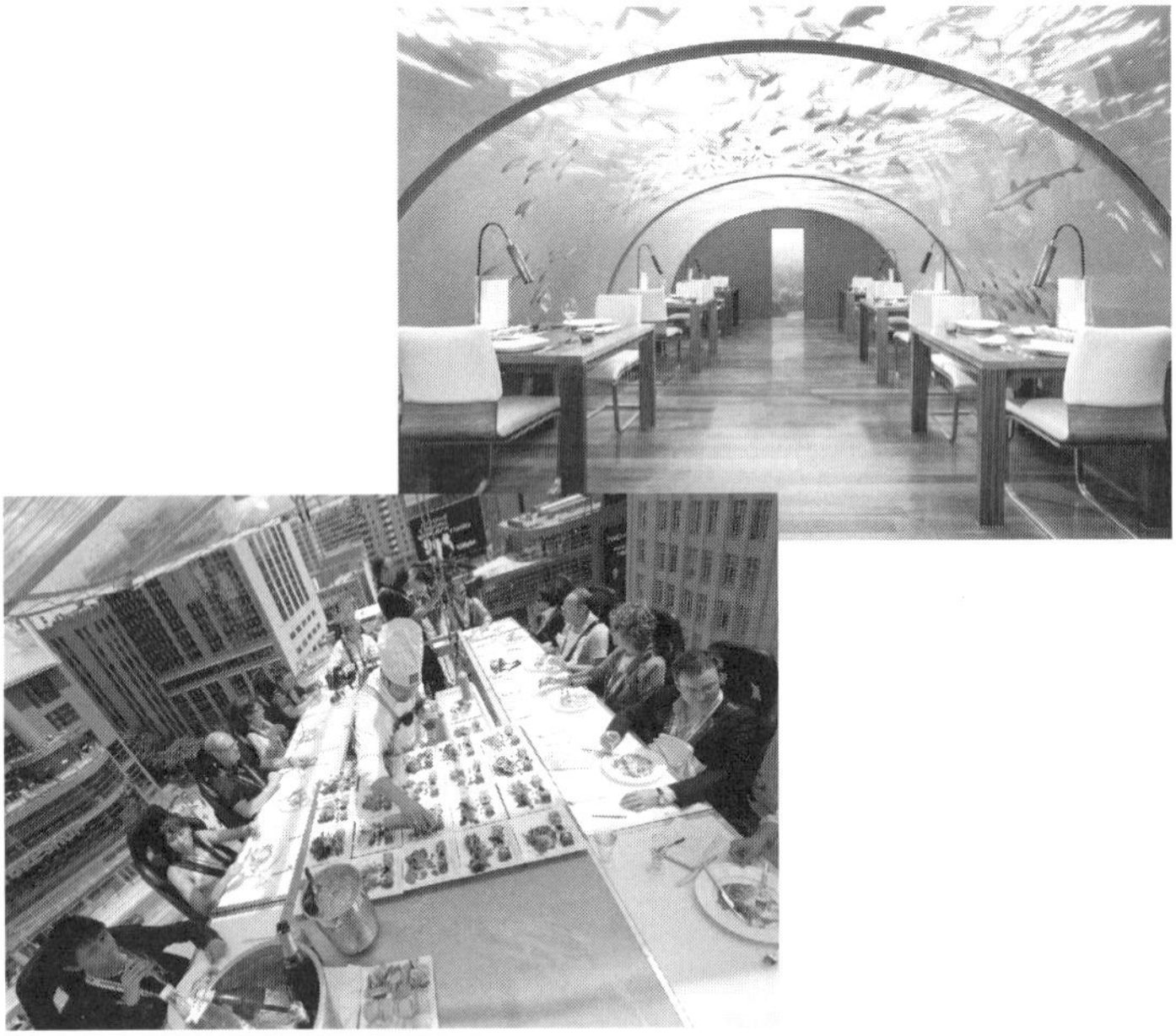

図11.2　（上）2005年4月にオープンした水中レストラン《イター》。コンラッド・モルディブ・ランガリ・アイランドというホテルにあり、海面下5メートルに位置するこのレストランは、14人のゲストを収容できる。（下）「ディナー・イン・ザ・スカイ」では、地上数十メートルの高さに浮かんで食事をするというユニークな体験ができる。ここまでくれば、食事よりも体験のほうに主眼が置かれていると言えるだろう。

パの大都市にも現れた。ミラノのドゥオモ広場を見下ろす屋上やストックホルムのスウェーデン王立歌劇場の屋根の上などだ。ブリュッセルでも開催された。期間限定だったことも、この企画が成功した理由の一部だと考えられる（現代のレストラン業界では、希少なものが高く評価される）。

〝そのほかの要素《こと》〟

コース料理を食べていると、一皿ごとに店の雰囲気ががらりと変わる——あなたはそんなレストランをどう思うだろうか？　資金がありあまっているトップシェフたちが店の雰囲気を変えるためにハイテク技術を利用できる一方で、ほかの（資金があまりない）シェフたちは、料理ごとに食事客にほかの部屋に移動してもらうことで同じ効果を生み出している。有名シェフのグラント・アチャッツも、「おそらく食事客にはある部屋でテイスティング・メニューの一皿を食べてもらい、その後、様子も、デザインも、照明も、アロマすらもまったく異なる別の環境へ移ってもらうことになるだろう」と（《アリニア》での食体験を刷新しようと計画していたときに）言っている［注6］。ここで見落としてはならないのは、私たちは現在、よりダイナミックで冒険的な食体験への変化に直面しているという事実だ。そのあらたな食体験には、ストーリー性や劇的な演出が含まれている。照明の色や音楽や背景音をそれぞれの料理に合わせて変化させるだけではない。すでにいくつか見てきたように、特定の料理の味を補うために周囲のアロマを利用することもある（第二章を参照）し、イビサ島のハード・ロック・ホテルのパコ・ロンセロのように、ダイニングルームの環境（温度や湿度など）を操作するシェフもいる。

　この動きを牽引しているのは、（ミシュランの星を二つか三つもち、毎年のようにサンペレグリノの「世界のベストレストラン50」に名を連ねるような）世界有数のシェフたちなのだ。彼らは、自分たちのつくる料理がどれだけすばらしくても、〝そのほかの要素《こと》〟をコントロールしなければ、食事客の体験を最高のものにはできないと気付いたのである。もちろん、すでに指摘したように、裏を返せば、そうしたシェフはサンペレグリノのジャッジたちが何を評価するか知っているから、料理以外の要素に意識を集中するのだと考えることもできる。ある評論家は、こう語っている。「シェフたちは、サンペレグリノのジャッジたちが美的なものを好み、料理の技術などにあまり詳しくないということを知っていて、その状況を利用している〔注7〕」。しかし、シェフたちはそのような指摘があることを重々承知している。上海の《ウルトラヴァイオレット》のフランス人シェフ、ポール・ペレは、コースの料理ごとにマルチセンソリーな環境を変えることの目的は、料理への意識を高めることにあり、料理から気をそらすことではないと主張する〔注8〕。また、ほかの場所では、彼の次の言葉が引用されている。「私が伝えようとしているものから、あなたは逃れることができない。すべての要素が、あなたの意識をより強く料理に向けさせるだろう〔注9〕」。そのような未来的なダイニングルームは、最新の技術を使って、壁やテーブルにさまざまなイメージを映し出し、劇的な効果やストーリー性を高めている。それらは食事客の意識や関心をずっと料理に向けさせるための、大切な要素なのだ。

ペレの《ウルトラヴァイオレット》で食事をする幸運に授かったあるジャーナリストの言葉をここで紹介しよう。「ディナーは、ウェハースに切り分けられたアップル・ワサビ・シャーベットで劇的に始まる。ゴシック様式の修道院が壁に映し出され、空気が神聖な香りで満たされたかと思うと、AC／DCの『地獄の鐘の音』が耳を襲う〔注10〕」。一方、《サブリモーション》のディナーは次のように描写されている。「感動的な〝知覚の劇場〟……ガストロノミー、ミクソロジー、そしてテクノロジーの夜」。《ウルトラヴァイオレット》は最先端の技術を食体験に応用した第一人者だと自称している［注11］。二〇一二年にオープンし、世界中のメディアの関心を集めた[*28]。

ほかの〝禁じ手なしの〟料理イベントの代表格が、単発的に行われる「ヘリナス（世界の先進的なシェフで構成されるコミュニティ）ディナー」だ。このイベントにおける料理は、世界トップクラスのシェフたちがつくったもので、コースの合間は音楽やダンス、マジックやビデオで彩られている。イベントは八時間ほど続くのだから、そのような催しがあるのも当然だろう。近年、「世界のベストレストラン50」リストの上位常連であるスペインの《アル・サリェー・ダ・カン・ロカ》レストランでは、二〇一三年にシェフたち（ロカ兄弟）が音楽指揮者のズービン・メータおよびビジュアルアーティストのフランク・アルーと協力して、十二品目のコース料理オペラ「エル・ソムニ」を創造した。この一回かぎりのディナーは、バルセロナに特設されたロタンダ《円形建築物》で慎重に選ばれたたった十二人の客人を相手に開催されたのだった。客人にとっては、文字どおり一生に一度の体験だったと言えよう！　イベン

*28　順番を決める上で、開店年月は重要になる。《ウルトラヴァイオレット》は二〇一二年に、《サブリモーション》は二〇一四年にオープンした。現在、一連のシェフが自分こそ第一人者だと主張するが、実際にそうしたことを初めて行ったのは未来派の人々だ（第一三章を参照）。ところで、そのようなレストランは〝エンターテインメント〟の範疇に含まれるべきだろうか？　私はその意見に反対だ。というのも、エンターテインメントにはどこか軽蔑的な響きがあるからだ。

トのために最高のサウンドシステムが設置され、目を見張るような映像がゲストのまわりに投影されていた――あらゆるところに惜しみなく金がつぎこまれていた。実際、このイベントのためにどれだけの費用が掛かったのか、想像もつかない。たとえ、法外な代金を請求したとしても（実際には請求していない）、赤字を免れることは不可能だったに違いない。私が思うに、このイベントには世界の関心が集まったのだから、多くのブランドにとってはスポンサー料を支払うだけの価値があったのだろう。

テーブル・パフォーマンス

キッチンからデザートが出てくると同時に、あなたの横にチェロ奏者が座り、特別に作曲した音楽やコードを繰り返し演奏したら、あなたはどう感じるだろうか［注12］？　少なくとも唯一無二の体験であるに違いない。遠くさかのぼってみると、十六世紀の半ばには「ターフェル・ムジーク（直訳するならテーブル・ミュージック）」と呼ばれた音楽があり、饗宴などの特別な食事のために曲がつくられていた。現代も、作曲家やアーティスト、あるいは音響デザイナーがふたたび食事のための音楽づくりにチャレンジしている。昔と今の違いを挙げるなら、かつて音楽は特別な出来事のためにつくられたが、今は料理そのもののためにつくられるようになったことだろう。

特定の料理（あるいは食事全体）のために音楽や背景音をデザインするなら、各曲のつくりや長さは一般的な音楽とはまったく違うものにしなければならない。興味深いチャレンジと言える。実際のところ、食事（または料理）のために作曲された音楽は、流行曲よりもむしろテレビゲームのためにつくられる効果音と共通する部分が多い。繰り返しが多くて長い曲がいいのだが、食事客が一つのコースから次へ移るときにも途切れることなく曲調が変われば理想的だ。まさにそうしたものを、サウンドデザイナーのベン・ホージは自らの音響作品で実現しようとしている。たとえば二〇一二年に、マサチューセッツ州ケンブリッジの《ボンディール》レストランのために、ホージはシェフのジェイソン・ボンドと協力して一連のディナーを創作した。食事客がそれぞれ違う時間に到着しても同様に作用するように、一人ひとりの席に一つのスピーカーが置かれたので、結果として、アルゴリズム制御され、空間的に配置されたサウンドのチャネルが三十、必要になった。

テーブルで紡ぎ出される物語

二〇一二年の『ニューヨーク・タイムズ』紙には、こう書かれている。「現代における最高級レストラン——コペンハーゲンの《ノーマ》、シカゴの《アリニア》、スペインの《ムガリッツ》と《アルサック》——は、料理を抽象芸術や実験的ストーリーテリングとして売っている［注13］。そのすばらしい一例としてあげられるのが、《ザ・ファット・ダック》のコースを通じて物語られる「不思議の国のアリス」だろう。ルイス・キャロルの物語のページから「帽子屋のお茶会」が飛び出してくるのだ。改装を終え二〇一五年の後半にレストランが再オープンしたとき、ブルメンタールはメニューに物語を織り込む方法を知るために、映画『リトル・ダンサー』の脚本を書いたリー・ホールの協力を仰いだ。つまり、「メニューは物語になった。導入部があり、いくつかの章に分かれ、各章にはそこでどんな物語が繰り広げられるのかがわかるように見出しがある」。しかし、ブルメンタールはそこで終わる気はなかった。彼はメディアに対して、レストランの本質というものを再定義するつもりだと語り、物語の重要性をとくに強調した。「事実として、《ザ・ファット・ダック》は物語を語る。そのためにどんなアプローチをとるべきか、考えようと思った［注14］」。

マジックがダイニングテーブルで披露される機会も増えてきている。ブルメンタールはマジシャンと相談して、ホールスタッフが指をぱちんと鳴らすと燃え上がるシャーベットの実験をした。あるジャーナリストはこうコメントしている。「ブルメンタールは、マジシャンと共に、ホールスタッフが指を鳴らすと隠し細工のあるボウルの中の大麦シャーベットが燃え上がる仕掛けをつくった。シャーベットの外側は温かくなるが、内側は冷たいまま。シャーベットを炎が包むときにウイスキーと革の香りが立ちこめ、クリスマス時期のスコットランドの狩猟小屋のような雰囲気を醸し出す［注15］。信じられない話だが、うわさによるとそのボウルの制作には一つ千ポンドもかかったそうだ。

テーブル劇場

どうしていつもディナーとショーでなければならないのだろう？　両方を組み合わせて、ショーを見ながら食事したり、食事そのものをある種のショーにしたりすることはできないのだろうか？　コペンハーゲンの《マデレーンス・マルツェエザー》では、「自由形式の実験料理劇場」と呼ばれる食事イベントが催されている。あるジャーナリストはこう記している。「それは五感すべてを刺激する経験で、街で最も満足度の高いパフォーマンスだ。マルツェエザーは、その名の直訳が示すように、まさに〝フードシアター〟だ。［……］私たちは食べるという行為《アクト》を演技《アクト》に変えた。私は自分のことを食事客でもパフォーマーでも観客でもあるように感じ、レストランは同時にオペラ、アートギャラリー、そして精神科医のオフィスに変わった。奇妙な感覚だったが、おいしかった［注16］。

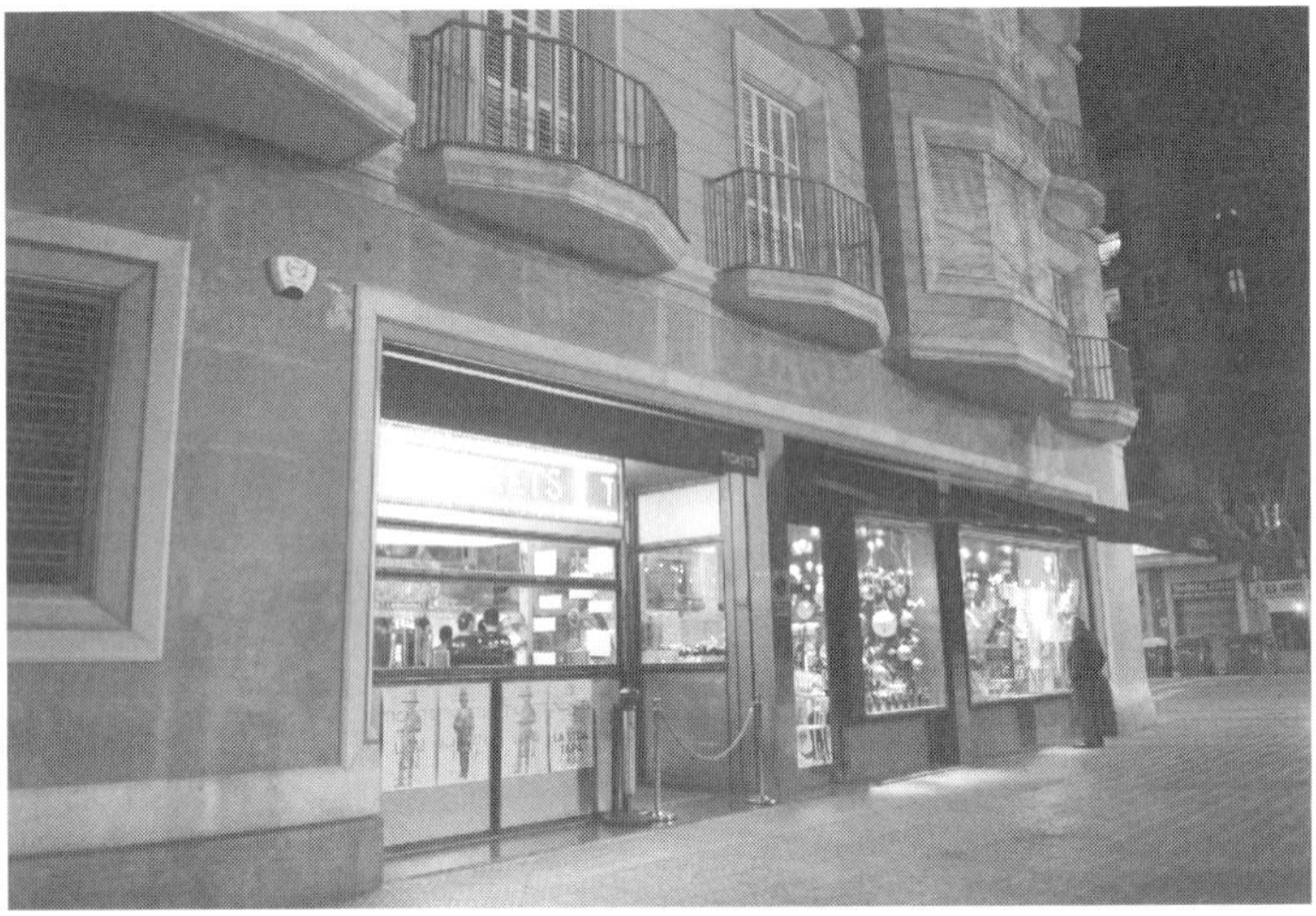

図11.3　バルセロナにある《ティケッツ》バーは、フェランとアルバートのアドリア兄弟がコラボした最新例。

図11・3の店の前を通りかかったとしよう。あなたはそれが何の店だと思うだろうか？　ある種の劇場のように見える？　じつはこの店、タパス・バーなのだ！　説明には、こうある。「店内の雰囲気は劇場とサーカスを想起させ、同時に刺激に満ちた映画『夢のチョコレート工場』を彷彿とさせる。何人ものシェフがあちこちで忙しく働き、ウェイターたちが劇場の案内係のように動き回り、寄せ芝居のような魅力や謎に包まれた一口サイズの料理が運ばれてくる」。

ショーとしてチケットを販売するレストランも出てきた。たとえばシカゴにあるアメリカ人シェフのグラント・アチャツのレストラン《ネクスト》だ。同店で食事をする人は、あらかじめウェブサイトでチケットを買っておけばいい。しかも、実際の劇場（あるいは航空券）と同じように、ピーク時以外のショーつまり食事には格安の座席券も用意されている。土曜日の晩のプライムタイムの席より、月曜日のランチタイムの席のほうが安い、といった具合だ。おもしろいコンセプトだと言える。まねをするレストランや食事イベントが数多く登場したのも不思議ではない。たとえば《ウルトラヴァイオレット》のウェブサイトは「今すぐ座席予約」することを促している。

これからの数年で、観劇体験と食体験の境界は、ますますあいまいになっていくだろう。たとえば、極めて革新的な劇団として知られるパンチドランク・シアター・カンパニーがシェイクスピアの『マクベス』をモチーフとしてニューヨークの廃倉庫で行った「スリープ・ノー・モア」は、私の記憶に鮮明に焼き付いている。ほかでは味わったことがないほど、深い観劇体験だった。パンチドランク・シアターのようなものをマルチセンソリーな食事と融合させればどうなるのだろう、と考えていたら、実際にパンチドランクの人々がレストランをオープンした。だが創業者のフェリックス・バレットによると、いざオープンしてみると、人々は食事をしている最中は「芝居を観る気になれない」という印象をもったそうだ。それに費用もかさんだ。だから今では、演劇の要素は縮小され、あまり形式張ったものではなくなっている［注17］。

私がたまたまコロンビア人女性と結婚しているからかもしれないが、《アンドレス・カルネ・デ・レス》は、唯一無二の存在だと思う。ボゴタの郊外にあるこのレストランでは、木のがらくたでいっぱいの混乱した雰囲気のなかに並べられたテーブルのあいだを、俳優やミュージシャンやマジシャンやそのほかのパフォーマーたちがでたらめに歩き回っている。申し訳ないが、そうとしか説明のしようがないのだ*29。あなたにもぜひ体験していただきたい。それもできれば夜に。夜になると、食事が出されたあと、テーブルが即興のダンスフロアに変わる。低予算だが、特別な経験を提供している。

低技術《ローテク》アプローチの一例として、《ジンジャーライン》の「チャンバーズ・オブ・フレーバー（フレーバーの小部屋）」体験を挙げることができる。このイベントでは、少数の食事客が四品あるいは五品からなるコースメニューを楽しむのだが、どの料理も異なった演出を凝らした部屋で食べる。企画したスーズ・マウントフォードは、こう語る。「ゲストは何が起こるかまったく知らないまま予約し、たくさんの独特な人々に出会いながら魔法の森から宇宙船、はたまた夕暮れの砂浜を旅して渡る。……我々はずっと、味蕾だけでなくすべての感覚を刺激するクリエイティブな空間としての食体験を創造したいと願ってきた［注18］」。

ダイニングルームにおけるショーイベントについて語るなら、一七八三年の二月にパリで行われた真の意味で壮観な食事イベントを無視するわけにはいかない。アレクサンドル・バルタザール・ローラン・グリモ・ドゥ・ラ・レニエール――徴税官の息子にして、ルイ一六世の大臣の甥——が、数百人の観衆がギャラリーから見守るなかで食事会を催したのである。もてなし《ホスピタリティ》をある種の見せ物に変えた、と言えるだろう。食事への招待状は、まるで葬儀の案内状のように仰々しいものだった。その様子は、次のように説明されている。

〈フリーメーソンの宴会のように——当時の人がそうたとえている——グリモの食事会には神秘的な儀式や半民主主義的な要素が多分に含まれていた。［……］エントランスホールを抜けたゲストたちは、たくさんの小部屋を通過したのちに暗い待合室に通され、そしてようやくダイニングルームという聖域に足を踏み入れることになる。まず、ある部屋でローマ風のローブに身を包んだ使者がゲストの招待状を確認し、次の部屋では、鎧を着て兜をかぶった〝奇妙で恐ろしい僧〟がゲストをさらに調査する。続けて、弁護士の衣装を着た男が二十二人のゲストを出迎え、ノートをとりながら彼らに尋問する。［……］入場の最終段階では、聖歌隊員姿の二人がゲストに香水を振りかけるのである。〉

この見せ物としての食事会は、現代の観点から見ても、極めて先進的であった。——それ

*29　二〇一六年、このレストランは正当にも南アメリカのトップ50レストランに選ばれた。http://www.theworlds50best.com/latinamerica/en/The-List/41-50/Andres-Carne-de-Res.htmlを参照。心配はいらない。コロンビアはテレビなどで報道されているよりずっと安全な国だ。

を二百五十年前にやってのけたのである！

食べ物を使ったパフォーマンスアート

この五十年を振り返ってみると、食べ物や料理や食事を採り入れたパフォーマンスアートの例を数多く見つけることができる。ここでもまた、「未来派の人々がアートと食を融合させ、新しいタイプのパフォーマンスアートに変えた［注19］」第一人者だと考えられる。しかし、最近になってこの分野で活躍する人々の数は急増している。たとえば、アメリカの実験的アーティスト、アリソン・ノウルズはロンドンのテート・モダン美術館を舞台に、三百人を相手にモーツァルトの曲をかけながらサラダをふるまった（図11・4を参照）。「メイク・ア・サラダ」と呼ばれるこの参加型イベントについて、アリソン・ノウルズはこう語る。「サラダは数百人の人々のために、ふたたびつくられることになるだろう。［……］イベントはバイオリンとチェロのデュオが奏でるモーツァルトで始まり、アーティストによるサラダづくりがそれに続き、最後は観客がサラダを食べる。モーツァルトはいつも同じなのに、サラダはそのたびに違うものになる［注20］」。

しかし、バーバラ・スミスの六品コースからなる「リチュアル・ミール《儀式食》」（一九六九年）

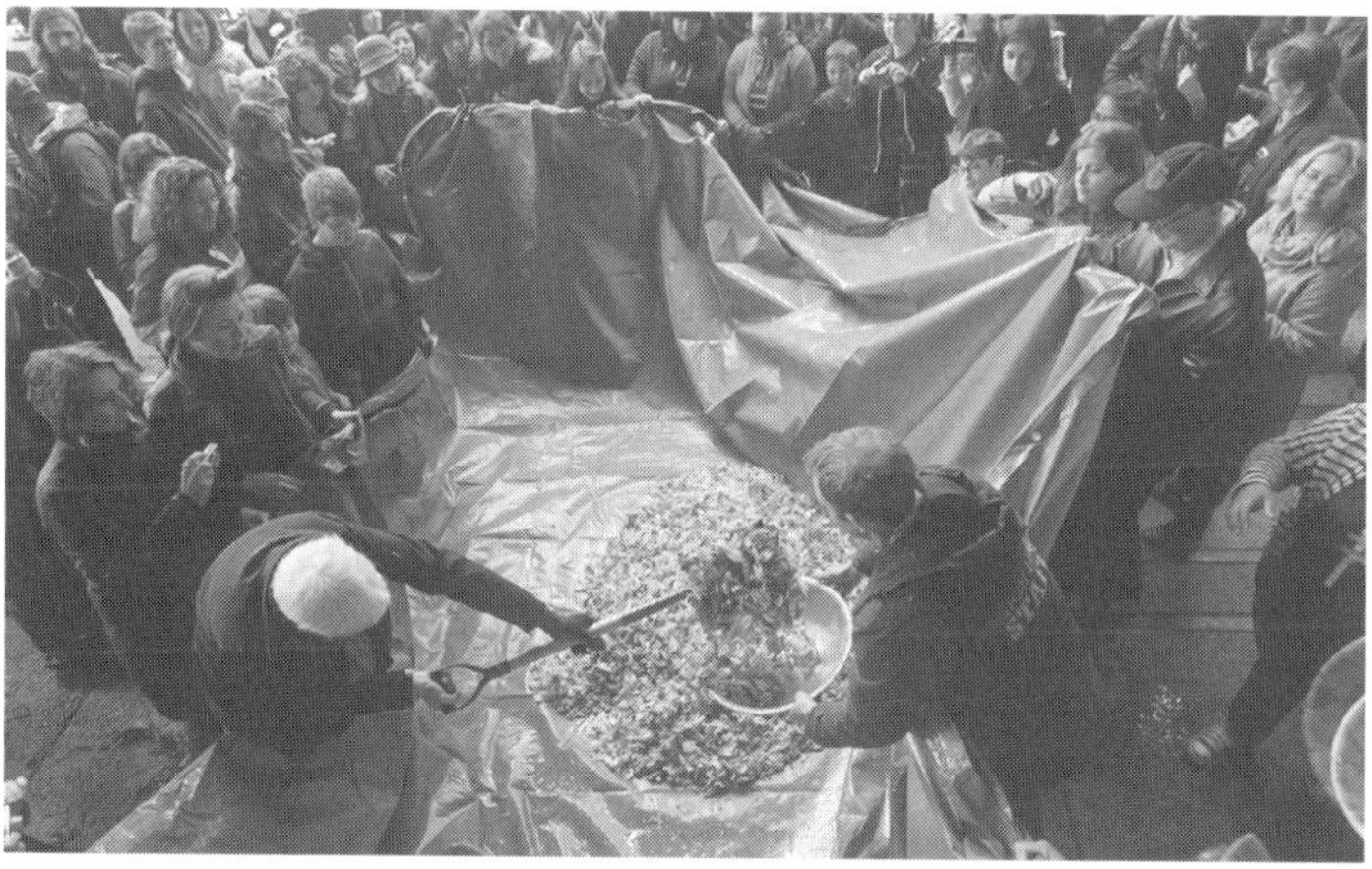

図11.4 「メイク・ア・サラダ」(1962年－)。アリソン・ノウルズが企画した一般参加型のパフォーマンスアート(通常は数百人が参加)。

に参加した十六人が直面した悲惨な体験に匹敵するイベントはほかにないだろう。このパフォーマンス・イベントが始まる前、招待客たちは誰かの家の外で一時間ずっと待たされる。メガホンから繰り返し「お待ちください、お待ちください」と聞こえてくるのだ。ようやく中に入った招待客は、大音響の心臓の鼓動音に包まれる。加えて、心臓の切開手術のビデオが壁と天井に映し出されている。えっ、もうやめてくれ？　いや、次に何が起こったか、ぜひ聞いていただきたい。

〈八人の給仕（手術用の衣服を着てマスクをつけた四人の男性と、マスクと黒のタイツとレオタードを身につけた四人の女性）が客人をテーブルに案内した。その家に入る前に、客人たちは手術着を身につけるように指示されていた。［……］席に着いた客人には、それまで見たこともないような料理が出される。手術という〝テーマ〟に合わせて、食器にも手術道具が使われていた。肉を切るのはメス。試験管に入ったワインは血や尿のように見える。この緊迫した雰囲気のなかでは、ありきたりな食品が特異な連想を呼び起こすのだが、スミスは食べ物の調理や盛り付けを通じて、この連想をより強いものにする。フルーツのピューレは血漿ボトルに入っている。ディナーには、臓器に見える小さなピーマンに詰めたカッテージチーズに加え、テーブルで調理される卵や鶏レバーなどの生食材も含まれている。食べ物そのものの味はいいのだが、客人にとって食事体験は非常に不快なものだった。ワインの入った試験管を置くこともできなかったし、ときには手で食べることも強いられた［注21］〉

このパフォーマンスに参加したある人物の手元のクローズアップ画像（図11・5）を見れば、その食事がどんな様子だったか、ある程度の想像がつくだろう。

食べ物はアートなのだろうか？　基本的に、その答えは間違いなく「ノー」だ。食べ物はアートとは違うと言える主な理由は、哲学者ヴィトゲンシュタインの言葉を借りるなら、観察者つまり食事客が「中立」でないことが挙げられる。それなのに、アートの世界からアイデアを得るシェフが増えてきている。なかには自分のことを「アーティスト」だと言うシェ

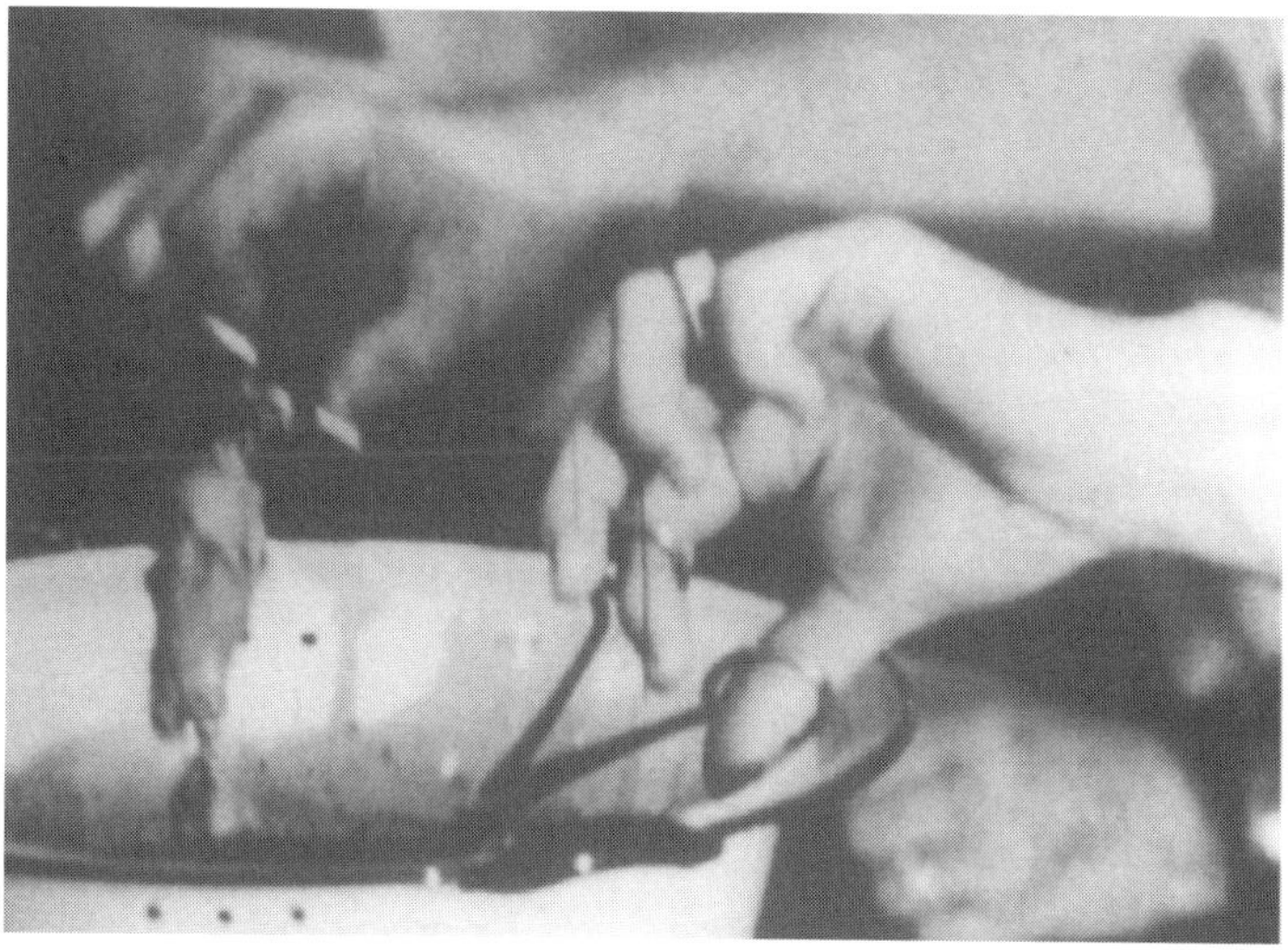

図11.5　バーバラ・スミスの「リチュアル・ミール」(1969年)。まだ食欲がある?

フもいるほどだ。私たちはそのうち味という側面を度外視した芸術的な料理に遭遇するのかもしれない。実際に、そのような動きはすでに始まっている! たとえば、サン・セバスティアンの《ムガリッツ》の最新メニューの一つ(でもほんとうに一つだけ)に、シェフが客たちにはまず楽しめないことがわかっているのに出している料理(地元名物の干し魚)がある。人々がインターネット上でネガティブなコメントをしているにもかかわらず、その料理がメニューから姿を消さないのは、それが同レストランで提供される食事の物語において重要な役割を果たしているからだ。シェフのアンドニは、自らの著書のなかでこう説明している。「《ムガリッツ》の発展において、明らかに〝おいしくない〟のに、力強く感情に訴えかける何かを出しているのだと、私たち自身が気づいた重要な瞬間があった。たとえば〝ローストおよび生の野菜、野生のおよび栽培された新芽と葉〟という料理は、ある特殊な意識状態で食べられることになる。［……］野菜は耐えがたいほど苦く、別の場所で出せば、まずいとレッテルを貼られてもおかしくはないほどで、ちょっとした不快感を生み出す条件を、間違いなく満たしている」。

私の推測では、今後トップシェフをアーティストとみなす傾向はますます一般的になっていくだろう。そして近い将来、どうして昔はシェフをアーティストとみなさなかったのだろうと不思議に思う日がやってくるに違いない！

食体験の未来

現在私たちが親しんでいるレストランというものは、十七世紀の後半から十八世紀の初期という比較的近い過去に誕生したものなのだ。そろそろ、アップデートが必要な時期ではないだろうか？　さほど過激でない考え方をすると、さまざまな種類のレストランの分布（および価格）が変わるものと予想できる。このあたりのことを分析した研究者は、〝特別なごちそう〟――つまり、食事が特別なイベントとして行われる機会――と〝アミューズメント・レストラン〞、そして〝コンビニエンス・レストラン〞の三つのタイプのレストランを区別している［注22］。マルチセンソリーな食体験が増えるということは、最初の二タイプ（特別なごちそうとアミューズメント・レストラン）の比率が大きくなることを意味している。

それがいいことか悪いことかは、あなたの考え方次第だ。

最近では、ロンドンにおけるヘストン・ブルメンタールのディナーが示すように、〝イーターテインメント《食エンターテインメント》〞から〝エデュテインメント《教養エンターテインメント》〞へ移行する動きも見られるようになった。ヘストンのレストランでは、各料理とイギリスの食の歴史との関連が物語られる。ジョゼフ・ユーセフも、《キッチン・セオリー》の「メキシコ」コンセプトで同じようなことを行っている。たとえば「鹿肉ダンス」という料理では、食事の前にメキシコの国立バレエ団によるダンス映像が映し出される。同じコンセプトメニューに含まれる「オアハカの思い出」には、背景の理解に役立つビデオが用意されている。

最後に、テーマレストランが直面する大きな問題を強調しておくべきだろう。テーマレストランの場合、二回目に訪れる食事客は何が自分を待ち受けているのか知っているのだから、〝体験〞を売りにするのなら、つねに中身をリフレッシュする必要がある。この点について、ニューヨークでレストラン経営者として成功しているダニー・マイヤーはこう指摘する。「ショーマンシップは油断のならない試みだ［……なぜなら］演出が凝ったものになればなるほど、別の機会にまた見たいとは思わなくなるからだ〔注23〕。しかし、その逆の側面もある（第九章を参照）――そこに行けば何が食べられるかはっきりとわかるのは、安心を呼び起こすことでもあるのだ。

第十二章　デジタルダイニング

あなたが口にするカクテルや料理を、じつはロボットがつくっているのだとしたら、それでもおいしいと思えるだろうか？　ロボットのシェフに料理の味付けを任せられる？　ほんとうに？　では、もしホールスタッフがロボットだとしたら？　えっ、それではまるでSF小説だって？　いや、数こそまだ少ないが、そのような店はすでに出現しているのだ。好きか嫌いかは別にして、デジタル技術と日常的な飲食体験の結びつきは、日増しに強くなりつつある。キッチンやバーに直接注文を送信するデジタルメニューはすでに存在しているし、《ピザハット》にいたっては〝潜在意識メニュー〟を試験運用したほどだ。潜在意識メニューは、何も話さなくてもあなたの意識を読み取り、あなたが食べたいと思っているピザのトッピングを三種類選ぶことができると言われている。そのメニューは、トッピング・オプションを表示するディスプレイを眺めているときのあなたの目の動きを追跡するのだ。でも心配はいらない。もしあなたの潜在意識にもとづいて選ばれたトッピングが気に入らなければ、

「リスタート」ボタンを眺めるだけで、また最初から選び直すこともできるのだから！　とはいえ、この試みはどちらかというとマーケティングギャグと呼べるもので、店舗の未来を真剣に見据えたものではないと言える。おそらく近い将来には、デジタルツールがマルチセンソリーな飲食体験に欠かせないものになっていると考えられる。最初にそのようなものが導入されるのは、世界最高峰のモダニスト・レストランと見て間違いないだろうが、短い期間でレストランチェーンや家庭に普及していくはずだ[*30]。加えて、グローバルに展開する飲食料品ブランドの多くも、デジタル化の推進に力を入れている。近未来の〝デジタルダイニング〟がどのようなものになっているかを見ていこう。

3Dフードプリンター？

新聞を読んでいれば、将来3Dフードプリンターが自宅のキッチンに欠かせない道具になっていると思えるだろう。フーディニ（Foodini）やボクシーニ（Bocusini）、あるいは3Dシステムのシェフジェット・プロ3D（ChefJet Pro 3D）などといった言葉をまだ聞いたことがないなら、あなたはおそらく〝最先端の〟料理人ではないと言える。現在すでに、数多くのシェフたちが、3Dプリンターで誰も見たことのないような料理をつくって食事客を驚か

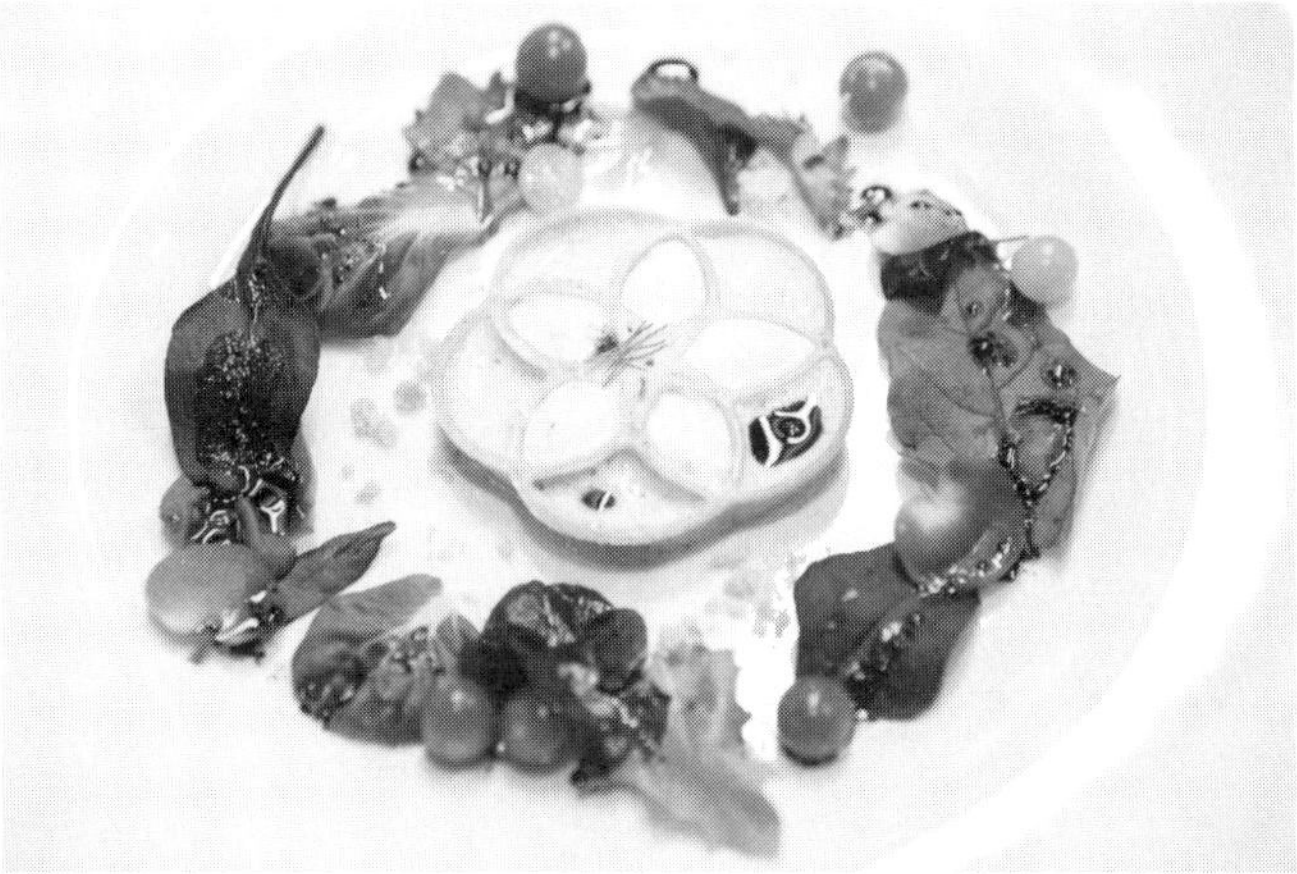

図12.1　「シーザーのフラワー・オブ・ライフ」。味付けしたパンを材料に、神聖幾何学図形として知られるフラワー・オブ・ライフを3Dフードプリンターで印刷し、そのまわりを選りすぐりの花や野菜で囲んでいる。バラエティに富む8品目ディナーは、バイフロー社のフォーカス3Dプリンターで3Dプリントされたもの。新鮮な天然素材が使われ、分子ガストロノミーの世界で開発された革新的なマルチセンソリー技術が応用されている。

せているのだから（3Dフードプリンティングのすばらしい例として、図12・1を参照）。では、将来3Dフードプリンターは電子レンジのように広く普及するのだろうか？　メーカーは当然そうなることを目指しているが、私にはそのような未来は想像できない。誤解のないよう念のために言っておくが、私は3Dフードプリンターが役立たずだと思っているのではない。ただ、普及するのは高級なモダニスト・レストランどまりで、一般家庭のキッチンには広まらないと予想しているのである［注1］。

3Dフードプリンターの可能性にほれ込んでいるシェフの一人として、パコ・ペレスを挙げることができる。ペレスは、

*30　未来のダイニングルームがどうなっているか想像した初期の例として、バスター・キートンの短編コメディー映画『電気屋敷』（一九二二年）を挙げることができる。

バルセロナのホテル・アーツにあるレストラン《ラ・エノテカ》で3Dフードプリンターを使って、ほかの場所にはない形の食べ物（たとえば有名な建築物を模した複雑な形）をつくっている。最近、バリスタがすばらしいラテ・アート（有名人の肖像画など）をつくるときの補助をするインクジェットプリンターが発売されたが、これも興味深い。また、数年前に若くして他界したホーマロ・カントゥも、シカゴの《モト》で食べ物をプリントしていたことで知られている。創意に富むカントゥは、普通のプリンターを改造して料理に利用していた。二〇一三年の五月、NASAが彼と六カ月におよぶ第I相試験に参加する契約を結んだ。常温保存が可能な主要栄養素、微量栄養素、フレーバーを組み合わせ、長期宇宙ミッションのための食料をつくるプリンティング技術を開発するのが、その目的だった。カントゥがマスコミにその話を、とくに宇宙空間でピザを3Dプリントする未来像を話したことで、大きな関心を呼んだ。それが記事になって公表されたとき、NASAは激怒した。試験に携わる者の多くが、長期宇宙旅行に最適な食物供給方法を開発するという真剣な学問が、マスコミの記事によっておとしめられたと感じたのである。カントゥのプロジェクトへの出資は、次のステージに進むことなく打ち切られてしまった。

現在のところ、市販されているフードプリンターはまだ高額――一台千ドル前後――なので、一般家庭に普及するにいたっていない。ほかの技術がそうであるように、そのうち価格は下がってくるだろうが、たとえただ同然になったとしても、そんなものを自宅のキッチンに置こうとする人がいるとは、私には思えない。えっ、この点に関してはどうしてそんなに頭が硬いのかって？　では逆に尋ねるが、完璧な形をした少量の食べ物をプリントするまでにどれだけの時間がかかるか、あなたはご存じだろうか？　友人をユニークな形のパスタを使ったディナーに招待するつもりなら、数日前から準備を始めなければならない。それでも3Dフードプリンターが欲しい？　それなら、真新しいピカピカのキッチン用品を使ったあと、誰がチューブを洗うことになるのか、よく考えてみよう。それに、電気代が上がる覚悟もしておかなければならない。そうしたことを検討してから、もう一度考えてみよう。3Dフードプリンターは手に入れる価値があるだろうか？

説明のつかない何らかの理由で3Dフードプリンターがヒット商品になったとしても、二年か三年のブームが過ぎれば忘れ去られてキッチンの片隅でほこりをかぶっているに違いない。家庭用のパン焼き器やフードプロセッサーといった、ここ数十年で流行したキッチン機器の多くと同じ運命をたどることになるだろう[*31]。

では、3Dプリントされた料理を食べる未来がやってくるのはまだまだ先になるのだとしたら、どのようなデジタル技術が私たちの飲食体験に真っ先に影響を与えるだろうか？　そ

*31　この意味では、数十年ほど待てば、それらはまた流行する可能性が高い。参照：K. Mansey, 'Gadgets of the 1970s get their fizz back', *The Sunday Times*, 15 December 2013, p. 23.

の候補の一つには、読者の多くがすでに遭遇したことがあるだろう。デジタルメニューだ。

デジタルメニューで注文？

デジタルメニューを採用する高級なバーやレストランが増えてきているが、あなたはデジタルメニューを使って注文するのが好きだろうか？　私は好きではない。しかし、少なくとも理屈として、デジタルメニューを使うことには意味がある。頑固に注文を書きとめようとしなかったホールスタッフが注文の一部を忘れる恐れはなくなるし、ワインの製造年などの変化をリアルタイムでメニューに反映させることもできる。それに、レストランの経営者やバーのオーナーは期間限定の料理や飲み物をメニューに載せやすくなる。日替わり料理などをチョークで黒板に書く作業ともおさらばだ。

それなのに私は、デジタルメニューではどうも気分が出ない、と思ってしまう。スタッフとの会話も、レストランやバーへ行く理由の一つだからだ。現在、もっとも成功しているレストラン経営者の一人として知られるダニー・マイヤーが言うことは、非常に的を射ている。「ハイテク技術の普及にもかかわらず、レストランはこれからも人間的な触れ合いに満ちた、人相手の商売でありつづけるだろう。握手、笑顔、目を見つめて行われるほんとうの歓迎に置き換わるものはない。だからこそ、もてなし《ホスピタリティー》は——機械《ウィジェット》とは違って——工場のラインで製造可能ではないのである［注2］。

レストランやバーのオーナーが意識を取り戻し、デジタルメニューを廃止しはじめていることをうれしく思っている。私に言わせると、まだ手遅れではない。デジタルメニューが有益なのは、客のすべてができるだけ短時間で効率的な取引を望んでいるような店——たとえば空港でとりあえず何か食べたいとき——くらいだろう[*32]。

デジタルメニューのほとんどが抱えるもう一つの問題は、それらが印刷されたメニューとほとんど同じにしか見えないということだ。どうしてそうなのだろう？　デジタル化することで、まったく違う見せ方ができるはずではないか。もし、モダニストのシェフがデジタルメニューを手渡してきたら、それは紙のメニューとは別物だと予想することができる。その好例は、ロンドンのアジアン・フュージョンレストランの《イナモ》だろう。そこでは、テーブルに映し出される映像に触れることで料理を注文できるだけではなく、注文する前にそれらがどんな見た目をしているのか、確認することもできる[*33]。ほかには、食材の出どころ

*32　興味深いことに、日本ではそのような人間味のないサービスが頻繁に行われている。日本でレストランや麺料理屋に入ると、多くのケースであなたはメニューの写真で注文を決め、誰かがその料理をもってくるのを待つことになる。

*33　これもまた、日本の影響だと言える。日本のレストランの多くでは、非常に精巧にできた料理のプラスチックモデルが店頭に飾られているので、料理がどんな姿をしているのかがわかる。私も、オフィスのファイルキャビネットにスシの形をしたマグネットを飾っている。

に対する関心が高まりつつある昨今、材料の歴史や生産地などの情報を表示することも可能だと考えられる。

デジタルメニューを利用することで、より好みに合った料理が選べるようにもなる。たとえば、ストックホルムの《マザー》では、メニューがテーブルに直接映し出されるのに加えて、食事客に食べ物に関するいくつかの質問が示される。その回答にもとづいて、各自に気に入るであろうお勧め料理がいくつか表示されるのだ（この《マザー》のシステムに欠けているのは、前回訪問したときの詳細を記録する仕組みくらいだ）。

デジタル技術を使ったインタラクティブメニューのおもしろい試みとして、ベビーフードなどのメーカーとして知られるエラズ・キッチンが二〇一四年にオープンしたレストラン《ザ・ウィーニー・ウィーニング》を挙げることができる。これは世界初の「赤ん坊のためのセンソリーレストラン」で、宣伝文句によると、幼い時期から健康な食生活への志向を育てる目的でつくられた。ある記事には、こう紹介されている。「インタラクティブなテーブルの前に置かれたベビーチェアに幼児たちが座り、自分専用のデジタルメニューから主食とデザートを選んで注文する。［……］三十秒のあいだにどの食べ物のアイコンを何回押したかをデジタルメニューが記録し、スタッフがその食べ物を子どもたちに届けるのである［注3］」。次の世代の人々はデジタルメニューを介した食べ物の注文に慣れているに違いない。

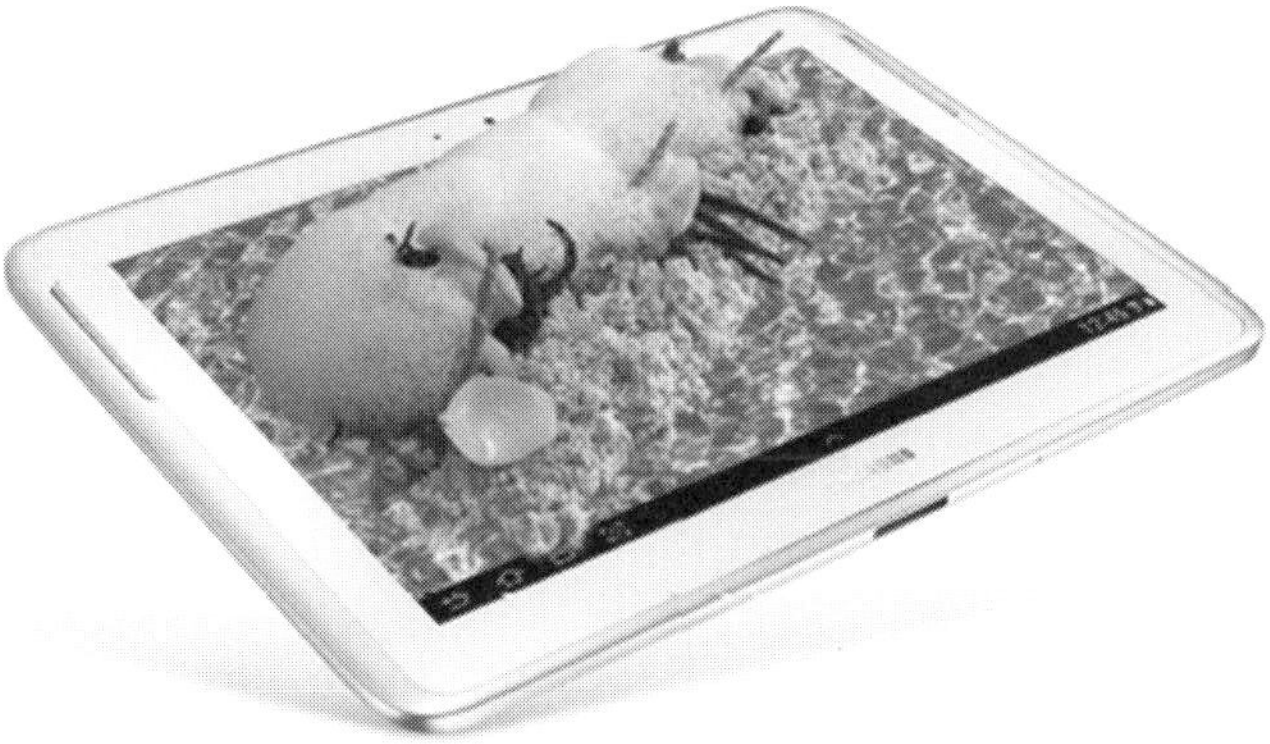

図12.2　最高級レストランが丸い皿の代わりにタブレットに料理を載せはじめるまで、あとどれぐらいかかるだろうか？ スペイン有数のシェフ、エレナ・アルサックはこう語る。「サン・セバスティアンの《アルサック》は、料理の一部をタブレットに載せて出している。たとえば、火のついたグリルの画像の上にエビとパチョリを添えた焼きレモンを載せて、炭がはぜる音を流したり。[……] 試しに、料理をタブレットありとなしの両パターンで出したところ、食事客たちは一様に、タブレットの映像と音が料理のフレーバーを強まらせて、よりおいしいものにした、と報告した。だから、食事をよりすばらしいものにするために、私たちは新技術をどんどん利用したいと考えている［注5］」。

タブレットの味

スイスのレストランでシェフを務めるアンドレアス・カミナダは、コース料理の一つを白い丸皿の画像を映したタブレットに盛り付ける。デジタルプレーティング《盛り付け》に対する皮肉とみなせるだろう。

数年前、私たちはタブレットに魚介類を盛り付ける方法を模索していた［注4］（図12・2）。食事客が手で触れられると勘違いするほど本物らしく、日光のきらめく波と砂浜を映し出す――それが目的だった！ 海岸の景色と波の音を組み合わせることで、魚介類はもっとおいしくなるはずだ。タブレットに料理を載せることで、クリエイティブなシェフはより自由に料理に関するストーリーを語れるようになるに違いない。今のところ、最先端のレストランでしか行われていないが、将来的にはタブレットを食事に応用するのが一般的になると想像できる。

読者のなかには、ぞっとした人もいるはずだ。どうして皿代わりにするためだけに高い代金を払ってタブレット端末を買わなければならないのだ、と。あなたも心の中でつぶやいたかもしれない。昔ながらの白い丸皿を使うことの、何がいけないのか？　勘違いしないでいただきたいが、どんな料理にもタブレットが理想的な容器だと言いたいのではない。私も、大きくてジューシーなステーキをタブレットに載せて食べるのが楽しいとは思えない。今のように木の皿に載せるのが最適だろう。一方、カナッペなどのフィンガーフードは、タブレットに向いていると考えられる。

食器（タブレットスクリーンのこと）と料理の色のコントラストを完璧に調節するためにも、タブレットは理想的だと予想できる（第三章を参照）。しかし結局のところ、モダニスト・レストランでの食体験が、スクリーンに映し出される何かによって大きく変わってはじめて、タブレットから食事することが一般にも広がりはじめると、私は考えている。タブレットを買うのは高くつきすぎると考えている人のために指摘しておくと、世界最高峰のレストランのいくつかでは、一つの料理の一人前が千ポンドを超えることもあるのだ。それに比べれば、タブレットを皿代わりに使うのは安いものだと言えるだろう。

火星でチーズケーキはいかが？

ヴァーチャル・リアリティー《仮想現実》と食べ物を組み合わせる試みとして、プロジェクト・ナリッシュドの発起人たちは「火星で食べるチーズケーキ」を提案している。プロジェクト・ナリッシュドを推進するロサンゼルスのコキリ・ラボは、分子ガストロノミーとヴァーチャル・リアリティーを融合させ、ユーザーに「摂取するカロリーやほかの健康問題のことを考えずにすばらしい食事を体験して」もらおうとしている。彼らのスローガンは「火星でチーズケーキを食べたい？」。この問いに誰が「ノー」と答えられるだろう？ 少なくとも、誰もが好奇心をくすぐられるはずだ。これまで見てきたように、私たちの飲食体験には雰囲気や環境や文脈が大きく影響するのであるから、仮想現実を映し出すヘッドセットを装着して食べるチーズケーキは、強烈な体験になるに違いない。しかも、仮想空間では火星の砂ぼこりが目に入ることもないのだ！ もう少し先の未来にまで思いを馳せてみると、最新の拡張現実（AR）や仮想現実（VR）技術を使って、あるものを見ながらそれとは違うものを食べる日がやってくるとも考えられる。興味深いことだ。

コキリ・ラボの人々がその方法を確立すれば、次のような未来が予想できる。「プロジェクト・ナリッシュドの仕組みはこうだ。あなたはVRヘッドセットを装着し、［……］今のところアルミホイルに包まれた二つの端子をもつ木のフォークのように見える〝フードセンサー〟を持ち上げる。そして3Dプリンターで形づくったハイドロコロイド――乳化した粘り気のある低カロリーなやわらかい物体――を食べることになるのだが、その物体には〝偽食材としての物質的特徴〟をもたせてある。加えてモーションセンサー、アロマ噴射、骨伝導変換器を応用することで［……］あなたはカロリーや炭水化物やアレルギー物質などを心配せずにおいしいものを体験することができる［注6］。これでもまだ、あなたは試してみたいと思わないだろうか！

拡張現実ダイニング

拡張現実（AR）は現実の世界に人工的な視覚刺激を重ね合わせる技術である。一例を挙げると、岡嶋克典を中心とした日本の研究チームが用いるARシステムは、食べ物や飲み物の見た目をリアルタイムで変化させることができる。たとえばこんな感じだ。まず、市販されているヘッドセットを装着する。目の前には注文したスシが見える。ところが、皿の上に手をかざすと、スシのネタがマグロからサーモンに変わるのだ。もう一度手をかざすと、今度はウナギになる。それだけではない。ウナギに見えるスシを手に取り、一口かじってみても、見た目はウナギのままなのである。

この技術は、どうしても食べたいけれど不健康な食べ物を眺めながら、実際には健康的なものを食べる、ということに応用できると考えられる。さらに将来、魚が絶滅して遠い過去の記憶になったとしても（悲観的で申し訳ない）、人々がヴァーチャルなスシを食べている姿を、私は想像できる。

しかし、ダイニングテーブルにヘッドセットがあるのが当たり前の時代になるのは、たとえもっとも先進的なレストランでも、まだまだ先のことだろうと考えている。その理由は高い費用だけでなく、ヘッドセットの使用により食事における社会的な側面が損なわれることにある。

「サウンド・オブ・ザ・シー（海の音）」を聞いたことがある？

現在のところ、ダイニングテーブルでもっともよく利用されているデジタル技術は視覚にまつわるものではなく、個人向けの音と関連している。ここで言う〝音〟とは、食事客が特定の料理を楽しんでいるときに耳にする環境音や音楽作品のことだ。私たちのクロスモーダル・リサーチ・ラボラトリーでソニックチップを試して以来、ヘストン・ブルメンタールが聴覚の大切さに興味をもちはじめたことは、すでに紹介した。そこでブルメンタールは、有能なスタッフたちと協力して、音をテーブルにもたらすためのさまざまなデジタル技術を試してみた。「ソニックカトラリー」というものを考案し、〝非公表の〟最初の反復試験として常連客を相手に試してみたのだが、その日働いていたホールスタッフが知らないうちに、あるジャーナリストが客に混ざっていた。自分に出されていない料理がほかの客に出されていることに気づいたジャーナリストは、ホールスタッフを呼び、説明を求めた。そこで、彼にもソニックヘッドホンを試してもらうことになった。それでどうなったかというと……数日後、『サンデー・タイムズ』紙にその記者が書いた記事が載り、二十一世紀のハイテク時代に生まれた最新鋭の食器の存在が世間に〝ばらされた〟のである［注7］。

常連客のなかには、高いお金を出して整えたヘアスタイルがヘッドホンで台無しになってしまった者もいて、その実験の評判はあまりよくなかった。それから数年が過ぎた。幸運にも《ザ・ファット・ダック》で席を予約できた人々を何が待ち構えているのだろう？　コース料理の一品として、ホールスタッフが魚介料理――タピオカと泡に混ぜたパン粉でつくった〝ビーチ〟に並ぶ刺身――を片手にテーブルにやってくる。もう一方の手には、イヤホンがついた貝殻の形のMP3プレーヤー（図12・3）をもって。それを客に渡して、耳にさすように促す。言われたとおりにイヤホンを耳にさすと、海の音が聞こえてくるのだ。波が浜に押し

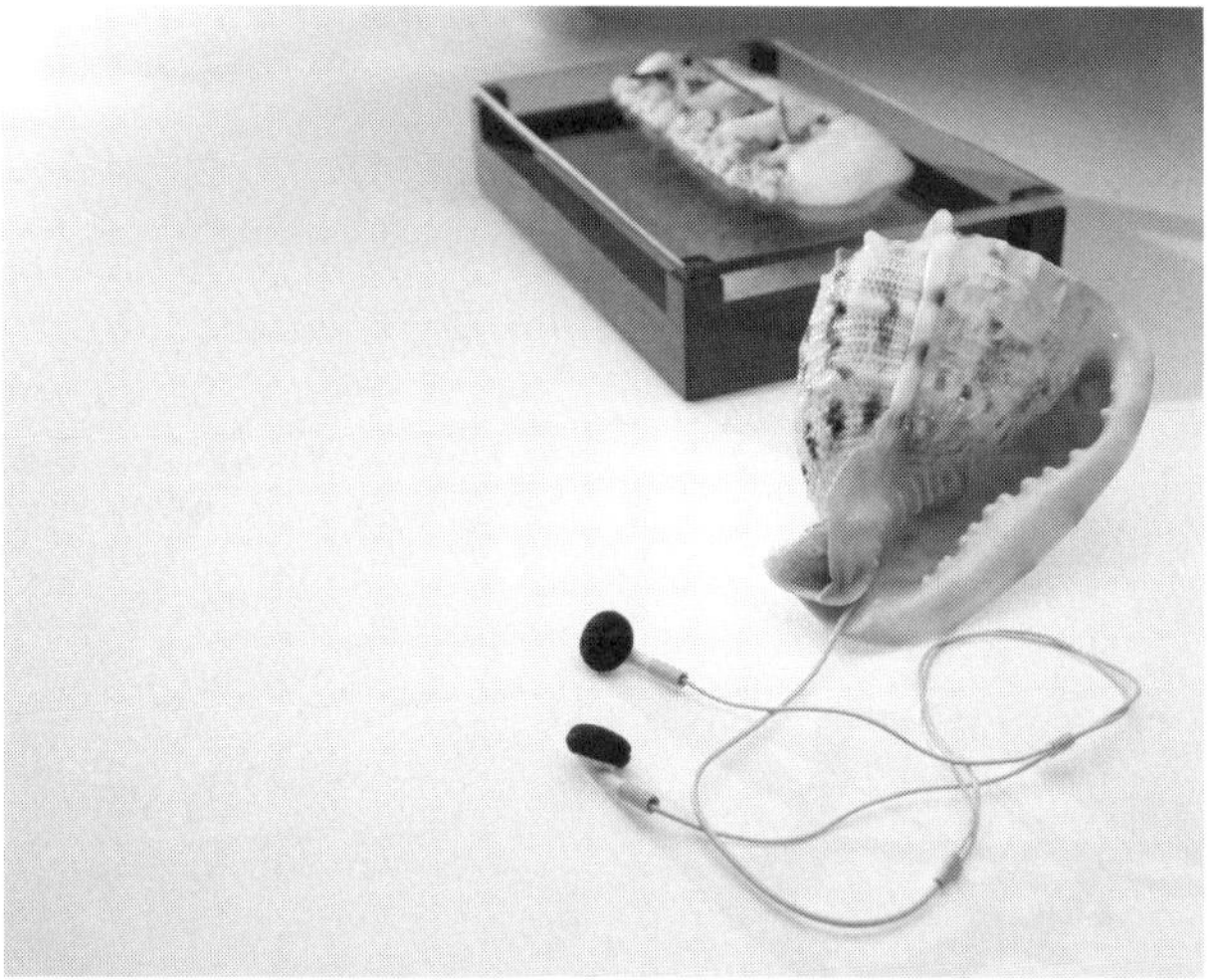

図12.3　シーフード料理「サウンド・オブ・ザ・シー」（長年にわたって、ヘストン・ブルメンタールの《ザ・ファット・ダック》を代表する料理だった）は、マルチセンソリーな食体験を向上するためにデジタル技術をどう利用すべきかを示すすばらしい手本だった。オックスフォードでブルメンタールを交えて行った研究で、人々は海岸に打ち寄せる波の音と空を飛ぶカモメの声を聞きながら食べるほうが、レストランの食器のぶつかる音や——これはほんとうに驚き——モダンジャズを聞きながら食べるよりも、シーフードをはるかにおいしく感じる（よりしょっぱく感じるわけではない）ことが明らかになった。

寄せ、カモメが空を飛んでいる[*34]。なかには、音と料理のコンビネーションのあまりの力強さに感動して、涙を流す人もいる。

この「サウンド・オブ・ザ・シー」と名付けられた料理は、最初にブレーでメニューに載ったが、その後数多くのシェフ（数人のバリスタも含む[*35]）が、自分たちの料理にも専用のデジタルサウンドを応用するようになった。たとえば、スペインのジローナでは、《アル・サリエー・ダ・カン・ロカ》がスペイ

*34　《ザ・ファット・ダック》のスタッフによると、この料理はすでに八年間メニューに載っているが、イヤホンを使うのを拒んだのは一人（フランス人シェフ）だけだったそうだ。海の音ぐらいわざわざ聞かなくても知っている、と言ったらしい。

*35　トップバリスタとして知られるラスムス・ヘルゲボスタードは、二〇一一年のノルウェーバリスタ選手権の出品作品の一つとして、音響効果を加えたコーヒードリンクを創作した。

ン版ヌーベルキュイジーヌの「ヌエバ・コシナ」運動の一環として、MP3プレーヤーおよびスピーカーとセットになったデザートをつくった。この例では、食事客は二〇一二年にベルナベウ・スタジアムで行われた伝説の一戦でリオネル・メッシがレアル・マドリードのディフェンス陣をドリブルでかいくぐり、FCバルセロナに勝利をもたらすゴールを決める瞬間のコメンテーターの言葉を聞きながら、デザートを食べることになる。すばらしいアイデアではないか！　感動と物語の両方がふんだんに含まれているので、あなたが敗れたレアル・マドリードのファンでないかぎり、デザートをいつもよりおいしく感じるに違いない（あなたがサッカーファンなら、その効果はより高くなるだろう）。その一方で、ブリストルの《カサミア》では、ミシュラン星付きのシェフたちがときどき、MP3プレーヤーの入ったピクニック・バスケットで客たちをもてなしている。バスケットを開けると、イギリスの夏の音が流れ出す仕組みだ。

びっくりスプーン

デジタル技術を使って、人々の口の中で音を鳴らすことにも関心が高まっている。特定の食体験に特化した音楽や環境音をつくることに、シェフやミュージシャン、あるいは料理アーティストが興味をもちはじめているのだ。一例として、ボンパス&パーのベークドビーンズ用スプーンを見てみよう。五七ポンドで売られている限定品のこのスプーンには内部にMP3プレーヤーが仕込まれていて、口に入れたときにだけ音が鳴り、音波が歯から顎の骨を伝わって内耳にまで届く。このスプーンは、四つの味と音の組み合わせに対応している。チェダーチーズとエドワード・エルガーの活気ある曲、辛いチリとラテンのサンバ、バーベキュー味のベークドビーンズにはブルース曲、カレー味のベークドビーンズにはインドのシタール音楽だ! スプーンを使って食べている者には音楽が聞こえるが、その横に座る人には何も聞こえない。音楽と味の組み合わせは適しているか、そのスプーンを使えばほんとうにベークドビーンズの味がよりよく感じられるのか、という点は今後の調査に期待したい。

オランダでは、ピアニストのカーリン・ファン・デル・フェーンが「デ・ムジークボンボン」というデジタルボンボンを考案した。そのアイデアは少し奇妙ではあるが、いたってシンプルだ。ワイヤーがつながったチョコレートボンボンを口に入れ、中に含まれる圧電式のストリップ(電気が流れると振動する)を歯で挟むと、ピアノの音が顎の骨を伝って内耳に聞こえてくるのである[*36]。非常に独特で楽しい体験だが、私にはこれらがすぐに一般に浸透するとは思えない。苦労に見合うほど、食体験の楽しさが増すかどうかも定かではない。例

*36 骨伝導音には低音域の音をより強く伝える特徴がある。

外は、初めて体験するときぐらいだろう。それに、これらもまた社会的だとは言い難い。歯で〝音楽を噛みしめる〟とき、会話なんてできないのだ！　しかし、食べることに集中するため、体験がより強くなり、自分の消費活動に対する意識が高まるとも考えることができる。これは利点と呼べるだろう。

デジタルフレーバー

日本の研究者たちは、ARヘッドセットで見ているものに合った食べ物の香りを供給する仕組みの開発に取り組んでいる。しかしながら、一目見るだけで（図12・4）、私たちがいつごろからモダニスト・レストランやガジェットストアでその美しい装置にお目にかかれるようになるかがわかる。そんな日は決して来ない[*37]！　食べ物（この例では食べ物のアロマ）とデジタル・インターフェースの融合をもくろんだこの技術は――ほかの多くの技術がそうであるように――デザインの美しさをまったく考慮に入れていない。これは大きな間違いだ[*38]！

食べ物の香りを届けるデジタル技術としては、おそらくセンティー（Scentee）のようなプラグインが主流になっていくだろう。センティーは実際にアメリカで、ただしあくまでマーケティング目的ですでに利用されている。オスカー・マイヤー社のベーコンの香りを放つ

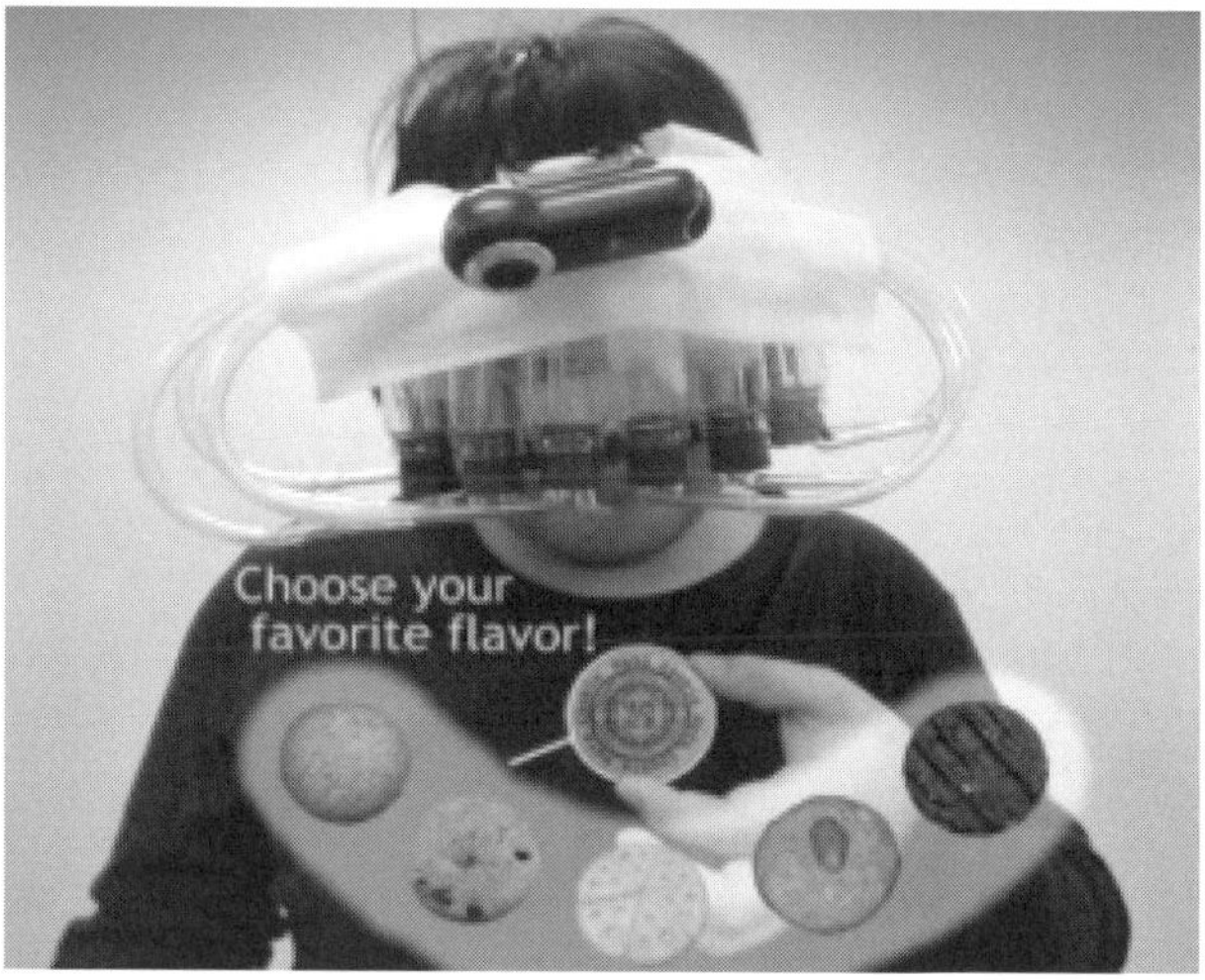

図12.4　うーん、おいしい！ どうやら、人とコンピュータの相互作用を研究する人々は、技術と食べ物を使って何ができるかということばかりを考えて、それらが実世界でほんとうに使えるものかどうか、望まれるかどうかなどといった問題を考えることには、あまり時間を使わないようだ。最先端技術を採り入れることにもっとも前向きなモダニストシェフですら、自分の客にこの写真の装置を身につけてもらおうとは思わないだろう。私たち一般人は、ヘッドホンですら邪魔に感じるのだから！

アラーム時計アプリとして、だ。小さなプラグイン機器をスマートフォンに装着し、時間をセットすると、ベーコンを焼く音とにおいがあなたを起こしてくれるのだ！

一方スペインでは、トップシェフのアンドニが食事客との会話を促す手段として、デジタル芳香を利用している。《ムガリッツ》を訪れる客は、前もって指定のアプリをダウンロードしておけば、テイスティング・メニューのマルチセンソリーな料理にともなうアクションとアロマとサウンドを経験で

*37　とはいえ、二〇一五年のミラノ国際博覧会では実際に披露された。

*38　ちなみに、ノスラスリフトという名の最新のヘッドセットは真っ黒で、とてもかっこいい近未来的な形をしている。ただし問題が一つ。このヘッドセットはコミック『サウス・パーク』をテーマとしたテレビゲーム『フラクチャード・バット・ホール』に登場する不快なにおいを発散するためだけにつくられたのである（http://nosulusrift.ubisoft.com/?lang=en-US#!/introductionを参照）。

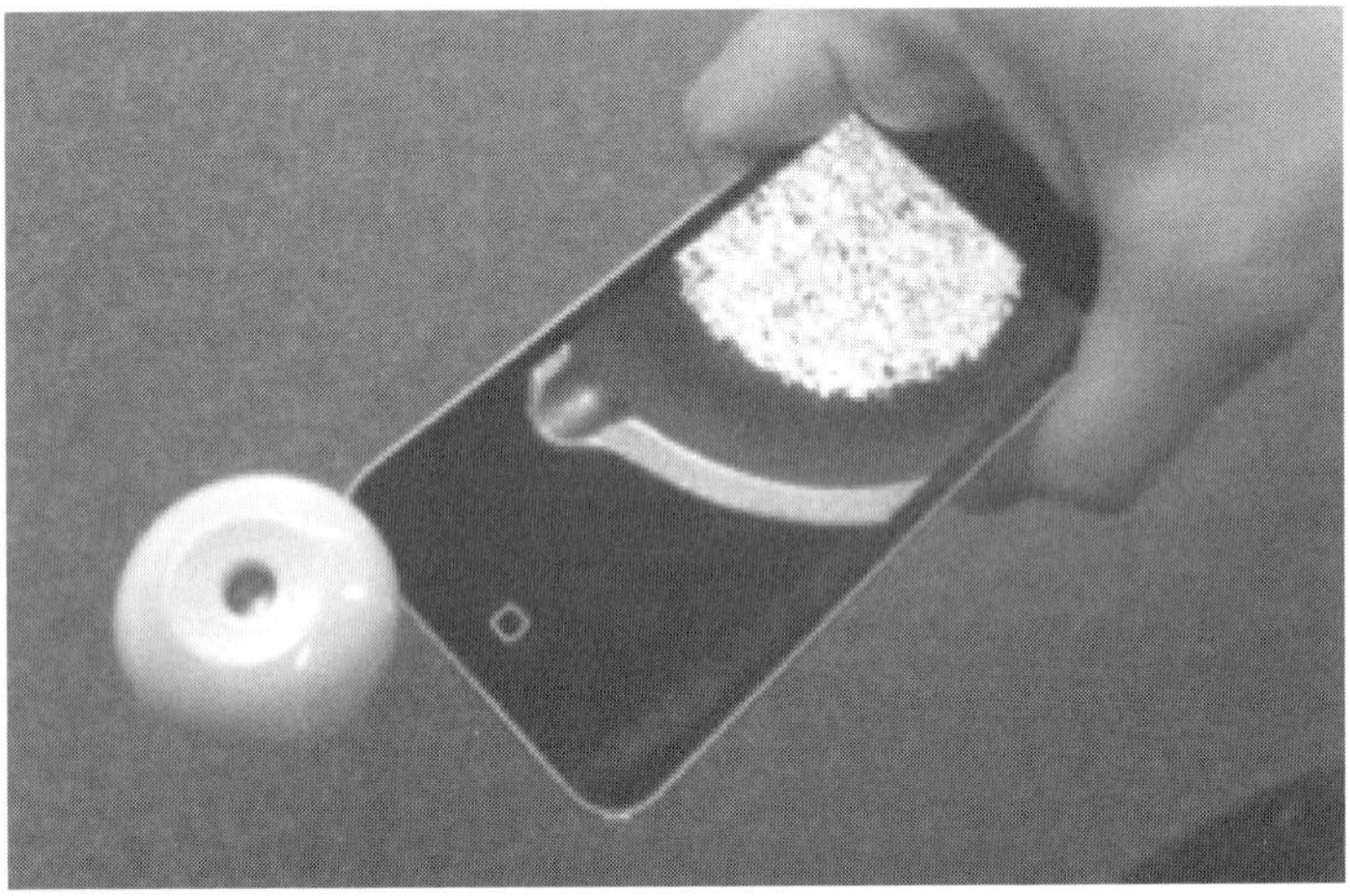

図12.5　スペインの《ムガリッツ》で席を予約した人は香りコントロールアプリを使って、どんな料理が自分を待っているのか、期待を高めることができる。

きる仕組みになっている（図12・5）。スマートフォンのスクリーンに表示されるスパイスの上で指を回せば、ユーザーは乳鉢と乳棒でスパイスを挽く音が聞こえるだけでなく、（香りを発散するプラグインから立ちこめる）スパイシーな香りを嗅ぐこともできる。その後、彼らが実際に食べることになるのは、それとまったく同じ調理法と音と香りの料理なのだ。マルチセンソリーな刺激を利用する目的の一つは、食事客がレストランに到着する前に、彼らの意識に期待を呼び起こすことにある。期待するだけで、よだれがあふれてくる人もいるのではないだろうか。

　そのようなデジタル芳香は実用的である一方で、人々ははたして詰め替え用《リフィル》芳香を買うだろうか、という根本的な疑問が残る。この問題は、二十年ほど前にディジセンツ（インターネットブームのころに発足したデジタル芳香供給会社）が倒産した（そして出資者にとっては手痛い損失の）原因にもなった［注8］。おそらく、技術はあるのに需要がないということだろう。需要がないかぎり、これまでと同様、今後もデジタル芳香の夢は失敗に終わるに違いない。

震えるフォークですてきな食事？

第五章で見たように、カトラリーのデザインの世界は、革命を起こそうとしている。変わろうとしているのはカトラリーの形や素材や手触りだけではない。デジタル化や拡張現実の要素を採り入れた食器も発展するはずだ。人間とコンピュータの関係に詳しい人々の意見によると、これから数年で、人と食べ物の関係そのものが大きく変わることも予想できる。例として、あなたの食べるスピードが速すぎると、震えてそれを知らせてくれるフォークを想像してみよう。冗談を言っているのではない、このフォークは実在するのだ（図12・6）！

デジタルカトラリーでもっとも興味深い例は、「グラビトミン酸」という名で知られている。この道具は、ユーザーの手の中で重さの幻想を巧みにつくりだす。第五章で見たように、そのようなデジタル技術が人々の食体験を向上することは容易に想像できる。もちろん、定

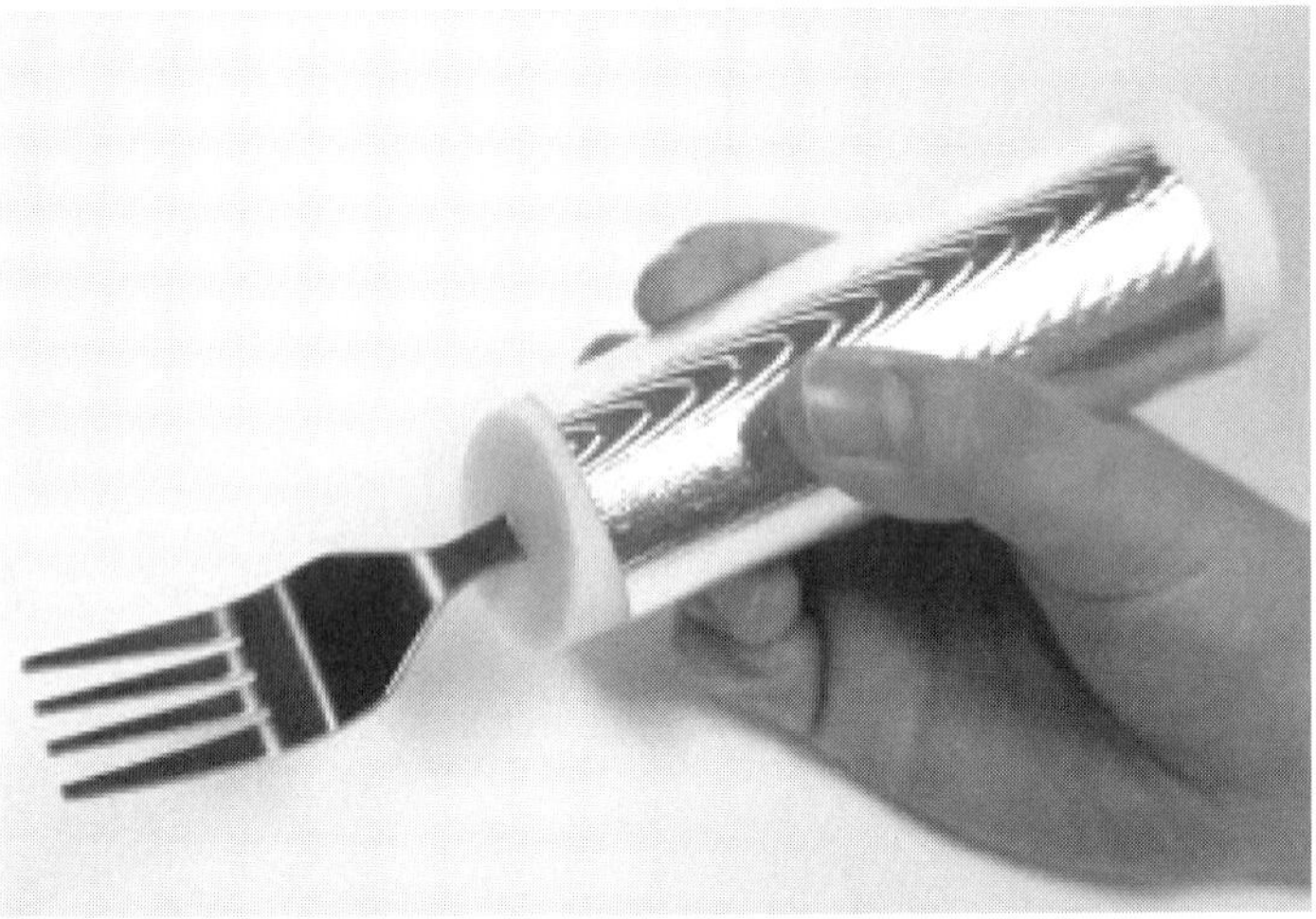

図12.6　将来的にあなたの食卓に上ってくるかもしれないデジタル技術の一例。私たちの食行動を変えることを目的として日本でつくられたHAPIフォークのプロトタイプ。

期的に充電しなければならないフォークなどより、はじめから重いカトラリーを買ったほうがいいのではないか、とも考えられるが。しかしながら、たとえばパーキンソン病患者で手が震えるために食べ物がうまく口に運べないケースなど、手が不自由な人々には、デジタル化されたカトラリーが大いに役立つ可能性がある。実際、この問題に取り組むため、ある企業がすでにアンチシェイク機能付きのカトラリーを製造している。

電気味覚

舌に特定の電気刺激が加わると、人は基本的な味を感じるという事実を、研究者たちはすでに発見している。どう、試してみたい？　それほどひどいものではないので、ご心配なく。とはいえ、残念ながら、マスコミがはやし立てるほどすばらしい体験でもない。ジャーナリストたちの言葉を信じるなら、デジタル機器を利用するこの斬新なアプローチを用いれば、あなたはさまざまな味を際限なく感じつづけることができる。そのために必要なのは、電力と舌に装着する刺激装置だけ。実際、最近になって研究者たちがデジタルロリポップを発表したときもマスコミは大騒ぎした。しかし、ここはまず落ち着いて、よく考えてみよう。マスコミの言葉を額面通りに受け取る前にまず問わなければならないのは、そうした記事を書いた人々が実際に自分でも〝電気味覚〟を体験したのか、ということだ。じつは、多くの例で、記者は自分で体験していないと考えられるのだ！

私は〝ほんとうに〟デジタルロリポップを試してみたのだが、控えめに言っても、期待外れだった。電気味覚の感じ方には個人差があるので、私はたまたま運が悪かっただけなのかもしれないが、この分野のもっとも熱心な支持者でさえ、電気味覚では酸味や金属性の味は再現しやすいが、塩味やうま味は難しく……甘味にいたってはまだまだだと認めているのである。したがって、現在デジタル味の料理をつくるとしたら、どう好意的に見ても、そのレパートリーは狭くなるうえに、電気刺激に対する舌の感受性が高い人にしか楽しめない。経験上、電気刺激の発生装置を、たとえばスプーンの先など、デジタルカトラリーやグラスに埋め込んでも、状況が大きく改善されるとは思えない。

　しかし、ここでより大切なのは、たとえすべての味覚が完璧に再現されるとしても、そのときに得られる食体験はとても〝薄い〟ものでしかない、という事実だ。液体の形をした純粋な味物質を試したことのある者は、その弱い味はとても楽しめるものではないことを知っている。第二章で見たように、マルチセンソリーなフレーバー知覚に占める味覚の割合はごくわずかしかない。食べたり飲んだりするときに感じるフルーティーさ、フローラルさ、肉っぽさ、ハーブの効果などは、鼻からきているのである。言い換えれば、いくら舌の味蕾を電気で刺激しても、そうしたものは感じられないのだ。だから、舌ではなく（あるいは舌と同時に）鼻の穴を電気刺激するほうがいいだろう――が、技術的に難しく、不快で、おそらく痛みも伴うに違いない。

　もともと、実際の味物質を使う必要をなくすためにデジタルテイストが開発されたのだが、現在では、味覚を拡張する手段としての研究も行われるようになった。たとえば、おいしそうな料理を眺めたり、実際に食べたり飲んだりしているときに、舌にどんな変化が生じるのかを調べている研究者が、ガストロポルノを見ている人では電気味覚に対する反応が変化することを発見した。また、実際に食べたり飲んだりしている人に電気味覚を与えることで、人々の飲食物に対する反応が変わることを示唆する証拠も見つかっている。それなら、食事中の人に電気的に塩味を与えれば、彼らにはそれ以上塩を振りかける必要がないのだろうか？　東京で二日間だけオープンしたポップアップレストラン《ノー・ソルト・レストラン》はそう考え、食事客に電気を使った味付け手段として電子フォークを手渡した。試運転のときには、五品のコース料理――サラダ、ポークカツ、チャーハン、ミートローフ、ケーキ――が出されたのだが、私の推測では、また同じものを食べたいと思った人は多くなかっただろう。

これらは健康の改善につながるほんとうの意味でのイノベーションというよりも、むしろマーケティング目的なのだろうか？　ここで忘れてはならないのは、塩はただの味付けの手段ではないということだ。塩は食べ物の舌触りや組成を決める重要な要素でもあり、これらは電気味覚にはまねできない。この技術が抱えるもう一つの問題は、私たちの脳にある。人間の脳は、化合物が生み出す味覚の時間による変化にとても敏感で、そのおかげで私たちは砂糖とアスパルテームなどの人工甘味料の区別ができる（前者のほうが後者よりもすぐに味が感じられ、長続きもする）。したがって、電気味覚によって得られる味覚の時間を適切に調整しないかぎり、〝本物〟と同じような食体験は決して得られない。

食風景を変えるデジタル技術

現在、インターネットを使えば食べ物や飲み物に関するどんな情報でも手に入るし、あらゆる種類のアプリの力を借りることもできる。流行に敏感な有名シェフやライフスタイルブロガーが、私たちが何を食べるべきかアドバイスしてくれるし、新しい料理の作り方も教えてくれる。これらは現在、巨大なビジネスに成長した。キッチン器具をコントロールするためのスマートフォンアプリも増える一方だ。その代表格は「ブライト・グリル」という電気バーベキューグリルで、アプリとつながっているため、利用者が遠くに離れていても、ソーセージが焼き上がったことを教えてくれる。そのため、理屈では肉を焦がしてしまうことがない。そういう発明品を見ていると、アプリのなかった時代を私たちがどうやって生き延びてきたのか、不思議でならない。

実際、今ではありとあらゆるアプリを見つけることができる[*39]。信じられないかもしれないが、シェフステップスという会社が開発した「エッグ・カルキュレーター《卵計算機》」というアプリもある（第三章で紹介した〝卵黄《ヨーク》ポルノ〟好きのためのアプリと言えるだろう。どんな食通もうならせることができるほどの〝プロテイン・イン・モーション〟画像が満載されている）。このアプリを使ったのに、ゆで卵が望んでいたものと違う出来栄えになったときには、もはや言い訳はできない。一方、価格を比較するアプリはたくさん存在していて、スマホをもった食事客がメニューをスキャンすれば、同じものがほかのレストランではいくらするか比較できる。たとえばニューヨークのような大都市では、同じワインが一ブロックほど先のレストランと四倍ほどの価格差で売られていることもあるのだ。

グーグルの有能な人々は、割り勘アプリをつくった。ただし、今では一人で食事をする人が増えてきているから（第七章を参照）、このアプリの利用者は減っていると予想できる。それに、割り勘するなら普通の計算機があればじゅうぶんだ、とも考えられる。興味深いことに、上流のレストランで高額の請求書を手に取ることは支払者の食体験を少し損なうこと、そして最後にした経験がとくに記憶に残りやすいことの二点に気づいた高級レストランのなかには、請求書を見たときのショックがあまり大きくならないように、初めから分割した代金を提示する店もある。これこそ、私が知的デザインと呼ぶものだ！

もう一つのおもしろい発展の例として、センソリーアプリを紹介しよう。それを使えば、ハーゲンダッツのアイスクリームからクリュッグのシャンパンまで、さまざまなラベルをスキャンすることで、それに応じたデジタルコンテンツにアクセスできる。たとえば「コンチ

*39　残念なことに、私たちのソニックチップの研究成果にもとづいて日本のカヤック社が開発したアプリ「エバークリスプ（Evercrisp）」は、アプリストアでも手に入らない。そのアプリは食べ物のサクサク・パリパリ・カリカリといった音を強化し、食体験をよりすばらしいものにした。

ェルト（Concerto）」というアプリは、アイスクリームを冷凍庫から出してから皿に移すまでの空き時間をつぶすためのアプリとして開発された。アイスを買った人がQRコード（特別パックのふたに印刷された白黒の四角形の並び）をスマートフォンでスキャンすると、ミュージシャンがハーゲンダッツの上に〝魔法のように〟浮かび、演奏を始める。どの音楽も二分ほどで終わるのだが、宣伝によると二分という時間はアイスクリームが少しやわらかくなるのにちょうどいい時間だそうだ。つまり、音楽が終わったときには、アイスクリームがすくいやすくなっているのである。

料理の写真を撮れば、それを分析して含まれるカロリーを計算してくれる〝かしこい〟アプリなど、ほかにもたくさんの技術が食をテーマに開発されている。フィリップス・リサーチが出資するプロジェクトでは、デジタル計量器を搭載した皿の実用性が調査された。そうした皿から食べれば、自分がどれだけの量の食べ物を口にしたか、人々は知ることができる。グーグルの人工知能、その名も「アイム・トゥー・カロリーズ（Im2Calories）」も食べ物の写真からカロリーを計算できるように自らを〝トレーニング〟している。現時点ですでに誤差二〇パーセントを下回る精度だ。でも、あなたは自分が食べたものを機械に記録して欲しいと思うだろうか？　一グラム、一カロリーにいたるまですべて？　それに、そうした技術がはたしてどれだけ正確なのか、今のところまだよくわかっていない。さらに言うと、人間の視覚システムとそれをサポートする脳は、何千年という長い時間をかけて、食べ物のエネルギー価を一目で評価できるように発達してきたのである。人間には、まばたきをするよりも短い時間で食材の栄養を予想する能力が備わっていることを示す証拠も見つかっている。要するに、脳はそのようにできているのだ。なのに、そのすばらしい脳でさえ――あるいは少なくとも私たちの意識が――ときには間違うこともある。それでも、技術のほうが信用できると言えるだろうか？

ロボットの料理人は優れたシェフになれるか

最後に、本章の冒頭で提示した疑問について、もう一度考えてみよう。ロボットのシェフ、カクテルメーカー、ホールスタッフ、あるいは皿洗いというと、とても未来的に聞こえるが、じつはそんな未来はすでに始まっている。たとえば中国のハルビンの《ロボットレストラン》では、キッチンやホールで一体二万から三万ポンドのロボットが二十体働いている。ロボットたちは、およそ五時間ごとに充電をしながら、餃子や麺料理をつくり、給仕をしている（図12・7）。ケンタッキーフライドチキンも、中国でロボットがサービスするレストランをオープンした。その一方で、客船運航会社のロイヤル・カリビアン・インターナショナルは

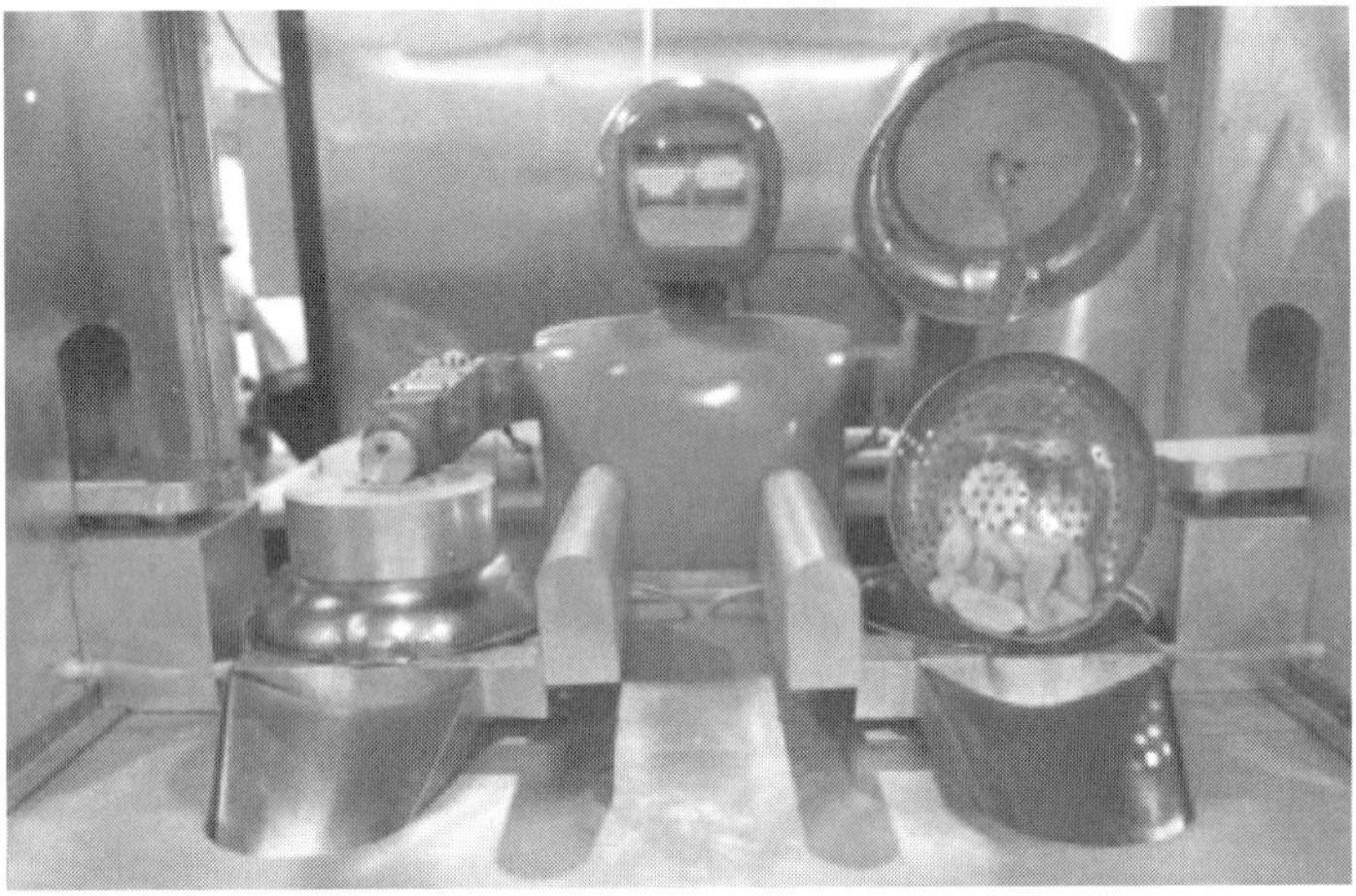

図12.7　将来、ロボットのシェフが私たちの料理をつくることになるのだろうか？

メイカー・シェイカー（カクテルをつくるロボット）と手を組んで、同社が運航する最新のクルーズ客船「クアンタム・オブ・ザ・シーズ」で世界初の〝バイオニック《生体工学》バー〟をオープンした。クアンタム・オブ・ザ・シーズでの船旅を予約した人々は、海上で次のようなもてなしを受けられるという。「ゲストはタブレットを使ってドリンクを注文したあと、ロボットのバーテンダーがカクテルをつくる様子を眺めることができる。ロイヤル・カリビアンによると、どのロボットにも一分に一杯、一日に千杯のドリンクをつくる能力がある［注9］」。

最近私は、新興企業のモメンタム・マシーンズの人々に声をかけられた。彼らは一般的なレストランのために最初の即席料理用ロボットを市販しようとしていたのだが、ロボットが料理すると知ったとき人々がどう感じるか知りたいと思って、私に相談したのだった。私が気になっているのは、ロボットには味見をする能力が不足していることだ［注10］。したがって、パッケージに入った（つまり、標準化された）食材の調理には向いていても、質や熟度がそのつど違う新鮮な食材を使う料理は不得手に違いない。

よかれあしかれ、私たちの未来の食事には、デジタル技術がますます深く関係してくるだろう。この点に疑いの余地はほとんどない。家庭でもそうだ。実際、モーリー・ロボティクス社が一般家庭向けに、およそ五万ポンドのホームクッキング・シェフを二〇一八年前半から販売する予定になっている［注11］。パンフレットを見る私の妻の目は、輝いていた。

第十三章　未来派への帰還

第十一章で紹介した世界最高峰のモダニスト・シェフ、ポール・ペレとパコ・ロンセロの関係が険悪になったのをご存じだろうか？　自分が考案したマルチセンソリー食体験のデザインを盗んだとして、ペレがロンセロを訴えたのである。両者ともコースごとに料理のよさを引き立てる映像を壁やテーブルに投影するという未来的な空間をつくり、そこで一度かぎりのコースとしてのテイスティング・メニューを提供している。映像だけではなく音楽や背景音、部屋の香りや温度さえも料理に合わせてある。どちらのシェフも真にマルチセンソリーな食体験を提供するために空間を繊細にコントロールする。最新の技術を駆使して、雰囲気を最大限に演出している。

問題は、誰が最初に始めたのか、ということだ。私の考えでは、その答えはペレでもロンセロでもない。モダニスト・キュイジーヌに関するかぎり、イタリア未来派がそもそもの始まりだった。最終章にあたる本章では、そのことについて論じていきたいと思う。出す料理の味をよりよくするために環境音を利用することを始めたのは、未来派の人々だった。一九三〇年代のことだ。「トータルライス」――米と豆にサラミとカエルのもも肉を添えた料理――にカエルの鳴き声を添加した。つまりはこういうことだ。ミシュランレベルのシェフが音を料理に利用した最初の試みは、ヘストン・ブルメンタールによる魚介料理「サウンド・オブ・ザ・シー」で、それが登場したのは二〇〇七年のことだったが、すでにその八十年前にはトリノで同じようなことが行われていたのである。未来派こそが「ヘストンの先駆者」であると主張する人がいるのも当然のことだろう［注1］。

近年――ジョアン・ロカとジョルディ・ロカの真っ白なダークチョコレートシャーベットやブルメンタールの「ビーツとオレンジのゼリー」など――モダニスト・シェフたちのあいだで食べ物の色を変えるなどして、食事客の予想や期待を刺激することに関心が高まっているが、これも、もとはといえば未来派が始めたことだ。発想がとっぴな未来派のイタリア人たちは、モダニスト・シェフたちが始めるずっと前に、さまざまなごく普通の料理の色を変え、食事客たちを困惑させていたのである。青いワイン*40やオレンジ色のミルク、あるいは赤いミネラルウォーターが運ばれてきたら、あなたならどう感じるだろう？

未来派は触覚にも関心をもっていて、その証拠におそらく世界で最初の〝触れて楽しむ〟

*40 興味深いことに、スペインのジック社が二〇一六年の六月に青いワインを発売した（第三章を参照）。

絵画（一九二〇年作、「スーダン・パリ」）を描いているのだが、彼らはトリノの《タヴェルナ・デル・サントパラト》で食事客にカトラリーをもたせず、食器に直接顔を突っ込んで食事させることもした。また、第五章で見たように、客人たちに隣に座る人のさまざまな素材でできたパジャマに触れながら食事をさせたのも八十年前のイタリアだった。

香りに興味を示し、斬新な方法でアロマを加える実験もした。たとえば、ホールスタッフが食事客の顔に直接霧吹きで香水を吹きかける、などだ。現在、モダニスト料理の世界でも同じようなことが行われている。シカゴの《モト》のシェフ、ホーマロ・カントゥは、自分の料理の一つを次のように説明する。「そのメニューで私がもっとも楽しみにしているのは、ゲストにペッパースプレーを吹きかけるときだ［注2］」。それを聞くと、私は次の一節を思い出す。「エアロフード――強力な触覚要素をもつ未来派の代表料理。オリーブ、ウイキョウ、キンカンを右手で食べ、左手で紙やすりやベルベットやシルクなどをなでる。同時に、食事客が（飛行機のプロペラかと思えるほど）巨大な扇風機の風を受けているところへ、軽快なホールスタッフがカーネーションの香りを吹きかける。ワーグナーのオペラの調べに包まれながら」。これをマルチセンソリーと言わずして、何がマルチセンソリーだろう？　破壊的なマルチセンソリー体験をデザインしたいなら、未来派を手本にするのが最善の道だ。

第十一章で見た〝オフ・ザ・プレート・ダイニング〟と芝居がかったサービスの流行を例

にとってみよう。誰が最初にそうしたことを始めたのか、あなたにももう予想ができるはずだ。『ザ・ニューヨーカー』誌でソフィー・ブリックマンがこう書いている。「マリネッティが『未来派料理宣言』で提示したごちそうやディナーは［……］饗宴と呼べるほどのちょっとした芝居である［注3］」。ほかの場所では、未来派は「料理人を彫刻家や舞台美術家、あるいはパフォーマンス・イベントのディレクターと同じランクに引き上げようとした」と指摘されている［注4］。ボローニャで行われたディナーの様子は次のように報告されている。「〝料理の成層圏〟［……］はフード彫刻家の演出を、独創的な照明効果を、そしてデペーロがデザインしたホールスタッフのすばらしい衣装を補う飛行機の〝栄養のあるノイズ〟で満たされていた［注5］」。驚くべきことに、このイベントが開かれたのは一九三一年十二月十二日の夜だった。ここで、もう一つの疑問が浮かび上がる……。

未来派料理——分子ガストロノミーは一九三〇年代に発明されていた［注6］？

モダニスト・キュイジーヌの源流も一九三〇年代にあるのではないかと考えられる［注7］。実際、当時の北イタリアと現代の世界のレストランで行われていることのあいだには、共通点が多い。それが嘘だと思うなら、以下に引用する『未来派宣言』の教義を見てほしい。

未来派によると、完璧な食事とは次のようなものだそうだ。

1　食品のフレーバーと色を引き立てるテーブル調度（クリスタルガラス、磁器、装飾）の独創性と調和。
2　食品の完全な独創性。
3　食欲をそそる食品彫刻の発明。その形と色の独創的な調和が唇に触れる前に目を喜ばせ、想像力をかき立てる。
4　フード彫刻を食べるときにはナイフとフォークを使わない。その結果、口に入る前に触覚による喜びが生じる。
5　味覚をよりよくするために香水を使用する。どの料理にも前もって香水を準備し、電動ファンを用いてテーブルに香りを広げる。
6　音楽の使用を料理と料理のあいだの空き時間に制限して舌と口の感覚を妨げないようにしながらも、最後の味を打ち消し、次の料理をまっさらな感覚で楽しめるようにする。
7　テーブルでの演説や政治の話の禁止。
8　特定の料理のフレーバーや食感を強調するために一定量の詩や音楽を用いる。
9　ゲストの好奇心や驚きや想像力をかき立てるために、彼らがのちに食べる料理や食べない料理を、コースの料理と料理の合間に少しだけ見せたりにおわせたりする。

10 わずかな時間で十種や二十種の味を同時に次々と味わえるカナッペの創造。未来派の料理ではこれらカナッペが、文学作品における挿絵と同じような強調の役割を担う。一つひとつの味がそれぞれ人生全体、愛情の歴史、あるいは極東への航海などを想像させる。

11 キッチンには一連の科学器具――飲み物と食べ物に香水のオゾンを吹きつけるためのオゾン発生器、紫外線ランプ（食品の多くは紫外線を受けるとより新鮮に映えたり、消化しやすくなったり、幼児のくる病を予防したりする）、既存の製品からあらたな特徴をもった新製品をつくりだすためにジュースやエキスを分解する電解槽、小麦やドライフルーツや薬品を粉末にするためのコロイドミル、空気式蒸留器と真空蒸留器、遠心オートクレーブ《加圧滅菌器》、透析器。これらの器具は科学にもとづいて使用し、蒸気圧で調理するという典型的なミス――高温になるため活性要素（ビタミンなど）を破壊してしまう――を避ける。ソースの酸度やアルカリ度を考慮して選んだ化学指示薬で、潜在的なミス――塩分不足、多すぎる酸味、コショウのかけすぎ、砂糖の入れすぎ――を防ぐ［注8］。

本書ではここまで、これらの問題の一つひとつに取り組んでいるモダニスト・シェフたちを紹介してきた。実際、このリストの最後の項目は、まさに分子ガストロノミーとモダニスト・キュイジーヌを言い表しているように思える。最先端のキッチン器具は名前こそ違えど、もとの発想は未来派と同じで、キッチンに科学をもたらし、栄養やフレーバーの保全（真空調理技術の主なセールスポイント）を目的としている。

しかしながら、一九三〇年代に未来派たちが達成しようとしていたことと、現代のモダニスト・シェフたちが考えていることのあいだには、いくつかの根本的な違いがある。未来派は自分たちの料理をおいしくすることにはあまり興味がなかった。むしろ、彼らは慣れ親しんだ過去（凝り固まった文化的あるいは政治的慣習）から人々を引き離して、人々を挑発し驚かせることを目的としていた。その反対に現在の世界有数のシェフたちは、できるだけおいしい料理をつくることと、〝料理以外の〟マルチセンソリーな刺激を通じて飲食体験をより深いものにすることの両方を目的としているのである。

未来派たちの奇抜なアイデアについていろいろなものを読んでいたとき、私はアルバート・アインシュタインの言葉を思い出していた。「最初にばかばかしいと思えないアイデアには希望がない［注9］」。例として、「パスタは禁止されるべき」という過激なアイデアを見てみよう。マリネッティはパスタを食べると胃が重くなり、批判的な思考が妨害されると主張した。また、パスタは「咀嚼されるのではなく、飲み込まれる」ことも気に入らなかったようだ［注10］。イタリアで〝パスタの禁止〟ほど挑発的な主張があるだろうか？　しかし、

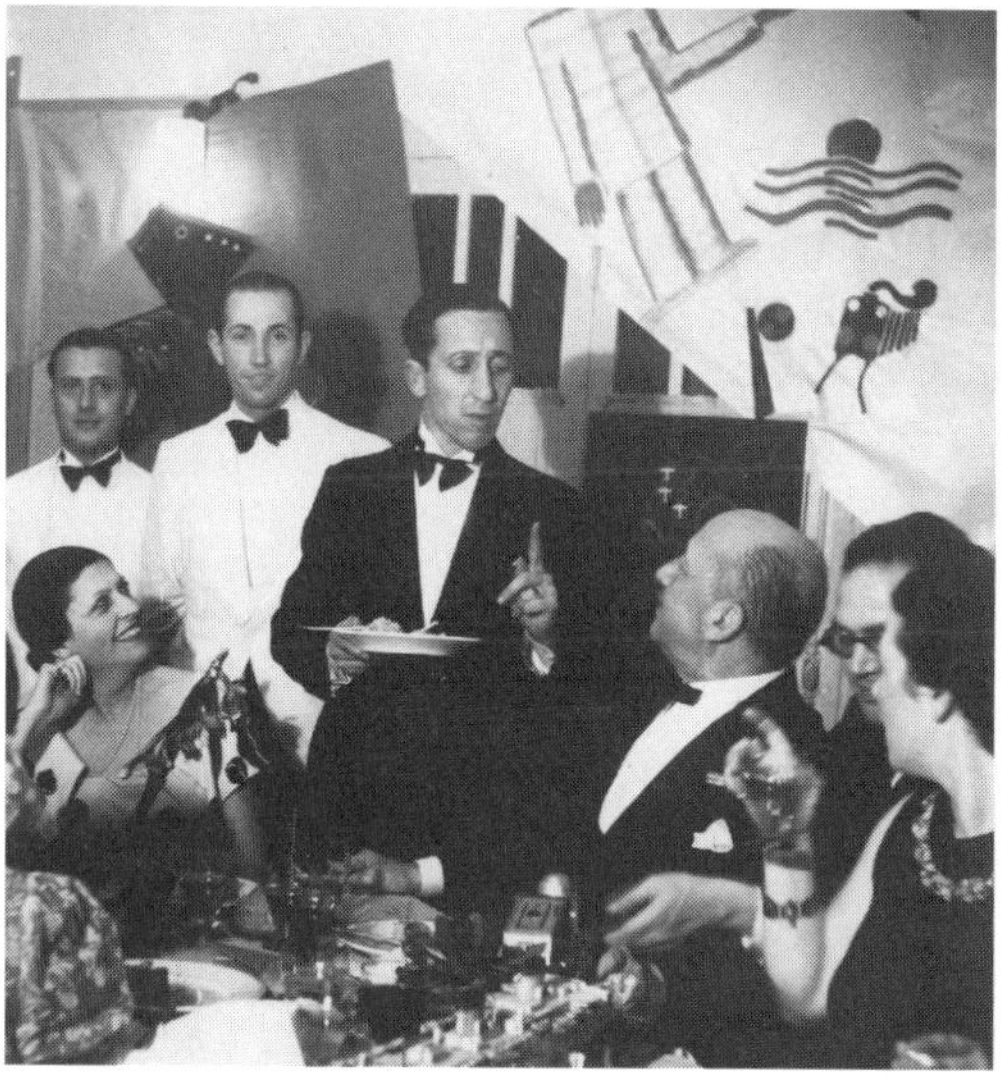

図13.1　未来派の食事風景。チュニス、1931年。さまざまな手触りのパジャマがどうとかこうとかいう話から考えれば意外なことだが、この写真のゲストたち（熱心な表情でウェイターを見つめている詩人のフィリッポ・トンマーゾ・マリネッティ［1876－1944］も含む）は伝統的な正装に身を包んでいる［注11］。

未来派ディナーに関する当時の記事を読んでみると――それらを書いたシェフやジャーナリストに共感できる部分は多いとしても――最終的にできあがった料理はあまりおいしいものではなかったようだ。たとえば「リビアン・エアロプレーン」というデザートでは、砂糖漬けにした栗をオーデコロンとミルクにからめ、それをリンゴとバナナとナツメヤシの実とスイートピーでつくった飛行機の形をしたパテに載せて食す。結局のところ、未来派の人々は機械が好きだったのだろう（図13・1の壁の絵に蒸気機関車があるのにお気づきだろうか？）。

未来派は料理の味に興味がなかっ

たという以外にも、今のモダニストとの違いがある。マリネッティは人々のカロリーが錠剤と粉剤で満たせる未来を想定し、そうしたもので体に「必要なカロリーを即座に」得られると考えていた。そうやって基本的な栄養を摂取することで、「口と舌、そして指と鼻と耳にあらたな体験」を与える時間ができると思っていたのだ［注12］。つまり、未来派の料理における触覚、音、そして香りは食品の栄養の代用ととらえられていた。マリネッティ自身がそのことに気づいていて、未来派の料理は「空腹時にはお勧めしない」と書いている［注13］。一方、モダニストの料理は見た目が美しいだけでなく、ゲストの空腹を満たすようにもデザインされている。

マリネッティより前に、アポリネール（未来派の一人）は一九一二年の九月にパリでディナー会を催し、十八世紀の天文学者ラヴァルにならって、あらたな料理スタイルを「ガストロ天文学法」と名付けた。図13・2を一目見ただけで、精神を満たすことに焦点が当てられていることがわかるだろう。「本物のヌーベルキュイジーヌにおいて、前未来派の料理発明家たちは胃を満たすためではなく、精神の飢えを癒やすために料理した。彼らの意図は芸術作品をつくることにあった。そのため、〝あらたな料理を試すときは空腹でないほうがよい〟［注14］」。このコメントは、明らかにマリネッティの立場を先取りしているが、なぜかマリネッティこそが未来派の創始者とみなされている。

Fresh violettes without their stems seasoned with lemon juice
レモン果汁で味付けした新鮮な茎なしスミレ
Monkfish cooked in eucalyptus
ユーカリで調理したアンコウ
Rare sirloin steak seasoned with tobacco
タバコで味付けしたレア・サーロインステーキ
Barded quail with licorice sauce
ウズラのベーコン巻き、カンゾウソース添え
Salad seasoned with oil and marc (brandy)
オイルとマール（ブランデー）で味付けしたサラダ
Reblochon cheese seasoned with walnuts and nutmeg
クルミとナツメグで味付けしたルブロションチーズ
Fruit
フルーツ

図13.2　ギヨーム・アポリネールの『ル・ガストロ＝アストロノミスム・オウ・ラ・キュイジーヌ・ヌーヴェル』（1912－1913年）に収録された前未来派メニュー。（たとえば素材の独特な組み合わせなど）ヌーベルキュイジーヌと似ていることに注目していただきたい。著書『フィースト・アンド・フォリー』のなかで、アレン・ウェイスは現在最前線で活躍しているフランス人シェフたち——ミシェル・ブラス、ピエール・ガニェール、アラン・アッカールなど——との類似点を指摘している［注15］。

未来派パーティーを開こう！

自分で未来派パーティーを開いてみたい人のためのヒントを集めた。モダニストのシェフたちも未来派からたくさんのインスピレーションを得ているのだから、あなたにもぜひ、参考にしていただきたい。

1　ダイニングテーブルを（できれば壁も）アルミホイルで覆う。未来派が活動していた時代、アルミホイルは斬新な素材で、未来的でハイテクなイメージがあった。

2　アミューズ・ブーシュはダイエットピル《やせ薬》がいいだろう。未来派料理は体ではなく、精神を満たすためにあるのだ。

3　噴霧器を買ってきて、あなたの料理で特徴となるハーブやスパイス、あるいはフルーツを浸し

たオイルや水で満たそう。そしてゲストに、食べはじめる前に噴霧器を使って、ミストを深く吸い込んでもらう。扇風機をテーブルに向け、フルパワーで風を送るのもいい(あなたの家には飛行機のプロペラはないだろうから、扇風機の〝強〟でいいだろう)。

4　さまざまな素材のランチョンマットを使う、または紙やすりやベルベットやシルクの布などの小片を準備する。ゲストに食事をしながらそれらに触れてもらい、味覚に変化が生まれるか感じてもらう。

5　コース料理の合間には、ワーグナーなどの音楽を大音量でかける。

6　ほんとうにいい香りのソースをつくってテーブルに供し、詳しい説明をせずにゲストたちにその香りをかいでもらう。そしてそのままキッチンに戻る。

7　カトラリーに気を配る必要はない。手を使って、あるいは皿に顔を突っ込んで食べてもらおう。

8　スーパーマーケットで食用色素《フードカラー》を買ってきて、出す料理のそれぞれに不釣り合いな色をつけよう。

9　ケーキの飾りに使う銀色のアラザンを大量に使って、機械時代を演出する。アラザンは食用だが、当時の未来派たちは本物の鋼球(ボールベアリング用のボール)を「チキン・フィアット」という料理に詰め込んでいた。

10 料理に合わせた自然音――魚介類には海の音、カエルの脚ならカエルの鳴き声、ビーフ料理には牛の声――をＢＧＭにする。客人たちのステーキを見る目が変わるだろう……。

11 音響調味を試してみるのも悪くない。たとえば、ダークチョコレートや砂糖を入れたコーヒーなど、ほろ苦いものを出した上で、甲高い音のピアノ音楽と低い音の金管楽器の音楽を交互に流し、味が変わるか確かめてもらう。

12 料理に関しては、未来派料理ではなく、わかりやすくヌーベルキュイジーヌのものを選ぶことをお勧めする。そして、客人のなかに物知りな人がいて、「イタリアン・ブレスト・サンシャイン」を楽しみにしていたなどと通《つう》ぶったことを言ってきたら、未来派料理の源流は一九一二年にアポリネールがパリで開催したディナー会にあるのだ、と言い返してやろう！

13 パスタだけは出さないこと！

これで、あなたのディナーは誰にも忘れられないものになるだろう。

食の未来の展望

今あるようなレストランが消えていくことを予想させる兆候は、すでに現れている。え、そんなことはない？　ばかなことを言うな？　たとえば、最近ではさまざまな都市でデリバルー（ロンドン発のレストラン料理の配達サービス）の緑や黒のデリバリーボックスを乗せて街を疾走するオートバイや自転車を目にする機会が増えてきている[*41]。もう一歩先に進んだ企業もある。たとえば、もしあなたがロンドンの中心部に住んでいるのなら、サパーという会社がミシュランの星をもつ最高級料理を自宅まで届けてくれる。もし、今後も今のようなペースでデリバリーサービスが成長を続けるとしたら（そして料金がどんどん下がるとしたら）、レストランの店内で食事をする人はいなくなるのではないか、とレストラン経営者なら誰でも考えるだろう。同じものを居心地のいい自宅で楽しめるのなら、わざわざ外出する必要などないではないか。最近では映画館に行かなくても最新の映画が自宅で見られるようになったが、それと同じような問題だと言えるだろう。

食事をレストランですることがなくなった場合、何が失われるだろうか？　ホームデリバリーサービスでは皿もカトラリーもナプキンもついてこないのだから、本書で見てきたそうした要素がもたらす効果は自宅では味わえない。したがって、そのようなサービスを利用するつもりなら、皿とカトラリーを慎重に選ぶといい。それだけで〝大きな〟違いが生じるはずだ。それから——言われなくてもおわかりだと思うが——適切な音楽も準備しよう。

また最近では、人々をもっと自宅で料理するよう促すサービスが誕生している。インターネットにベースを置くいくつかの企業（ブルー・エプロン、ヘローフレッシュ、シェフステップスなど）が、誰にでも本物のシェフの料理をつくれるように材料を郵送し、調理手順をオンライン上で公開している。今後もこのトレンドが続けば、より健康的な料理をつくるホームシェフの数は増えていくだろう。また、第十章で見たように、できあがった料理はイケア効果のおかげできっとおいしいに違いない。

食事をショーの一種に変えようと熱心に取り組んでいる創造力豊かなシェフたちも、伝統的なレストランにとっては悩みの種だ。そうしたショーでは食べ物が登場こそするが、もはや体験の中心ではない。むしろ、モダニストの〝イータテインメント《食エンターテインメント》〟とみなしたほうがいいだろう［注16］。たとえば二〇一六年にロンドンで開かれたジョゼフ・ユーセフの「ガストロフィジクス」ディナーでは、アヒルの鳴き声が聞こえてきたあと、アヒルが〝処理される〟音（分厚い木のまな板に打ちつけられる肉切り包丁の音や軟骨や骨が折れる音）が鳴り響き、

*41　私の地元、オックスフォード北部ジェリコのピザレストラン《マンマ・ミアズ》では、注文した品を取りに来るデリバルーの数が増えすぎて大変なことになっている。実際、このレストランで食事をしたら、この店では商売の中心が店内での食事からデリバリーに移ったのではないかという印象を受ける。もちろん、レストランがデリバリー専門店から自らを区別する（そして少し高い代金を請求する）には、実店舗をもっていなければならない。

そのあとでアヒル料理がキッチンから運ばれてきた。ユーセフはこう表現する。「もし「自分たちの食べ物がどこからきているのかを考えると」不快な気分になるのなら、初めから動物なんて食べるべきではない」。ここでもっとも重要なのは食事客を楽しませつづけることではあるが、それを超えてさらに、客をより健康な、より持続的な食生活へ導くという真剣な目的も兼ね備えているのである。

これらの動きが今後も発展を続けると、私たちの知るレストランはまもなく姿を消すか、（本も売っていたコーヒーショップの多くがコーヒーも売るブックショップに変わっていったように）少なくともまったく違うタイプの体験の場に変わるだろう。

ビッグデータと食べ物

将来的には、ビッグデータと市民科学《シチズンサイエンス》が私たちの食体験のデザインをどう変えることになるのか、注目度は高まると予想できる。実際すでに、何千ものオンラインメニューを調べて、料理の名前に含まれる余分な文字一つひとつに対し私たちがどれだけの対価を支払っているのかを調べた言語学者も存在する――その調べによると、一文字あたりおよそ六セントだそうだ［注17］。また、特定の場所（地域）の料理で特徴的な主要フレーバーの組み合わせを知るために世界中のレシピをせっせと比較したコンピュータ学者もいる。こうして生まれた新しい科学は「コンピュータ・ガストロノミー」と呼ばれていて、その成果の一例を挙げると、インドのレシピの最近の分析を通じて、世界のほかのどの地域とも対照的に、インドのシェフたちは調和しない素材を組み合わせる傾向が強いことが発見された［注18］。

食に関係する大量のデータを掘り起こしていけば、ほかにどんなことがわかるのだろう？　フードペアリング（どの素材の組み合わせが、どんなフレーバーを生むかをシェフやカクテルメーカーや料理好きのホームシェフに教える登録制のウェブサイト）やＩＢＭのワトソンなどが、まったく新しく、しかもおいしいフレーバーの組み合わせを見つけるのだろうか？　ＩＢＭが誇るスーパーコンピュータのワトソンは、何千ものレシピとさまざまな素材に含まれる香味成分のデータベースのアルゴリズム解析を行い、人々がさまざまなコンビネーションにどう反応するかを心理学的に分析する。ただし、ほかの誰かがつくった珍しいコンビネーションを分析することしかできない。「ＩＢＭは、ワトソンは人間に勝るのではなく、ともに仕事をすることを目的としたマシンだと強調する。［……］」ヘストン・ブルメンタールは用心しておいたほうがいいだろう［注19］」。

この数年間、クロスモーダル・リサーチ・ラボラトリーは、市民科学にもとづく大規模実験を博物館やオンラインで数多く行ってきた。皿の向きから壁の色、そしてＢＧＭにいたるまで、どんなデザインが食事客を喜ばせるかを知るためだ。私の予想では、今後ビッグデータ解析（人々のモバイル機器から発信されるデータが情報源となる）が増えるにしたがい、食事をする者に作用する環境の効果に関する小規模研究（通常、数十人から数百人を対象にした調査、第六章を参照）は影をひそめるだろう。

その結果、飲食料品の創作はより強くデータにもとづいたものになるに違いない。たとえば、私たちは去年、ロンドンの科学博物館《サイエンス・ミュージアム》で一般公開されていた「クレイヴィングズ」展を訪れた五万の人々の反応を（個人的に、またはオンラインで）集めてみたのだが、その結果は、食べ物の盛り付けが味覚や好き嫌いの予想に影響するという私たちの推測を裏付けるものだったのであると同時に、キッチンにまつわる伝承のいくつか――皿に載せる食材は偶数より奇数のほうがいい、など――を否定するものでもあった。ほかにも興味深い例として、どのような盛り付けに人々は多くの対価を支払うことに前向きになるか、あるいはどんなものをもっともクリエイティブだと感じるか、などといったテーマが調査の対象となった。

もう一つの例として、クラウドベースの予測分析ソフトウェア会社であるアプライド・プレディクティブ・テクノロジーズ（ＡＰＴ）のルパート・ネイラーが行ったビッグデータ解析を挙げることができる。ネイラーによると、ＡＰＴのビッグデータ解析を応用すれば、レストランチェーンは「まるで新薬の効果を試験するように、対照実験を行うことができるようになる。［……］私たちはレストランに関する対照実験を行い、基礎となる類似行動を見つけだし、そこからノイズ――セールスに何らかの形で悪影響を及ぼしていたデータ――を取り除いて真実を明らかにする［注20］」。このアプローチのおかげで、イギリスの《ピザハット》は顧客の平均出費額を九ポンドから一一ポンドに増やすことに成功した。二ポンド程度か、と思うかもしれないが、塵も積もれば山となる。

共感覚体験のデザイン

マルチセンソリー体験のデザインに携わる者は、長年にわたって各感覚のいわば〝明らかな〟関係について研究を続けてきた。たとえば、カエルの脚にカエルの鳴き声を、魚介料理に海の音を組み合わせる、といった具合だ。間違いなく効果的な方法だろうが、よく考えてみると少し陳腐にも思える。そこでシェフや料理アーティストやエクスペリエンス・デザイナーの多くが、共感覚デザインへ目を向けるようになってきた。それほど〝当たり前でない〟または〝普通でない〟感覚の組み合わせを食事客に提供するためだ。その一例が「カラー・ラボ」だ。すでに紹介したように、カラー・ラボでは、ワインの味を変えるために光の色と音楽を利用した。これが共感覚的デザインと呼べるもので、そこでは各感覚が、一見したところ意外な形で組み合わされる（たとえば甘さと高音、ピンクがかった赤、丸い形など）。ただし、このタイプのデザインは基本的に本来の意味での「共感覚」ではない（本来、文字や数字や色のついた図を見たり、音を聞いたりしただけで香りを感じる、などといった現象を共感覚と呼ぶ）。主な違いは、共感覚は一部の人にのみ見られる現象なのに対し、最近見つかった感覚の結びつきは、多くの人々が共有しているという点だ。普遍的でありながら、それでも意外な組み合わせであり、「クロスモーダル対応」と呼ばれることもある。それがあるおかげで、興味深く、そして有意義なマルチセンソリー体験をつくることができるのだ。広がりを見せつつあるガストロフィジクス研究は、この分野においてシェフやエクスペリエンス・デザイナーの役に立つ新事実を数多く発見している。

しかし、物事がほんとうにおもしろくなるのは、化学感覚――味、アロマ、フレーバー――に関連する対応を応用するときだ。複数の感覚を一度に刺激すればマルチセンソリー体験になるというわけではない。たとえば、ショーン・ロッグが人々を「色を味わうために招待した」ウォルドーフ・プロジェクトの一環として行った最近のイベントについて次のように語っている。指示にしたがってモノクロの衣服を身につけた訪問者は、高級ワインを飲みながらダンサーたちの演技を観た。ロッグはこう説明する。「私はサウンドデザイナーに対して、人々やダンサーの色だけでなく、ワインにも合う音楽をつくるよう要求した［注21］」。

難しい注文だ。しかし、実践するのは非常に困難であるにもかかわらず、食べ物や飲み物を共感覚デザインに取り込もうとする動きは、爆発的に広がっている。

そのような実験的イベントで、すべての人が同じような反応を見せるとはかぎらないが、だからこそおもしろい。私たちが共有する複数の感覚の意外な組み合わせにもとづく共感覚デザインの発展にともない、「センスプロレーション」という考えも生まれた。感覚を表す「センス」と探索を意味する「エクスプロレーション」を合わせた言葉で、消費者は自らの感覚世界を探索し、自分たちのなかにある秘められた相関関係の発見に興味をもちはじめたとする考え方だ[注22]。知覚マーケティングはかつて金儲けのために行われたが、今では共有される（あるいは共有可能な）マルチセンソリー体験の創造に重点が置かれているようだ（あるいは少なくともそうあるべきだ）。ある最近の記事では「アメリカに住むミレニアル世代の七〇パーセントが〝感覚を促進する〟ような体験を求めている」と報告されている[注23]。それには、さまざまな理由が考えられる。なかでも興味深い考え方は、若い人々は没入型の経験に飢えているとするもので、あるコメンテーターはこう表現した。「デジタルなものにさらされることに疲れを感じている消費者は、あるブランドとより深く結びつくために、より本物の体験を求めている」。したがって、経験経済が市場のさまざまな側面とマーケティングコミュニケーションに影響を及ぼしつづける一方で、私たちは次の〝知覚の爆発《センソリー・エクスプロージョン》〟（二

○一三年の会見でアメリカのマーケティング学教授アラドナ・クリシュナが用いた言葉）に備えておくべきだろう。

「ゲザムトクンストヴェルク」とは？

ひとことで言ってしまうと、私たちは食そのものを、観る者の五感のすべてに訴えかける作品あるいは体験としてみなす〝ゲザムトクンストヴェルク《総合芸術》〟への道をゆっくりと進んでいることになる［注24］（〝観る者〟というのは正しい言葉ではないかもしれないが）。〝ゲザムトクンストヴェルク〟という考えはドイツ人作曲家のワーグナーに由来しているので、未来派のディナーパーティーでワーグナーの曲が好んで利用されたのもうなずける。実際、食べ物や飲み物を使わずに、五感のすべてを刺激する芸術作品をつくるという目的が達成できるとは考えにくい。

ゲザムトクンストヴェルクと未来派、そして前世紀に流行していたほかのアートはすべて、多かれ少なかれ直接的に、一九〇〇年前後のヨーロッパにおける生理的美学の発生と結びついている。同時に、ジョルジュ・スーラのような有名画家を含む芸術家たちは、観察者の精神に関する神経科学的な理解が深まるにつれ、よりすばらしい経験をつくりだすために科学者と手を組むことが増えていった。こうして生じた芸術家と科学者の相互作用により――のちに下火になったとはいえ――目を見張るような創造の波が生じたのは間違いない。それが長続きしなかったのは、おそらく時期が悪かったからだろう。また科学も成熟していなかった（脳科学は百二十年ほどの長い年月をかけて発展してきた）。

しかし、時計の針を先に進めて現代を見てみると、料理アーティストが行動科学や心理学と融合する例が増えてきているのがわかる。そして、それらを包括しているのが、ガストロフィジクスという新しい科学だ。これに最新のデザインや技術を組み合わせれば、私たちが見たこともない――それどころか、イタリア未来派のアイデアともまったく違う、想像もできないような――食の未来が開けるに違いない。

より健康で、より持続可能な食の未来のために

気候変動、持続可能性の問題、巨大都市の発生――食の未来について考えるとき、これらの問題を無視することは、もはや不可能だと言っていい。垂直農法や培養肉や昆虫食などが将来私たちの食料源になっているかどうかは、定かではない。ソイレント・グリーンという暗い未来像は、二〇二二年を舞台にした同名の映画（監督リチャード・フライシャー）で披

露されたアイデアだ[*42]。しかし、未来がどんなものであれ、料理アーティストと最新の技術やデザインの相互作用を追究することこそが、私たちの目標に到達する最短の道だと確信している。結局のところ、人々に何が体にいいか、何が地球にやさしいかを教えるだけでは、行動を変えるには不十分だということに気づかなければならない。人々をより健康でより持続可能な食生活の方向に誘導するには、ほかの方法――私たちの食の知覚は口ではなく、主に脳で行われているという事実にもとづくアプローチ――が必要とされている。私が予想するに、今後「フードハッキング」という考えがますます身近になっていくだろう［注25］。

個人的には、これからのガストロフィジクスは、多数の根本的な課題に直面すると同時に、人間と食の関係を実際に変えていくと考えている。現在のところ、主に最高級モダニスト・レストランでのみ見られるすばらしい発展が、一般大衆に広がっていくと期待している。

ガストロフィジクスという新しい学問が示す科学的アプローチは、事実を空想や直感からはっきりと区別して、何がほんとうに重要なのかを見極めるのに役立つ。有名シェフのアンドニ・ルイス・アドゥリスが言ったように「喜びは口の中だけで感じるのではない」のであり、実際には主に精神で感じられるのだ、と多くの人が気づくことで、ほんとうの意味での発展が始まるのだ。ここにアドゥリスの言葉を引用しておこう。「要するに、〝何かを楽しむためには、それを好きである必要はない〟。言い換えると、喜びは口の中だけで感じるので

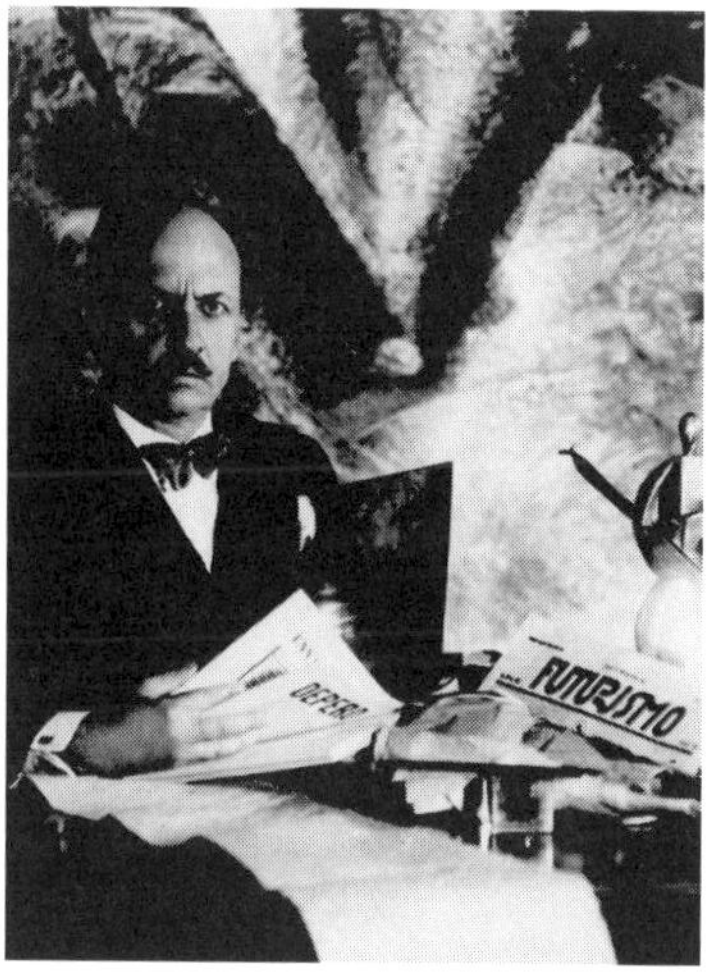

図13.3　未来を見つめるF・T・マリネッティ。

はない。集中の能力――脳の衝動的なメカニズム――は何かの知覚を完全に変えてしまう力をもつ。たとえその何かが一見したところ、人間が食べるものとは思えないとしても、だ。結局のところ、ここで問題なのは食べることではなく、発見なのである。私たちは保守的な自己――私たち人間を繰り返しのなかに安全と安心を見つける習慣の生き物にする側面――と好奇心旺盛で勇敢な自己――未知のもの、初めての体験のときに感じるめまいのような感覚、リスク、予測できない事態に喜びを求める側面――との境界線上にいるという事実を利用しているのだ［注26］。さあ、みなさんも食の未来に目を向けよう！（図13・3）

*42　ソイレント・グリーンとそのほかの新しい海藻料理に関しては、C. Spence & B. Piqueras-Fiszman *The Perfect Meal: The Multisensory Science of Food and Dining* (Oxford: Wiley-Blackwell, 2014) を参照。この映画はハリイ・ハリスンの一九六六年の小説『人間がいっぱい』を題材としている。マーケティングに好都合だと考えたのだろう、最近カリフォルニアに誕生したベンチャー企業が、タンパク質、炭水化物、脂質、そして人体が必要とするすべての微量栄養素を備えた食品を生産し、それをソイレント・グリーンと名付けた。ただし、この製品の初期のものの最大の特徴は、食べた人の多くがおなかにやたらにガスがたまることだった。

最後に――健康な食生活とは？

本書を締めくくるにあたって、食べる量を減らしながらより多くの満足を得たい（要するに、より健康な食生活を送りたい）と考える人のために、いくつかのヒントを集めた。

1　食べる量を減らす。そんなことはわかっている！とあなたは考えたかもしれないが、実践している人は少ない。

2　食べ物を隠す。不透明な容器よりも透明な容器に入ったクッキーのほうが、食べたいという欲求が高くなる。

3　中年あるいは高齢の成人には、食事前に水をたくさん飲むことをお勧めする。朝食、昼食、夕食の三十分前に半リットルぐらいがいい。ある研究によると、水を飲むと食事で摂取するカロリーがおよそ四〇カロリー減少した。それに、トイレに行く回数も増えるので、体を動かす機会も増えて一石二鳥だ！

4　えっ、ジャンクフードが好き？　それなら鏡の前や、鏡張りの部屋で食べてみよう！そうすることで、チョコレートブラウニーのような菓子に対する欲求も、消費量も減ることが研究で証明されている。実際に裸になって鏡の前で食事をする女優も一人いるそうだ。ゆっくりと、そして意識を集中して食べることを心がけよう。もちろん、テレビのスイッチを切るのも忘れずに!

5　食感は多ければ多いほどいい。強いアロマ、さまざまな舌触り——これらすべてが脳を満足させる。私のお気に入りの研究の一つがこのことを証明したのだが、人々はリンゴを食べているときよりもリンゴのピューレを、リンゴのピューレを食べているときよりもリンゴジュースを飲んだときのほうが多くのカロリーを摂取する。どれも食材は同じ。違うのは舌触りで、脳はその刺激をもとにどれだけ摂取したか(そしてどれぐらい噛む必要があるか)判断するのである。同じ理由から、何かを飲むときストローは使わないほうがいい。ストローは、本来楽しみの大部分を占める嗅覚刺激を遮断してしまう(第二章を参照)。自分が食べているもののアロマを、頻繁に吸い込むよう心がけよう。アロマこそが、食の楽しみの主役なのだ。そして、氷水だけは飲まないように! 氷水で味蕾が麻痺してしまうからだ。北アメリカ人がほかの地域の人々よりも甘いものを好むのは、彼らが食事時に氷で冷やした水を飲むことが多いからだ、と考える研究者もいる。

6　皿は小さめを選ぶ。皿の大きさを二倍にしたら、消費する食品の量が四〇パーセントも増える可能性がある。

7　ボウルフード——縁のない重いボウルに食べ物を入れ、それを手で持ち上げて食べるようにする。ボウルをテーブルに置いたままではいけない。ボウルの重さにだまされて、脳が実際よりもたくさん食べたと考えるので、早い段階で満腹感が得られるようになる。

8　赤い皿を使う。赤い皿はある種の回避行動を引き起こすと考えられている。

9　カトラリーではなく箸で、または利き手でないほうの手で食べる。あるいは小さなスプーンやフォークを使おう。要するに、食べ物を口に運ぶのを難しくするのだ。同じ目的から、アムステルダムのナイトクラブで、世界の三十五の国のアーティストとデザイナーに対して、食べるのに時間のかかる、そして意識的な食事を促す画期的な食器を創作する課題が与えられたこともある。このイベントで熱心な参加者がつくった〝釘だらけのスプーン〟を使って食事をするときは、口をけがしないように注意しよう！

10　そして最後に、ヨギ・ベラのすばらしい言葉を紹介する。「六切れも食べるほどおなかがすいてないから、そのピザ、四つに切ってくれ［注27］」。

アミューズ・ブーシュ

1 "Square plates are an 'abomination,' says MasterChef judge William Sitwell," Daily Telegraph (Food and Drink), 13 May 2014, www.telegraph.co.uk/foodanddrink/10828052/Square-plates-are-an-abomination-says-MasterChef-judge-William-Sitwell.html.

2 私は彼の地元、ダートムーア国立公園で開かれた文学祭でマイケルと共演するという"喜び"を味わったことがある("The Perfect Meal," Professor Charles Spence and Michael Caines MBE in conversation, Chagford Literary Festival, 15 March 2015)。

第1章 味

1 D. P. Hanig, "Zur Psychophysik des Geschmackssinnes" [On the psychophysics of taste], Philosophische Studien 17 (1901): 576-623; E. G. Boring, Sensation and Perception in the History of Experimental Psychology (New York: Appleton, 1942).

2 A. L. Aduriz, Mugaritz: A Natural Science of Cooking (New York: Phaidon, 2014), 25.

3 S. M. McClure et al., "Neural Correlates of Behavioral Preference for Culturally Familiar Drinks," Neuron 44 (2004): 379-87.

4 J. Gerard, The Herball or General Historie of Plants (1597; Amsterdam: Theatrum Orbis Terrarum, 1974).

5 O. Styles, "Parker and Robinson in War of Words," Decanter, 14 April 2004, www.decanter.com/wine-news/parker-and-robinson-in-war-of-words-102172.

6 C. Sagioglou and T. Greitemeyer, "Individual Differences in Bitter Taste Preferences Are Associated with Antisocial Personality Traits," Appetite 96 (2016): 299-308; A. Sims, "How You Drink Your Coffee 'Could Point to Psychopathic Tendencies,'" Independent, 10 October 2015, www.independent.co.uk/news/science/psychopathic-people-are-more-likely-to-prefer-bitter-foods-according-to-new-study-a6688971.html.

第2章 香り

1 H. T. Fincks, "The Gastronomic Value of Odours," Contemporary Review 50 (1886): 680-95.

2 C. Morran, "PepsiCo Thinks Its Drinks Aren't Smelly Enough, Wants to Add Scent Capsules," Consumerist, 17 September 2013, https://consumerist.com/2013/09/17/pepsico-thinks-its-drinks-arent-smelly-enough-wants-to-add-scent-capsules.

3 F. T. Marinetti, The Futurist Cookbook, trans. S. Brill (1932; San Francisco: Bedford Arts, 1989), 43.

4 E. Waugh, Vile Bodies (London: Chapman & Hall, 1930), 80-81.

5 S. Cuozzo, "Bland Cuisine and Atmosphere Don't Boost Eat's Silent Dinners," New York Post, 23 October 2013.

6 M. G. Ramaekers et al., "Aroma Exposure Time and Aroma Concentration in Relation to Satiation," British Journal of Nutrition 111 (2014): 554-62.

7 S. Nassauer, "Using Scent as a Marketing Tool, Stores Hope It—And Shoppers—Will Linger: How Cinnabon, Lush Cosmetics, Panera Bread Regulate Smells in Stores to Get You to Spend More," Wall Street Journal, 20 May 2014, www.wsj.com/articles/SB10001424052702303468704579573953132979382.

8 A. Robertson, "Ghost Food: An Art Exhibit Shows How We Might Eat After Global Warming," The Verge, 18 October 2013, www.theverge.com/2013/10/18/4851966/ghost-food-shows-how-we-might-eat-after-global-warming.

第3章 見た目

1 たとえば、チャールズ・サンダース・パースはおよそ150年前にすでにこう書いている。「視覚が私たちに伝えてくる情報は、色と形だけである。視覚の像が味を決定づけると、誰も主張することはできない。すなわち、それらは一般論として甘くも甘くなくもなく、苦くも苦くなくもなく、風味豊かでも味気ないものでもない」("Some

Consequences of Four Incapacities," Journal of Speculative Psychology 2 (1868): 140-57)。10年後、ヘルムホルツはこう書いた。「たとえば、甘さは赤っぽいものなのか、それとも青っぽいものなのか、といったことを尋ねることはできない」(The Facts of Perception: Selected Writings of Hermann Helmholtz [Middletown, CT: Wesleyan University Press, 1878])。これらに反対する考えについては以下を参照。B. Miller, "Artist Invites Public to Taste Colour in Ten-Day Event with Dancers and Wine at the Oval," Culture 24, 3 February 2015, www.culture24.org.uk/art/art516019-artist-invites-public-to-taste-colour-in-ten-day-event%20with-dancers-and-wine-at-the-oval.

2 J. Johnson and F. M. Clydesdale, "Perceived Sweetness and Redness in Colored Sucrose Solutions," Journal of Food Science 47 (1982): 747-52.

3 たとえば、1970年代の初頭にライアル・ワトソンがこう書いている。「私たちは青い食べ物に深い嫌悪感を抱く。スーパーマーケットへ行って、どれだけの青い食品があるか、自分の目で確かめてみればいい。青い食べ物は自然にはほとんど存在しないのと同様に、人工的な狩猟場にもほとんど存在しない。青いチョコレート菓子や青いソフトドリンク、あるいはアイスクリームを販売して、長期的に成功したメーカーは一つもない」(The Omnivorous Ape [New York: Coward, McCann & Geoghegan, 1971], 66-67)。

4 J. Wheatley, "Putting Colour into Marketing," Marketing, October 1973, 24-29, 67.

5 C. Spence, "Assessing the Influence of Shape and Sound Symbolism on the Consumer's Response to Chocolate," New Food 17, no. 2 (2014): 59-62.

6 D. Gal, S. C. Wheeler, and B. Shiv, "Cross-Modal Influences on Gustatory Perception" (unpublished manuscript, 2007, https://ssrn.com/abstract=1030197).

7 G. Van Doorn et al., "Latte Art Influences Both the Expected and Rated Value of Milk-Based Coffee Drinks," Journal of Sensory Studies 30 (2015): 305-15.

8 C. Michel, C. Velasco, and C. Spence, "Cutlery Matters: Heavy Cutlery Enhances Diners' Enjoyment of the Food Served in a Realistic Dining Environment," Flavour 4, no. 26 (2015).

9 B. Crumpacker, The Sex Life of Food: When Body and Soul Meet to Eat (New York: Thomas Dunne Books, 2006), 143.

10 www.instagram.com/chefjacqueslamerde/; D. Galarza, "Revealed: Instagram Sensation Jacques La Merde Is . . . ," Eater, 28 January 2016, www.eater.com/2016/1/28/10750642/revealed-instagram-sensation-jacques-la-merde-is.

11 J. Yang, "The Art of Food Presentation," Crave, 2011, cited in C. Spence and B. Piqueras-Fiszman, The Perfect Meal: The Multisensory Science of Food and Dining (Oxford: Wiley-Blackwell, 2014), 113.

12 A. Cockburn, "Gastro-Porn," New York Review of Books, 8 December 1977, www.nybooks.com/articles/1977/12/08/gastro-porn.

13 E. Saner, "Plate Spinning: The Smart Chef's Secret Ingredient," Guardian, 12 May 2015, www.theguardian.com/lifeandstyle/shortcuts/2015/may/12/plate-spinning-smart-chefs-secret-ingredient-food-on-plate.

14 J. Prynn, "Age of the Insta-Diner: Restaurants Drop Ban on Phones as Foodie Snaps Become the Norm," Evening Standard, 28 January 2016, 27.

15 A. Victor, "Keep Your Background Blurry, Never Use a Flash and Don't Overuse Filters: How to Turn Your Dull Food Images into Instagram Food Porn in 12 Simple Steps," Daily Mail Online, 28 April 2015, www.dailymail.co.uk/femail/food/article-3050116/12-tricks-help-beautiful-food-photos-Instagram.html.

16 C. Spence, Q. (J.) Wang, and J. Youssef, "Pairing Flavors and the Temporal Order of Tasting," Flavour 6, no. 4 (2017).

17 C. Duboc, "Munchies Presents: Mukbang," Munchies, 17 February 2015, https://munchies.vice.com/videos/unchies-presents-mukbang.

18 このケースでは10％から15％ほど上昇した。C. P. Herman, J. M. Ostovich, and J. Polivy, "Effects of Attentional Focus on Subjective Hunger Ratings," Appetite 33 (2009): 181-93.

19 L. Passamonti et al., "Personality Predicts the Brain's Response to Viewing Appetizing Foods: The Neural Basis of a Risk Factor for Overeating," Journal of Neuroscience 29 (2009): 43-51, 43.

20 S. Howard, J. Adams, and M. White, "Nutritional Content of Supermarket Ready Meals and Recipes by

Television Chefs in the United Kingdom: Cross Sectional Study," British Medical Journal 345 (2012): e7607.

21 F. M. Kroese, D. R. Marchiori, and D. T. D. de Ridder, "Nudging Healthy Food Choices: A Field Experiment at the Train Station," Journal of Public Health 38 (2016): e133-e137.

22 C. Michel et al., "A Taste of Kandinsky: Assessing the Influence of the Visual Presentation of Food on the Diner's Expectations and Experiences," Flavour 3, no. 7 (2014).

23 T. M. Marteau et al., "Downsizing: Policy Options to Reduce Portion Sizes to Help Tackle Obesity," British Medical Journal 351 (2015): h5863.

24 C. K. Morewedge, Y. E. Huh, and J. Vosgerau, "Thought for Food: Imagined Consumption Reduces Actual Consumption," Science 330 (2010): 1530-33.

25 A. Swerdloff, "Eating the Uncanny Valley: Inside the Virtual Reality World of Food," Munchies, 13 April 2015, https://munchies.vice.com/en_us/article/eating-the-uncanny-valley-inside-the-virtual-reality-world-of-food.

26 M. Ehrlich, The Edict (London: Severn House, 1972), 173.

第4章　音

1 "How Microwave Meals Are Now on the Menu at Dinner Parties," Daily Mail Online, 22 May 2016, www.dailymail.co.uk/news/article-3603849/Third-guests-claim-not-bothered-served-ready-meal.html.

2 P. Samuelsson, "Taste of Sound: Composing for Large Scale Dinners," (2014年3月13日から14日までフィンランドのセイナヨキで開催されたセンシブス・フェスティバルでの基調講演）; C. Spence, "Music from the Kitchen," Flavour 4, no. 25 (2015).

3 "The Sounds of Massimo Bottura by Yuri Ancarani and Mirco Mecacci," video, New York Times Style Magazine, 2016, www.nytimes.com/video/t-magazine/100000004708074/massimobottura.html.

4 M. L. Dematte et al., "Effects of the Sound of the Bite on Apple Perceived Crispness and Hardness," Food Quality and Preference 38 (2014): 58-64.

5 M. Batali, The Babbo Cookbook (New York: Random House, 2002), cited in J. S. Allen, The Omnivorous Mind: Our Evolving Relationship with Food (London: Harvard University Press, 2012), 8.

6 G. Weiss, "Why Is a Soggy Potato Chip Unappetizing?," Science 293 (2001): 1753-54.

7 Batali, The Babbo Cookbook, cited in Allen, The Omnivorous Mind: Our Evolving Relationship with Food, 8.　単純に、人々が「もとから備わっている」と考えるもののほうが、実際にそうであるものよりも多いということだろう。

8 M. Lindstrom, Brand Sense: How to Build Brands Through Touch, Taste, Smell, Sight and Sound (London: Kogan Page, 2005), 12.

9 E. Byron, "The Search for Sweet Sounds That Sell: Household Products" Clicks and Hums Are No Accident; Light Piano Music When the Dishwasher Is Done?," Wall Street Journal, 23 October 2012, www.wsj.com/articles/SB10001424052970203406404578074671598804116.

10 実際、BGMは食事客の体験に影響するだけでなく、サービススタッフのやる気を無意識に高めることでも重要な役割を果たしている。《メントン》や《No.9 パーク》といったレストランを抱えるバーバラ・リンチ・グルッポの総料理長コリン・リンチはこう説明する。「私は、何らかの音楽がかかっていないキッチンで働いたことは一度もないと思う。キッチン全体のエネルギーが変化するのだ。何を聞いているかによって、スタッフの働くスピードが変わる。準備中、意識が飛びそうになる。一つのことを、45分間ぶっとおしでやったりするからだ。音楽はそのリズムを維持する助けになる」。D. First, "Music to Prep By: The Tunes They Name Can Lighten or Quicken the Mood Before Service," Boston Globe, 27 July 2011, www.boston.com/ae/food/restaurants/articles/2011/07/27/food_and_music_are_complements_in_most_kitchens___before_its_time_to_focus_on_service.

11 G. Keeley, "Spanish Chefs Want to Take the Din Out of Dinner," Times, 4 May 20i6, 33, www.thetimes.co.uk/article/spanish-chefs-want-to-take-the-din-out-of-dinner-cr3fpcg7p.

12 ロンドンのエディションホテルの支配人エドウィン・クレーマーの言葉。引用元：L. Eriksen, "Room with a Cue," Journal (Autumn 2014): 26-27.

第5章　手触り・口当たり

1 G. Berghaus, "The Futurist Banquet: Nouvelle Cuisine or Performance Art?," New Theatre Quarterly 17, no. 1 (2001): 3-17, 15.
2 I. Crawford, Sensual Home: Liberate Your Senses and Change Your Life (London: Quadrille, 1997).
3 W. Welch, J. Youssef, and C. Spence, "Neuro-Cutlery: The Next Frontier in Cutlery Design," Supper Magazine 4 (2016): 128-29.
4 Y. Martel, Life of Pi (New York: Harcourt, 2001), 7.
5 S. Poole, You Aren't What You Eat: Fed Up with Gastroculture (London: Union Books, 2012), 44-45.
6 B. Stuckey, Taste What You're Missing: The Passionate Eater's Guide to Why Good Food Tastes Good (London: Free Press, 2012), 93.

第6章　雰囲気

1 あるレストラン経営者はこう言った。「顧客たちは自宅とはまったく違う食体験を求めてやってくる。彼らを惹きつけるのは、おそらく料理よりも雰囲気のほうなのだ」。"More Restaurants Sell an Exotic Atmosphere as Vigorously as Food," Wall Street Journal, 4 August 1965, 1, as cited in P. Kotler, "Atmospherics as a Marketing Tool," Journal of Retailing 49 (Winter 1974): 48-64, 58-59.
2 Kotler, "Atmospherics as a Marketing Tool," 48-64, 48.
3 M. Sheraton, Eating My Words: An Appetite for Life (New York: Harper, 2004), 172.
4 C. Suddath, "How Chipotle's DJ, Chris Golub, Creates His Playlists," Businessweek, 17 October 2013, www.bloomberg.com/news/articles/2013-10-17/chipotles-music-playlists-created-by-chris-golub-of-studio-orca.
5 C. Buckley, "Working or Playing Indoors, New Yorkers Face an Unabated Roar," New York Times, 19 July 2012, www.nytimes.com/2012/07/20/nyregion/in-new-york-city-indoor-noise-goes-unabated.html.
6 T. Clynes, "A Restaurant with Adjustable Acoustics," Popular Science, 11 October 2012, www.popsci.com/technology/article/2012-08/restaurant-adjustable-acoustics.
7 A. Shelton, "A Theater for Eating, Looking and Thinking: The Restaurant as Symbolic Space," Sociological Spectrum 10 (1990): 507-26, 522.
8 Stuckey, Taste What You're Missing: The Passionate Eater's Guide to Why Good Food Tastes Good, 85-86.
9 Shelton, "A Theater for Eating, Looking and Thinking," 507-26, 525.
10 "Welcome to the Experience Economy," Harvard Business Review 76, no. 4 (1998): 97-105, 104.
11 C. Rintoul, "The Next Chef Revolution," Food Is the New Internet (blog), https://medium.com/food-is-the-new-internet/the-next-chef-revolution-dfe75f0820d2.
12 J. Bergman, "Restaurant Report: Ultraviolet in Shanghai," New York Times, 10 October 2012, www.nytimes.com/2012/10/07/travel/restaurant-report-ultraviolet-in-shanghai.html.
13 M. Steinberger, Au Revoir to All That: The Rise and Fall of French Cuisine (London: Bloomsbury, 2010), 78.
14 E. Lampi, "Hotel and Restaurant Lighting," Cornell Hotel and Restaurant Administration Quarterly 13 (1973): 58-64, 59.
15 David Ashen of D-Ash design, quoted in R. S. Baraban and J. F. Durocher, Successful Restaurant Design (Hoboken, NJ: John Wiley & Sons, 2010), 236.

第７章　ソーシャルダイニング

1 S. Cockcroft, "That Really Is a Happy Meal! McDonald's Staff Throw a Surprise Birthday Party for a Lonely 93-Year-Old Widower Who Has Gone to McDonald's Almost Every Day Since 2013," Daily Mail Online, 20 November 2015, www.dailymail.co.uk/news/article-3327184/That-really-Happy-Meal-Lonely-93-year-old-gone-McDonald-s-day-death-wife-thrown-surprise-birthday-party-restaurant.html.

2 N. Frizzell, "Dinner for One—Now That's My Kind of Date," 14 April 2016, www.theguardian.com/commentisfree/2016/apr/13/dinner-for-one-date-solo-dining-eat.

3 H. F. Harlow, "Social Facilitation of Feeding in the Albino Rat," Journal of Genetic Psychology 41 (1932): 211-20, 211.

4 C. Steel, Hungry City: How Food Shapes Our Lives (London: Chatto & Windus, 2008), 212-13.

5 K. Davey, "One in Three People Go a Week Without Eating a Meal with Someone Else, Oxford University Professor Finds," Oxford Mail, 13 April 2016, www.oxfordmail.co.uk/news/14422266.One_in_three_people_go_a_week_without_eating_a_meal _with_someone_else_Oxford_University_professor_finds.

6 H. Rumbelow, "Tired of Takeaways? Try Supper in a Stranger's Home with the Airbnb of Dining," Times (Times2), 19 November 2015, 6-7.

7 サイト VizEat の共同創業者カミーユ・ルマニ

8 R. Cornish, "Din and Dinner: Are Our Restaurants Just Too Noisy?," Good Food, 13 August 2013, www.goodfood.com.au/good-food/foodnews/din-and-dinner-are-our-restaurants-just-too-noisy-20130805-2r92e.html.

9 オープンテーブルが行った調査。A. Victor, "Table for One, Please! Number of Solo Diners Doubles in Two Years as Eating Alone Is Viewed as Liberating Rather than a Lonely Experience," Daily Mail Online, 13 July 2015, www.dailymail.co.uk/femail/food/article-3156420/OpenTable-study-reveals-number-solo-diners-doubles-two-years.html.

10 W. Smale, "Your Solo Dining Experiences," BBC News (Business), 31 July 2014, www.bbc.co.uk/news/business-28542359.

11 Frizzell, "Dinner for One—Now That's My Kind of Date."

12 A. S. Levine, "New York Today: Where to Eat Alone," New York Times, 11 February 2016, www.nytimes.com/2016/02/11/nyregion/new-york-today-where-to-eat-alone.html.

13 ファン・ホールは「私たちの文化では、一人飯が孤独を感じるもっとも極端な形」だとも言っている。注目すべきは、《エインマール》で食事をすることには、ただそこに行ってものを食べるというだけではなく、むしろ一人で食事をするために意図的に予約をするという行為によって自分の立場を表明することを意味していると考えられる点である。いずれの引用も以下を参照。B. Balfour, "Tables for One: The Rise of Solo Dining," BBC News Online, 24 July 2014, www.bbc.co.uk/news/business-28292651.

14 A. J. N. Rosny, Le Peruvian a Paris (i80i), quoted in R. L. Spang, The Invention of the Restaurant (Cambridge, MA: Harvard University Press, 2000), 64.

15 S. B. Mendelsohn, "I Eat You Eat Me," Feast: Radical Hospitality in Contemporary Art (blog), 7 February 2012, https://blogs.uchicago.edu/feast/2012/02/i_eat_you_eat_me.html.

16 M. Vogelzang, "Sharing Dinner," Studio Marije Vogelzang (blog), http://marijevogelzang.nl/portfolio_page/sharing-dinner.

17 R. Comber et al., "Not Sharing Sushi: Exploring Social Presence and Connectedness at the Telematic Dinner Party," in J. H.-J. Choi, M. Foth, and G. Hearn (eds.), Eat, Cook, Grow: Mixing Human-Computer Interactions with Human-Food Interactions (Cambridge, MA: MIT Press, 2014), 65-79, 71.

第８章　機内食

1 K. Kovalchik, "11 Things We No Longer See on Airplanes," http://mentalfloss.com/article/51270/11-things-we-no-longer-see-airplanes; A. Toffler, Future Shock (New York: Random House, 1970), 206-11.

第9章　記憶

1　L. P. Carbone and S. H. Haeckel, "Engineering Customer Experiences," Marketing Management 3, no. 3 (1994): 8-19, 8.

2　O. Franklin-Wallis, "Lizzie Ostrom Wants to Transform People's Lives Through Their Noses," Wired, 3 October 2015, www.wired.co.uk/magazine/archive/2015/11/play/lizzie-ostrom-smell; J. Morton, "How Ode, a 'Food Alarm Clock', Is Enforcing Appetite Stimulation in Dementia Patients," Med-Tech Engine, 6 January 2016, https://medtechengine.com/article/appetite-stimulation-in-dementia-patients.

3　J. A. Brillat-Savarin, Physiologie du goût [The philosopher in the kitchen/Thephysiology of taste] (Brussels: J. P. Meline, 1835); published as A Handbook of Gastronomy, trans. A. Lazaure (London: Nimmo & Bain, 1884), 14.

第10章　個人食

1　J. A. Heidemann, "You've Been Googled—Bon Appetit!," Chicago Business, 29 June 2013, www.chicagobusiness.com/article/20130629/ISSUE03/306299997/youve-been-googled-bon-appetit; S. Craig, "What Restaurants Know (About You)," New York Times, 4 September 2012, www.nytimes.com/2012/09/05/dining/what-restaurants-know-about-you.html.

2　A. Sytsma, "Hardcore Coddling: How Eleven Madison Park Modernized Elite, Old-School Service," Grub Street, 9 April 2014, www.grubstreet.com/2014/04/eleven-madison-park-foh-staff-detailed-look.html.

3　"Lunchtime Poll: Investigating Patrons," CNN, 10 August 2010, https://cnneatocracy.wordpress.com/2010/10/28/lunchtime-poll-investigating-patrons.

4　Craig, "What Restaurants Know (About You)."

5　S. Miles, "6 Tools Restaurants Can Use for Better Guest Intelligence," Streetfight, 22 July 2013, http://streetfightmag.com/2013/07/22/6-tools-restaurants-can-use-for-better-guest-intelligence.

6　オンライン投稿されている数多くのレストランのメニューを分析した結果、言語学者のダン・ジュラフスキがこう指摘している。「高価なレストラン（$$$$）は安価なレストラン（$）の半分の数の料理しか出していない」。 D. Jurafsky, The Language of Food: A Linguist Reads the Menu (New York: Norton, 2014), 12.

7　T. Hayward, "Menus Without Choice Blaspheme Against the Doctrine of Dining," FT Weekend Magazine, 23 January 2016, 12.

8　サザーランドの話は以下にまとめられている。www.warc.com/Content/News/N34910_Behavioral_economics_is_effective__.content.

9　ただのマーケティング要員ではない。長年にわたりルイス・チェスキンに協力していたアーネスト・ディクターだ。二人とも、前世紀中期の中央ヨーロッパにおける混乱と迫害から逃れてきた移民だった。このあたりの歴史については以下を参照。L. R. Samuel, Freud on Madison Avenue: Motivation Research and Subliminal Advertising in America (Oxford: University of Pennsylvania Press, 2010).

10　F. T. Marinetti, "Nourishment by Radio," in Marinetti, The Futurist Cookbook, 67.

第11章　新しい食体験の世界

1　Aduriz, Mugaritz: A Natural Science of Cooking, 18

2　J. Simpson and J. Mattson, "TV Chef's Grubby Steakhouse Mixed Raw and Cooked Meat," Times, 26 May 2014, 18, www.thetimes.co.uk/tto/news/uk/article4100051.ece.

3　L. Collins, "Who's to Judge? How the World's 50 Best Restaurants Are Chosen," New Yorker, 2 November 2015, www.newyorker.com/magazine/2015 /11/02/whos-to-judge.

4　J. Kinsman, "Give Us a Butcher's . . . For Diners, Seeing Is Believing," Independent on Sunday, 7 June 2015, 59. J. R. Walker, The Restaurant: From Concept to Operation, 6th ed. (Hoboken, NJ: Wiley, 2011), 53.

5　S. K. A. Robson, "Turning the Tables: The Psychology of Design for High-Volume Restaurants," Cornell Hotel and Restaurant Administration Quarterly 40, no. 3 (1999): 56-63, 60.

6 G. Ulla, "Grant Achatz Plans to 'Overhaul the Experience' at Alinea," Eater, 23 November 2011, www.eater.com/2011/11/23/6634549/grant-achatz-plans-to-overhaul-the-experience-at-alinea.

7 Collins, "Who's to Judge? How the World's 50 Best Restaurants Are Chosen."

8 Bergman, "Restaurant Report: Ultraviolet in Shanghai."

9 M. Joe, "Dishing It Out: Chefs Are Offering Diners a Multisensory Experience," South China Morning Post, 10 January 2014, www.scmp.com/magazines/style/article/1393915/dishing-it-out-chefs-are-offering-diners-multisensory-experience.

10 S. Pigott, "Appetite for Invention," Robb Report, May 2015, 98-101, 99.

11 ロンセロは自分こそが「世界で最初のガストロノミー・ショー」をやったと主張している。B. Palling, "Fork It Over: Are the World's Priciest Restaurants Worth the Expense?," Newsweek, 4 December 2015, www.pressreader.com/usa/newsweek/20151204/282089160685916; A. Jakubik, "The Workshop of Paco Roncero," Trendland: Fashion Blog and Trend Magazine, 23 July 2012, http://trendland.com/the-workshop-of-paco-roncero.

12 これは、グラント・アチャツが2011年に《アリニア》における食体験を一新しようと考えていたときに出てきたアイデアのひとつ（Ulla, "Grant Achatz Plans to 'Overhaul the Experience' at Alinea"）。

13 J. Gordinier, "A Restaurant of Many Stars Raises the Ante," New York Times, 27 July 2012, www.nytimes.com/2012/07/28/dining/eleven-madison-park-is-changing-things-up.html.

14 J. Rayner, "Blue Sky Thinking," Observer Food Monthly, 23 August 2015, 18-22, 21-22.

15 J. Gerard, "Heston Blumenthal: My New Alice in Wonderland Menu," Daily Telegraph, 1 July 2009, www.telegraph.co.uk/foodanddrink/restaurants/5700481/Heston-Blumenthal-my-new-Alice-in-Wonderland-menu.html.

16 K. Sekules, "Food for Thought: Copenhagen's Coolest Dinner Theater," New York Times, 19 January 2010, http://tmagazine.blogs.nytimes.com/2010/01/19/food-for-thought-copenhagens-coolest-dinner-theater.

17 A. Soloski, "Sleep No More: From Avant Garde Theater to Commercial Blockbuster," Guardian, 31 March 2015, www.theguardian.com/stage/2015/mar/31/sleep-no-more-avant-garde-theater-new-york. この記事でフェリックス・バレットは次のように引用されている。「『私たちがバーやレストランでやっていることは実験、研究だ』と彼は言った。『食べ物を通じて、どうすればストーリーを語ることができるか？　どうすれば、物語を伝える三品コース料理をつくれるか？』」。以下も参照。"Sleep No More Adds High-End Restaurant to Its New York Roster," Guardian, 26 November 2013.

18 S. Mountfort, "Like Heston Meets Crystal Maze," Metro, 9 December 2015, 49.

19 P. McCouat, "The Futurists Declare War on Pasta," Journal of Art in Society, 2014, www.artinsociety.com/the-futurists-declare-war-on-pasta.html.

20 C. A. Jones (ed.), Sensorium: Embodied Experience, Technology, and Contemporary Art (Cambridge, MA: MIT Press, 2006), 19.

21 J. Klein, "Feeding the Body: The Work of Barbara Smith," PAJ: A Journal of Performance and Art 21, no. 1 (1999): 24-35, 25.

22 J. Finkelstein, Dining Out: A Sociology of Manners (New York: New York University Press, 1989), 68.

23 Gordinier, "A Restaurant of Many Stars Raises the Ante."

第12章　デジタルダイニング

1 そう考えているのは私だけではない。「メディア技術の理論家として知られるヘンリー・ジェンキンス（2006年）はPFP［パーソナル・フード・プリンター］のような新技術が現行技術に取って代わり、すべてのキッチン器具が何でもできる一つのブラックボックスになるだろうという考え方には懐疑的だ。ジェンキンスはこれを"ブラックボックスの誤謬"と呼んでいる」。以下から引用。G. Hearn and D. L. Wright, "Food Futures: Three Provocations to Challenge HCI," in Choi, Foth, and Hearn (eds.), Eat, Cook, Grow: Mixing Human-Computer Interactions with Human-Food Interactions, 265-78, 273-74.

2 D. Meyer, Setting the Table: Lessons and Inspirations from One of the World's Leading Entrepreneurs

(London: Marshall Cavendish International, 2010), 93.

3 B. London, "World's First Sensory Restaurant for Babies Complete with Digital Menus and Interactive Menus Opens Doors," Daily Mail Online, 5 June 2014, www.dailymail.co.uk/femail/article-2649367/Worlds-sensory-restaurant-babies-complete-digital-menus-interactive-menus-opens-doors.html.

4 C. Spence, "Multisensory Marketing" Presentation, Zeitgeist Curator, Berlin, 30 August 2012.

5 Pigott, "Appetite for Invention," 98-101.

6 Swerdloff, "Eating the Uncanny Valley: Inside the Virtual Reality World of Food."

7 B. Dowell, "Listen, This Food Is Music to Your Ears," Sunday Times, 29 August 2004, www.thesundaytimes.co.uk/sto/news/uk_news/article236417.ece.

8 C. Platt, "You've Got Smell," Wired, 1 November 1999, www.wired.com/1999/11/digiscent/; A. Dusi, "What Does $20 Million Burning Smell Like? Just Ask DigiScents!," StartupOver, 19 January 2014, www.startupover.com/en/20-million-burning-smell-like-just-ask-digiscents.

9 S. Curtis, "Robotic Bartender Serves Up Drinks on World's First 'Smart Ship': Royal Caribbean's Quantum of the Seas Is the Most Technologically Advanced Cruise Ship in the World," Daily Telegraph, 1 November 2014, www.telegraph.co.uk/technology/news/11198509/Robotic-bartender-serves-up-drinks-on-worlds-first-smart-ship.html.

10 T. Fuller, "You Call This Thai Food? The Robotic Taster Will Be the Judge," New York Times, 29 September 2014, A1, www.nytimes.com/2014/09/29/world/asia/bad-thai-food-enter-a-robot-taster.html.

11 R. Burn-Callender, "The Robot Chef Coming to a Kitchen Near You," Daily Telegraph, 6 October 2015, www.telegraph.co.uk/finance/businessclub/11912085/The-robot-chef-coming-to-a-kitchen-near-you.html.

第13章　未来派への帰還

1 B. McFarlane and T. Sandham, "Back to the Futurism," The House of Peroni, 2016, http://thehouseofperoni.com/en-gb/lifestyle/back-futurism.

2 そのときの料理は冷製シトラススープで、仕上げとして客のテーブルでスタッフが唐辛子のミストをボウルに振りかけた。P. Vettel, Good Eating's Fine Dining in Chicago (Chicago: Agate Digital, 2013).

3 S. Brickman, "The Food of the Future," New Yorker, 1 September 2014, www.newyorker.com/culture/culture-desk/food-future.

4 Berghaus, "The Futurist Banquet: Nouvelle Cuisine or Performance Art?," 3-17, 15.

5 同上。70.

6 これは最近発表された記事のタイトルだった。"Futurist Cooking: Was Molecular Gastronomy Invented in the 1930s?," The Staff Canteen, 25 April 2014, www.thestaffcanteen.com/Editorials-and-Advertorials/futurist-cooking-was-molecular-gastronomy-invented-in-the-1930s.

7 マリネッティはかの有名な「未来派料理宣言」を1930年12月にトリノの『ガゼッタ・デル・ポポロ』紙で発表した。Marinetti, The Futurist Cookbook, 33-40 にそれが再掲載されている。

8 S. Smith (ed.), Feast: Radical Hospitality in Contemporary Art (Chicago: Smart Museum of Art, 2013), 35.

9 D. MacHale, Wisdom (London: Prion, 2002).

10 D. Darrah, "Futurist's Idea on Food Finds Italy Contrary," Chicago Daily Tribune, 11 December 1931; H. B. Higgins, "Schlurrrp! The Case for and Against Spaghetti," in Smith (ed.), Feast: Radical Hospitality in Contemporary Art, 40-47; McCouat, "The Futurists Declare War on Pasta"; R. Golan, "Ingestion/Anti-Pasta," Cabinet 10 (2003): 1-5.

11 Marinetti, The Futurist Cookbook, 65.

12 Higgins, "Schlurrrp! The Case for and Against Spaghetti," 40-47, 43.

13 Marinetti, The Futurist Cookbook, 84.

14 Berghaus, "The Futurist Banquet: Nouvelle Cuisine or Performance Art?," 3-17, 8-9.

15 In Le Poète assassiné (1916; Paris: Gallimard, 1992), 258-59, reprinted and translated in A. S. Weiss, Feast and Folly: Cuisine, Intoxication and the Poetics of the Sublime (Albany: State University of New York

Press, 2002), 114-15, 145-46.

16 T. Hayward, "The Cult of Inconsistency," FT Weekend Magazine, 10 October 2014, www.ft.com/content/41cb3e4c-4e66-11e4-bfda-00144feab7de.

17 C. Spence and J. Youssef, "Constructing Flavour Perception: From Destruction to Creation and Back Again," Flavour 5, no. 3 (2016). 問題の料理は《キッチン・セオリー》がコーディネートしたものだった。

18 Jurafsky, The Language of Food: A Linguist Reads the Menu.

19 J. Wakefield, "What Would a Computer Cook For Dinner?," BBC News Online, 7 March 2014, www.bbc.co.uk/news/technology-26352743.

20 M. Wall, "From Pizzas to Cocktails the Data Crunching Way," BBC News, 18 August 2015, www.bbc.co.uk/news/business-33892409.

21 Miller, "Artist Invites Public to Taste Color in Ten-Day Event with Dancers and Wine at the Oval."

22 D. Arroche, "Never Heard of Sensploration? Time to Study Up on Epicure's Biggest Luxury Trend," LuxeEpicure, 22 December 2015, www.justluxe.com/lifestyle/dining/feature-1962122.php.

23 Y. Arrigo, "Welcome to the Booming Experience Economy," Raconteur (Future of Events and Hospitality) 362 (2016): 2-3.

24 「総合的な体験をゲザムトクンストヴェルクとして考え直すことで、最高級シェフは自分の居場所を――フランスの大料理人カレームが言ったように――偉大なアーティストのパンテオンだと主張できるようになる」。以下を参照。J. Abrams, "Mise en Plate: The Scenographic Imagination and the Contemporary Restaurant," Performance Research: A Journal of the Performing Arts 18, no. 3 (2013): 7-14, 14.

25 J. Wapner, "The Flavour Factory: Hijacking Our Senses to Tailor Tastes," New Scientist, 3 February 2016, www.newscientist.com/article/2075674-the-flavour-factory-hijacking-our-senses-to-tailor-tastes.

26 Aduriz, Mugaritz: A Natural Science of Cooking, 42-43.

27 N. Scott, "The 50 Greatest Yogi Berra Quotes," For The Win (blog), USA Today, 23 September 2015, http://ftw.usatoday.com/2015/09/the-50-greatest-yogi-berra-quotes.

図の出典

図0・1 レストラン《デニス・マーティン》の許可を得て掲載
図0・2 著者の提供
図0・3 ロンドン科学博物館の提供
図0・4 © Andy T. Woods, Charles Michel & Charles Spence, 2016
図1・1 © National Academy of Sciences of the USA, 2008
図1・2 © Oxford University Press
図2・1 ‘Jelly of Quail’ © Ashley Palmer-Watts. Lotus PRと《ザ・ファット・ダック》の許可を得て掲載
図2・2 ヴィオラ社のふたはバリー・ゴッフェの許可により掲載。クラウン社の360End™缶はコーマック・ニーソンの許可を得て掲載。
図2・3 © A. Dagli Orti/DEA/Getty Images
図2・4 © PARS International Corp, 2017
図2・5 著者の提供
図3・1 著者の提供
図3・3 © Luesma & Vega SL
図3・4 カーメル・ワイナリーに代わってBBRサーチ&サーチが創作したフードグラフィー・キャンペーン
図3・5 C. Michel et al., ‘Rotating plates: Online study demonstrates the importance of orientation in the plating of food’, Food Quality and Preference, 44 (2015), 194 – 202
図3・6 © Roger Stowell/Getty Images
図3・7 KEEMIの許可により掲載
図3・8 Michel et al., ‘Rotating Plates’, in Food Quality and Preference
図4・1 マッシミリアーノ・ザンピーニの許可により掲載
図4・2 © HOANG DINH NAM/AFP/Getty Images
図4・3 © Frito-Lay North America, Inc., 2017
図4・4 小泉直也の許可により掲載
図4・5 クリュッグ・メゾン・ド・シャンパーニュの許可により掲載
図5・1 ‘Tableware as Sensorial Stimuli, Rear Bump Spoon for Enhancing Colour & Tactility’, Ceramic, 2012. ジヒョン・チョンの提供。
図5・2 Mulberry Textured Sensory Spoons. スタジオ・ウィリアムの提供。
図5・3 著者の提供
図5・4 Meret Oppenheim, Object (1936) © Artists Rights Society (ARS), New York / Pro Litteris, Zurich, 2017. ラビットスプーンはチャールズ・ミシェルの許可により掲載。
図5・5 ‘Counting Sheep’ © John Carey. Lotus PRと《ザ・ファット・ダック》の許可を得て掲載。

図5・6 マーセル・バークルの許可により掲載。

図6・2 © Space Copenhagen, 2012

図6・3 © Cornell University, 1999

図7・1 Lonely © Jon Krause

図7・2 Mella Jaarsma, I Eat You Eat Me (2000). Performed at 'Feast: Radical Hospitality in Contemporary Art', Smart Museum, Chicago, 2012. Photography: Smart Museum. ジャールスマの提供

図7・3 Marije Vogelzang, Sharing Dinner (Tokyo, 2008). Photography: Kenji Masunaga. フォーゲルザングの許可により掲載

図8・1 © The SAS Museum, Oslo Airport, Norway

図8・2 © The SAS Museum, Oslo Airport, Norway

図9・1 Menu map copyright © Dave McKean. Lotus PRと《ザ・ファット・ダック》の許可を得て掲載。

図10・1 © The Coca-Cola Company, 2017

図10・2 © Chicago Tribune, 2012. All rights reserved. Distributed by Tribune Content Agency. Photography: Scott Strazzante

図10・3 'Sweet Shop' © John Carey. Lotus PRと《ザ・ファット・ダック》の許可を得て掲載。

図11・1 © Alex Lentati

図11・2 Underwater restaurant © Crown Company PVT Ltd trading as Conrad Maldives Rangali Island, 2013; Dinner in the Sky, Toronto © Dinner in the Sky

図11・3 © David Ramos/Getty Images

図11・4 © Liz Ligon

図11・5 Barbara Smith, Ritual Meal (1969). ウィリアム・ランソムとスミスによるカリフォルニア州ブレントウッドにおけるパフォーマンスの一六ミリフィルムから抜粋。アーティストによる貸出

図12・1 © Food Ink, 2016

図12・2 © Charles Spence and Piqueras-Fiszman; licensee BioMed Central Ltd, 2013

図12・3 'Sound of the Sea' © Ashley Palmer-Watts. Lotus PRと《ザ・ファット・ダック》の許可を得て掲載。

図12・4 © Association for Computing Machinery, Inc., 2012

図12・5 © Intellect Limited

図12・6 © Association for Computing Machinery, Inc., 2011

図12・7 © REUTERS/Sheng Li

図13・1 'The Futurist Table', c. 1931 (Filippo Tommaso Marinetti Papers, Beinecke Rare Book & Manuscript Library, Yale University) © DACS Author photograph © akg-images/MPortfolio/Electra

図13・3 © akg-images/MPortfolio/Electra

著作権者の追跡には細心の注意を払ったが、誤りが見つかった場合、出版社は即座に修正するものとする。

謝辞

もし、ユニリーバ・リサーチのフランシス・マクグローン教授による支援や指導がなかったら、私がガストロフィジクス《食の物理学》の世界に足を踏み入れることはなかっただろう。教授にはいつも感謝している。しかし、本書を読んでいただければわかるように、私が食品科学ではなく〝ガストロノミー《食の科学》〟に興味をもつようになった直接のきっかけは、フィルメニッヒ社のトニー・ブレイクの紹介でヘストン・ブルメンタールに出会ったことにある。近年では、ガストロフィジクスとさまざまな感覚（五感）のあいだに関係があることに理解を示し、さまざまな楽しい話題を提供してくれるルパート・ポンソンビー（R&R）、クリストフ・コービー（当時JWT）、スティーブ・ケラー（iVオーディオ・ブランディング）にとくに感謝している。バズ・ン・チャズ・ワイン・ロードショーを楽しいものにする手助けをしてくれたバリー・スミス教授にもお礼を申し上げる。ロードショーが今後も長く続くことを願っている。《キッチン・セオリー》のジョゼフ・ユーセフや、卓越したクロスモーダリストのチャールズ・ミシェルをはじめとした次世代を担う若いシェフからはほんとうに熱心なサポートや協力を得ることができた。おかげで、ガストロフィジクスの研究はとても楽しいものになった。読者のみなさんは、本書のなかで彼らの料理やデザインの数多くに遭遇するだろう。

そのほか、たくさんのシェフや料理学校がキッチンやレストランを提供するなどして「マッド・プロフェッサー」をサポートしてくれた。この場を借りて礼を言いたい。過去十五年間のガストロフィジクスの研究において、ヘストン・ブルメンタールを代表とする《ザ・ファット・ダック》のリサーチ・キッチンやそのほか数多くのレストランで腕を振るう世界的なシェフたちの協力を得ることができたのは、ほんとうに幸運だった。《クイロン》（ロンドン）のスリラム・アイラー、《パーラー》（ロンドン）のジェシー・ダンフォード・ウッド、《ノルディック・フード・ラボ》のベン・リード、《ザ・チョコレート・ライン》のドミニク・ペルソーン、《エピス》（サンパウロ）のアルバート・ランドグラーフ、《シャヴィエル260》（ブラジルのポルト・アレグレ）のシャヴィエル・ガメス、《ムガリッツ》（サン・セバスティアン）のアンドニとダニ・ラサ、《ザ・グッド・エッグ》（ロンドン）のジョエル・ブラハム、《エッチ》（ナッシュビル）のデブズ・パケット、もちろん《サマヴィル・カレッジ》（オックスフォード）のポール・フレモーズも忘れることはできない。また、フェラン・アドリアが運営するアリシア・ファウンデーション（スペイン）、ポール・ボキューズ料理学校（フランスのリヨン）、ウェストミンスター・キングスウェイ・カレッジ（ロンドン）の協力を得られたことも幸運だった。さらに、ジェリーとジン、ブランチとショック、キャロライン・ホブキンソン、サム・ボンパス、そのほか、現在と過去においてここクロスモーダル・リサーチ・ラボラトリーでの研究の大半を行ってくれたすべての学生たちにも恩を感じている。

最後に、《69コルブルーク・ロウ》（ロンドン）のトニー・コニグリアロ、ミスター・ライアンことライアン・チェティヤワルダナ、《ロックプール》（シドニー）のニール・ペリー、そして《コロナ&スモールズ》（バース）のマクスウェル・コロナ=ダシュウッドにも感謝したい。彼らはそれぞれの芸術を極めた達人である。末筆ではあるが、ファーガス・ヘンダーソン、二〇〇七年のチェルトナム・サイエンス・フェスティバルにおける（当時私の大学院生だった完全菜食主義者のマヤ・シャンカーが優雅に展示したがらくたと同じぐらい）思い出深いイブニングショーをありがとう。

訳者あとがき

本書は二〇〇八年にイグノーベル賞栄養学賞を受賞したチャールズ・スペンスが、受賞から九年を経たのち、長年にわたる研究の成果を凝縮し、満を持して発表した書籍『Gastrophysics』の日本語訳である。イグノーベル賞とは、医学、物理学、文学、経済学などの分野で世界にインパクトを与えるほどの偉大な功績を残した人物に、多大な賞金とともに贈られる賞……ではなくて、どちらかというとばかばかしくて、ときには低俗とすら思えるような研究を真剣に行い、私たちの生活に役立つ（かもしれない）業績を残した研究者に授与される賞のことだ。ちなみに、賞金は出ない。それどころか、受賞者が授賞式に出席するための移動費や宿泊費も自腹だそうだ。

これまでに受賞した研究のなかには、にわかには信じられないような内容のものも含まれていて、たとえばストリップの女性ダンサーがもらえるチップは排卵期でもっとも多く、月経期でもっとも少ないことを証明した研究や、空のビール瓶と未開封のビール瓶を頭に打ちつけたときの衝撃を比較し、どちらのほうが凶器として危険かを調べた研究などがある。ちなみに、中にビールが入っていようがいまいが、頭蓋骨を骨折させるだけの衝撃があるので、どちらの瓶も危険な凶器になるそうだ。この研究は〝平和賞〟を受賞した。二〇一六年には、検査時に意図的に排ガスを減らすことに成功したフォルクスワーゲン社に化学賞が授与されている。これなどは、本家のノーベル賞に対するパロディとして始まったイグノーベル賞らしい、スパイスのきいた皮肉と言えるだろう。

マスメディアは、イグノーベル賞を受賞した研究のばかばかしさにスポットを当てることが多いが、(ほとんどの場合) 研究者本人はいたってまじめに研究をしている (……と思う)。本書の著者であるスペンスも、イグノーベル賞の授与対象となった「ソニックチップ」――ポテトチップスを噛むときに出るパリパリという音をコンピュータで意図的に操作し、高音を強調すると、それを聞きながらポテトチップスを食べた場合、実際よりもパリパリ・サクサクしていておいしく感じる――の研究で一躍有名になったが、何もそればかりを研究しているわけではない。ナイフやフォークなどを重くすれば食事に対する満足度が増す、縁のないボウルに食べ物を入れれば満腹感が早く得られる、適切なBGMを流せば味に対する印象が変わる、いくら手の込んだ料理をつくっても食後に味の記憶はほとんど残らない、など、食にまつわるさまざまな――そして極めて興味深い――問題を科学者として検証・分析している。まさにガストロフィジスト《食の物理学者》だ。現代における食事とは何か、どうすれば人はもっと満足のいく、健康な食生活を送ることができるのか、といった問題に真剣に取り組んでいる。ソニックチップは、そのほんの一部分に過ぎない。本書を読めば、そのことに疑いの余地はないだろう。

　スペンスのユニークな研究の詳細や、彼が私たちにどんな提案をしているかについては、本書を読んでもらえば一目瞭然なので、ここで繰り返すつもりはない。ここでは、本書に載っている内容を踏まえたうえで、少し違う角度から食について考えてみよう。

　私ごとで恐縮だが、私は現在ドイツに住んでおり、翻訳業のかたわら、大学や市民文化センターなどで日本語も教えている。最近ドイツで強く感じるのは、日本食に対する関心の高まりだ。日本食の話をすると、日本語を習う人々（十六歳から七十五歳までの老若男女）の態度ががらりと変わって生き生きとしてくる。日本語を教えはじめたころ（二十年ほど前）は、ほとんどの人が空手、柔道などをきっかけに日本語を習いはじめた。のちに日本語を習うおもな理由が武道から経済への関心に移り、さらにアニメ好きが高じて日本語に興味をもつ人が増えはじめた。そして最近になって増えてきているのが、出張で、あるいはツーリストとして日本へ旅行し、帰国してから日本語を習いはじめた人々だ。授業のテーマが日本食の話になると、そうした人々の目が輝きはじめる。

先日、実際にこんなことがあった。日本へ旅行をしたことがある一人のドイツ人男性が、私にこう言った。「一年後にもう一度日本に行くつもりなので、いいガイドブックを探している。お勧めはないか?」と。どうしてそんなことを聞くのかと理由を尋ねると、こう答えた。「ドイツ語だけでなく英語のガイドブックも読んでみたけど、どの本にも載っているのは食べ物のことばかり、ここではあれを食え、あそこではこれを食べろ、ってね。僕はもっと見どころとか、文化の情報が欲しいのに……」。そんなことを言われても、こちらにはどうしようもできない。ガイドブックを書いた人が日本食に感銘を受けたのだろう、と推測するのが関の山だ。そこで、ちょっと意地悪心を働かせて、私はそのドイツ人にきいてみた。「で、君は日本の何がいちばん印象に残っている?」。その答えは「えーと、日本食かな」。

では、どうして日本食は人気が高まってきているのだろうか? いったい、日本食の何がそんなに特別なのだろう? ドイツでは(ドイツだけでなくおそらく世界中で)日本食は健康だ、というイメージが強い。ふだんから日本食を食べているので、日本人は西洋人に比べてスリムで、長生きできるのだ、と考える人も多い。ほんとうのところ、どうなのだろう?

私は専門家ではないので、その答えはわからないが、本書を読み、翻訳するうちにあることに気づいた。スペンスが本書で提案するより健康で、満足度の高い、五感をフルに使った〝マルチセンソリー〟な食事方法の多くは、日本食(料理だけでなく、その食べ方も)に反映されているのである。たとえば、視覚。料理の色と皿の色のコントラストを高める、食材の向きを変えるなどして料理の見た目を変える、などといった工夫でその料理の味に対する評価も変わる例が紹介されているが、日本食では昔から料理は見た目が重要だと考えられ、極めて繊細に盛り付けをする。これなど、ほかの国ではあまり考えられないことだ。なにしろ、日本では「料理は目で食べる」のである。

また、縁のないボウルに食べ物を入れると中身の量が多く感じられ、食べ過ぎを回避することができるという話だが、日本食ではご飯と味噌汁だけでなく、そのほかのもの（麺類や肉じゃがなど）も〝縁のないボウル〟に入れて食べるではないか。しかも、それを手でもって。スペンスによると、ボウルを持ち上げてその重さを感じることで、満足度が増すのである。赤という色は回避行動を促すので、食べ過ぎを抑える可能性があることが本書で示唆されているが、内側が赤い味噌汁のお椀が多いのはなぜだろう？　小食という面では、箸を使うのも効果的だ。著者によると、食べるのを難しくすればするほど（スプーンやフォークの代わりに箸を使うなど）、少ない量で満足しやすくなる。日本人は、知らず知らずのうちに、小食でも満足できるように食事というシステムをつくりあげてきたのだろうか？

料理の味の印象をよくする手段の一つとして、スペンスは音の大切さを強調するが、日本食では、たとえば漬物が音による味付けの要素を担っていると考えられないだろうか？　この意味では――西洋人がいまだに毛嫌いする――そばやラーメンなどをずるずるとすする音も、日本人にとっては欠かせない調味料になっていると言えるだろう。実際、音を立てずに食べる麺料理は味気ない、という人も多い。

西洋で一般的な食事（大きな皿に肉または魚と付け合わせ）と違って、伝統的な日本食ではそれぞれに異なった味付け・食感をもったたくさんの料理が食卓に並ぶ。これなどは、高級レストランで流行しているテイスティング・メニューに通じる部分がある。たくさんの小皿や小鉢が並ぶ日本料理には、忘れがたい印象的な刺激（スティックション、第九章）がちりばめられていると考えられる。西洋人が感銘を受けるのも、無理はないだろう。

極めつけは日本の寿司だ。目の前の職人が、まるで魔術師のようなみごとな手さばきで寿司を握り（第十一章）、それを直接客に差し出す。これ以上の個人化（第十章）があるだろうか？　伝統的な寿司屋はどこも純日本風な内装をしている（第六章）。それぞれに味も食感も違うネタを、次々に食べていく（第九章）。わさびなど、意外な刺激が隠れている（第三章）。しかも、手で食べてもいい（第五章）、などなど。すべてが、味の印象をよくし、食体験を忘れられないものにすることに役立っている。日本人にとっては当たり前のことかもしれないが、初めて体験する外国人にとっては驚きの連続だろう。彼らが日本食の話をするときに目を輝かせるのも、不思議な話ではない。

本書はイギリス人学者がおもに西洋における料理と食事について書いた本だが、日本人にとっても非常に興味深い内容だ。今後、本書を読んで関心をもった誰かが、『日本食版ガストロフィジクス』を書く日がくるのを待ち遠しいと思うのは、私だけだろうか。

本書の翻訳では、林由香さんをはじめとした株式会社KADOKAWAのみなさんに多大な支援をいただいた。この場を借りて、感謝の言葉を述べさせていただきたい。

長谷川 圭

「おいしさ」の錯覚《さっかく》
最新科学《さいしんかがく》でわかった、美味《びみ》の真実《しんじつ》

2018年2月28日　初版発行
2022年7月15日　3版発行

著　者　チャールズ・スペンス
訳　者　長谷川《はせがわ》　圭《けい》
発行者　青柳　昌行

発　行　株式会社 KADOKAWA
〒102-8177　東京都千代田区富士見2-13-3
電話 0570-002-301（ナビダイヤル）

印刷・製本　大日本印刷株式会社

●お問い合わせ
https://www.kadokawa.co.jp/（「お問い合わせ」へお進みください）
※内容によっては、お答えできない場合があります。
※サポートは日本国内のみとさせていただきます。
※Japanese text only

定価はカバーに表示してあります。

ISBN 978-4-04-105470-3 C0030
Printed in Japan

装丁・本文デザイン：寺澤圭太郎
本文 DTP：木蔭屋